Aspies e.V. (Hrsg.)

Risse im Universum

Autismus

Studien, Materialien und Quellen

herausgegeben von Brita Schirmer

Band 20

Aspies e.V. (Hrsg.)

Risse im Universum

WEIDLER Buchverlag

Titelbild:
Michael Fodermaier: Zwei Welten, 2010

Printed in Germany

ISBN 978-3-89693-274-7

Herstellung durch Frank & Timme GmbH
Wittelsbacherstraße 27a, 10707 Berlin
info@frank-timme.de

www.weidler-verlag.de

Inhalt

Über dieses Buch

Dies ist ein Buch, dass euch Menschen dort draußen einen Einblick geben soll in die Art und Weise, wie es sich für uns anfühlt, als Autist zu leben. Es geht uns darum, die ganze Vielfalt verschiedener Biographien zu präsentieren, die es bei autistischen Menschen ebenso gibt wie bei nichtautistischen Menschen, denn die einfache Wahrheit, dass jedes Leben einzigartig, spannend und kostbar ist, gilt selbstverständlich auch für Menschen mit einer Autismus-Diagnose. Eine solche Diagnose ist für einen Psychologen ein nützliches Hilfsmittel, um autistische Menschen als solche zu erkennen und ihnen dann adäquat helfen zu können. Die Diagnosekriterien nennen als wichtigste Merkmale die Beeinträchtigung der sozialen Interaktion, Spezialinteressen, häufig wiederholte Routinen, Besonderheiten im Sprachgebrauch (teilweise wörtliches Sprachverständnis, exakter Sprachgebrauch, monotone Prosodie), Schwierigkeiten bei nonverbaler Kommunikation, z.B. beim Erkennen von Gestik und beim Halten von Blickkontakt, sowie oft motorische Unbeholfenheit und sensorische Überempfindlichkeit. Diese Merkmale helfen zwar, Autismus als Entwicklungsstörung zu verstehen, doch halten wir Autisten eine solche Beschreibung für unzureichend, wenn nicht gar für pathologisierend, wenn sie sich ausschließlich auf Defizite konzentriert.

Unsere Lebenswirklichkeit lässt sich mit Diagnosekriterien allein nicht einmal ansatzweise erfassen. Wir Autoren dieses Buches haben einzigartige Geschichten zu erzählen. Die ersten, die Autisten zum Thema in Büchern gemacht haben, waren die Psychologen. Deren Berichte sind entsprechend in Psychologendeutsch geschrieben und haben darüber hinaus den entscheidenden Nachteil, dass sie nur eine sehr oberflächliche Außenperspektive wiedergeben können. Wir Autisten tun uns schwer, unsere Seelengeheimnisse fremden Menschen preiszugeben; entsprechend verzerrt ist die Perspektive, die in „Fallstudien“ zu lesen ist. Zwar tragen auch diese Berichte mitunter zu Aufklärung und Information bei – auch viele Autisten erkennen sich in ihrem Anderssein häufig dann, wenn sie auf solche Berichte und auf die Diagnosekriterien stoßen und empfinden diese Erkenntnis nicht selten als Befreiung –; auf der anderen Seite hat aber die beschränkte Außenperspektive der Psychologen die unvermeidliche Folge, dass dabei neue Klischees und Mythen verbreitet werden und dass wir Autisten als psychologische „Fälle“ wahrgenommen werden, als Behandlungsbedürftige, Behinderte, „Betroffene“.

Die nächsten, die sich in Büchern zum Thema Autismus zu Wort gemeldet haben, waren die Eltern autistischer Menschen. Deren Lobbyarbeit war sicher in vielen Fällen hilfreich, doch auch Eltern können über ihre autistischen Kinder häufig nur mit der Außenperspektive des Beobachters schreiben (soweit sie nicht selbst autistisch sind). Meist sind es Mütter, die von ihren Bemühungen berichten, dem Kind zu helfen. Manchmal bringen sie diesen Kindern gegenüber viel Liebe und Respekt auf, manchmal versuchen sie, ihre Kinder mehr oder weniger gewaltsam auf „Normalität" und Anpassung zu trimmen und werden dabei teilweise auch von Psychologen noch bestärkt, aber auch in den Fällen, in denen Eltern bei ihrer Hilfe und in ihren Büchern noch so viel Verständnis aufbringen, bleibt es doch notgedrungen eine fremdbestimmte Sicht der Dinge, der damit ein ganz entscheidender Aspekt fehlt. In der Vergangenheit wurde also praktisch immer nur **über** Autisten geredet, das war oft gut gemeint, aber wie man weiß, ist gut gemeint mitunter das Gegenteil von gut. Selten kamen Autisten **selbst** zu Wort.

Dies hat sich erst in den letzten Jahren geändert. Nachdem im englischsprachigen Raum biographische Bücher autistischer Autoren wie Temple Grandin, Donna Williams und Jasmine Lee O'Neill erschienen sind und den Lesern erstmals die Möglichkeit gegeben haben „Autismus von innen" kennen zu lernen, häuften sich auch im deutschsprachigen Raum Bücher, in denen autistische Autoren ihr Leben beschrieben. Dabei zeigte sich die ganze Bandbreite an „Symptomen", die Autismus so vielfältig und spannend macht und die dazu geführt hat, dass man mittlerweile häufig vom „autistischen Spektrum" spricht. Denn ein Birger Sellin, der sich fast ausschließlich über gestützte Kommunikation, also über begleitetes Schreiben am Computer ausdrücken kann, ist ebenso Teil dieser autistischen Vielfalt wie Axel Brauns, der mit *Buntschatten und Fledermäusen* einen Bestseller über seine besondere Art der Wahrnehmung geschrieben hat; Christine Preißmann gehört zu diesem Spektrum, die von Beruf Ärztin geworden ist, Susanne Schäfer, die in *Sterne, Äpfel und rundes Glas* ihre Faszination für Astronomie und optische Geräte beschreibt, Nicole Schuster, die in *Ein guter Tag ist ein Tag mit Wirsing* ihren Alltag mit seinen sensorischen Belastungen, aber auch mit seinen Erfolgserlebnissen beschreibt, und noch eine Reihe weiterer Autoren, die in letzter Zeit den Schritt an die Öffentlichkeit gewagt haben, der natürlich gerade für autistische Menschen eine besondere Herausforderung darstellt.

Was es bislang noch nicht gab, war die Präsentation verschiedener Lebensgeschichten autistischer Menschen in einem Buch. Das Problem ist, dass es selbst Psychologen oft genug unterläuft, von einem einzigen „Fall" auf alle autistischen Menschen zu schließen. Das ist die Ursache für viele Klischees und Mythen. Weder sind alle Autisten kleine „Einsteins", die geniale mathematische Kunststückchen vorführen können, noch sind wir alle so stark eingeschränkt, dass wir ständig am Schaukeln wären, regelmäßig Panikattacken bekommen und im Berufsleben bestenfalls für Behindertenwerkstätten in Frage kommen. Die Wahrheit liegt irgendwo zwischen diesen Extremen: Es gibt unter uns Menschen, die über eine extreme Hochbegabung verfügen, aber dennoch mitunter an scheinbar trivialen Kommunikationssituationen scheitern; es gibt auf der anderen Seite unter uns Menschen, die auf dem ersten Blick stark eingeschränkt wirken, die aber bei genauerem Hinsehen über erstaunliche Talente verfügen. Manchmal sind an uns „exotische", für Außenstehende zunächst unverständliche Verhaltensweisen zu bemerken, oft genug aber ist unser Leben auch durch ein hohes Maß an Unauffälligkeit und Normalität geprägt – viele Autisten erhalten daher auch ihre Diagnose erst, wenn sie längst erwachsen geworden sind, weil sie bis dahin als harmlose Eigenbrötler durchgegangen sind.

Und es gibt auch bei uns Menschen mit den verschiedensten Träumen und Sehnsüchten. In diesem Buch wird man Geschichten einer harten Kindheit ebenso finden wie Geschichten aus vergleichsweise harmonischen und liebevollen Elternhäusern; man wird von Autisten mit mathematischer Begabung ebenso lesen wie von solchen, die sich eher für Kunst oder für Sprachen interessieren; es sind zurückhaltende Autisten ebenso dabei wie selbstbewusste, solche, die gerade ihre Schulzeit hinter sich gebracht haben ebenso wie solche, die bereits lange Jahrzehnte an Lebensgeschichte Revue passieren lassen können; Autisten mit einem nüchtern referierenden Schreibstil ebenso wie solche, die in poetischer und bildhafter Sprache schreiben.

Uns 15 Autoren aber ist allen gemeinsam, dass wir nicht als „Fälle" oder „Opfer" des Autismus gesehen werden wollen, von dem wir womöglich geheilt werden müssten. Dem Leser wird deutlich werden, dass es für uns nicht immer einfach gewesen ist. Das heißt aber nicht, dass es uns um Mitleid ginge, denn jede Form von Mitleid hat immer auch etwas Demütigendes. Wir wollen unseren Lesern auf Augenhöhe begegnen, wir wollen sagen: Seht her, das ist unsere Welt. Respektiert uns so, wie wir sind. Lernt von uns, denn es gibt Dinge, in denen sind wir weiter als ihr; so, wie wir umgekehrt lernen wollen in den Bereichen, wo ihr weiter seid als wir. Aber nehmt eure Lebensweise nicht als das Maß aller Dinge. Begreift die neurologische Vielfalt unter den Menschen und die Bereicherung und die Chancen, die sich für euch ergeben, wenn ihr euch Menschen gegenüber öffnet, die einen anderen Blick auf die Welt haben als ihr. Übt Toleranz, nicht als großzügige Geste gegenüber vermeintlich hilflosen Menschen, sondern als Haltung des Respekts, des Verständnisses und des Miteinanders. Lasst uns in Ruhe, wenn wir uns zurückziehen wollen. Bestaunt uns nicht als exotische Freaks. Verfügt nicht über uns, ohne unsere Einwilligung und sprecht nicht in unserem Namen. Zwingt uns nicht eure Maßstäbe auf, sondern hört uns zu. Hinterfragt eure Normalität. Versucht, die Welt mit unseren Augen zu sehen.

MIGGU

Erinnerungen

Meine ersten Erinnerungen ragen bis ins frühe Kindesalter zurück. Mit ungefähr 18 Monaten lernte ich Worte zu formen und von mir zu geben. Bald schon musste ich feststellen, dass die Worte, die ich in der Lage war auszudrücken, nicht ausreichten, um das, was ich sah und empfand, adäquat wiederzugeben.

Die ersten Missverständnisse waren vorprogrammiert. Ich war bereits in diesem zarten Alter das erste Mal frustriert, weil ich meinen Eltern nicht mitteilen konnte, dass ich nicht auf das kleine eklige knallorange Töpfchen gehen wollte. Ich hasste die Farbe, das Töpfchen war mitten im Raum, sodass mich jeder angaffen konnte und zu allem Überfluss war es nicht wie eine normale Toilette, nein, es war ja nur eine Art Behältnis. Das alles hätte ich gerne gesagt, stattdessen waren die einzigen Worte, die ich auszudrücken vermochte: „Es ist zu hell." Die Antwort meines Vaters war: „Dann setz doch eine Sonnenbrille auf." Nun, das tat ich auch. Es existiert ein Foto von mir, wie ich auf diesem Töpfchen sitze mit einer riesig großen Sonnenbrille auf der Nase. Für meine Eltern war das sehr witzig, für mich jedoch einfach nur eine Erniedrigung. Ich empfand es als frustrierend, nicht das ausdrücken zu können, was ich gerne wollte.

Auch in etwa zu dieser Zeit habe ich angefangen, mich immer wieder auszuziehen. Keiner konnte begreifen, warum. Nun, hätte man mich gefragt, hätte ich es vielleicht gesagt. Diese Kleider waren sehr, sehr unbequem, sie kniffen mich, sie pieksten mich, sie engten mich ein. Am schlimmsten war es, wenn wir irgendwo hin mussten und mich meine Mutter extra herausputzen wollte, wie man es mit kleinen Mädchen gerne so anstellt. Ich habe regelmäßig Schreikrämpfe gekriegt, welche mit sehr lauten Worten oder einem Klaps auf dem Po quittiert wurden. Ich erinnere mich noch an meine „guten Schuhe". Diese Schuhe hätten im Mittelalter als Folterinstrument dienen können. Es waren sehr enge und starre Lederschuhe. Meine Füße fühlten sich sehr eingequetscht an. Es war unbeschreiblich unbequem, diese Treter zu tragen. Leider hat man in diesem Alter noch kein Mitspracherecht bei dem, was man denn gerne anziehen würde.

Zu meinen Lieblingsspielzeugen zählten ein Kreisel, eine Schaukel, welche sich praktischerweise auf unserem Balkon befand, ein Schaukelpferd, Legos, kleine Becherchen, mit denen man Türmchen bauen konnte, sowie Zinnsoldaten. Normalerweise standen die Zinnsoldaten bei mir auf dem Schrank. Ich durfte leider nur eine kurze Zeit mit ihnen spielen. Ich stellte sie gerne in Reih und Glied auf. Sie wurden mir jedoch weggenommen, weil meine Eltern Angst hatten, ich könnte so eine Figur verschlucken. Es war für mich sehr schlimm, als sie mir diese Figürchen weggenommen hatten. Dinge drehen, kreisen oder auch hüpfen zu lassen, hat mir stets große Freude bereitet. Ich hab auch sehr gerne mit irgendwelchen Dingen Geräusche gemacht. Wenn ich einen Knackfrosch zum Spielen bekam, konnte ich diesen meist nicht lange mein Eigen nennen. Ich knackte so lange mit dem Spielzeug herum, bis mir ein Elternteil das Spielzeug wutentbrannt entriss. Meine Proteste gingen unter. Habe ich allzu großen Widerstand geleistet, musste ich mit den Konsequenzen, den Klaps auf den Po, rechnen.

Zum abendlichen Einschlafritual hat auch das Vorsingen meiner Eltern gehört. Sie mussten mir jeden Abend ein Schlaflied singen; ohne dieses habe ich mich geweigert einzuschlafen. In meinem Bett waren stets ein Teddy, ein weißes Tüchlein, sowie eine selbst genähte Plüschkatze, welche eine Spieldose in ihrem Inneren hatte. Nicht zu vergessen an dieser Stelle der Schnuller, welchen ich erst im Alter von sieben Jahren wegen verlockender Bestechungsangebote abgegeben hatte. Das Argument, „dafür bist du nun zu groß“ hat bei mir nie gezählt. Sobald dann das weitere ominöse Argument „die anderen in deinem Alter machen das auch nicht“ auftauchte, konterte ich mit: „Ich bin nicht die andern, ich bin ich“. Ohne die Musik hätte ich nicht einschlafen können. Leider ist die Spieldose irgendwann kaputt gegangen und dasselbe Lied war nicht mehr erhältlich. Alleine wegen dieser Tatsache konnte ich über einen Monat kaum einschlafen. Von Zeit zu Zeit hat meine Mutter mein weißes Tüchlein gewaschen. Mein Geschrei, sobald ich das bemerkt habe, war vorprogrammiert. Es war ja nicht die Tatsache schlimm, dass sie es gewaschen hatte, aber dass es anders gerochen hatte.

Im Kindesalter habe ich oft die Erwachsene beobachtet, wie sie miteinander interagierten. Es hat mich interessiert, wie sie mit einander umgingen. Ich dachte, wenn ich einmal erwachsen bin, werde ich auch so. Ich dachte, diese Fähigkeit, so miteinander umzugehen, erlange man, wenn man erwachsen wird. Es war also meines Erachtens nur eine Frage der Zeit, bis ich auch so werden würde. Heute weiß ich, dass ich nicht recht hatte. Ich bin körperlich und altersmäßig erwachsen. Ich mag sogar manchmal hochgestochen reden. Erwachsen jedoch werde ich wohl niemals werden. Innerlich werde ich mit größter Wahrscheinlichkeit ein Kind bleiben. Auch heute bricht noch ab und zu das Kind in mir durch. Es ist nicht immer einfach, das Leben, so wie es ist, zu ertragen. Jedoch werde ich dafür auch ab und an entschädigt. Ich kann mich an Kleinigkeiten erfreuen, die sonst keiner sieht und mitbekommt: Lichtreflexionen, ein Tier, ein Geruch. Viele kleine Dinge erheitern mich, auch wenn diese Momente leider viel zu schnell vorüber fliegen.

Ich verbrachte sehr viel Zeit bei meiner Oma und meinem Opa, welche ein paar Häuser weiter wohnten. Meist war ich mit meiner Oma alleine, weil mein Opa damals noch nicht in Rente war. Ich hielt mich gerne im Garten auf. Besondere Aufmerksamkeit bekamen von mir die Schnecken. Ich war total fasziniert von diesen Wesen, wie sie sich in ihr Häuschen zurückziehen konnten. Gerne spielte ich auch im Hause mit Dominosteinen. Alle aufreihen und dann umfallen lassen, das war ein Spaß. Eine Kugelbahn war auch dort, nur hat mich meine Oma damit nicht immer spielen lassen. Ich schätze, nach einer Weile geht einem das Geräusch von herunterrollenden Kugeln wohl auf die Nerven.

Meine Oma hatte auch eine wunderbare Kiste mit sehr vielen Knöpfen drin. Ich tauchte gerne meine Hände in diese Knöpfe und ließ sie durch meine Hände gleiten. Das Gefühl und das Geräusch, welches dabei entstand, herrlich! Von Seifenblasen war ich ebenfalls begeistert. Ich zauberte diese schillernden Kugeln in allen möglichen Größen hervor. Enttäuscht war ich immer, sobald das Seifenwasser aufgebraucht war. Manchmal verbrachte ich „Ferien" bei meiner Oma, das heißt, ich übernachtete dort statt bei mir zu Hause. Meine Oma erzählte mir dann gerne ein Märchen als Gute-Nacht-Geschichte. Ich wählte immer Rotkäppchen. Teilweise musste sie es zwei bis drei Mal hintereinander erzählen. Nicht, dass ich diese Geschichte wirklich geliebt hätte, es war eher die Tatsache, dass sie es immer gleich erzählt hat, die mich glücklich machte. Eigentlich fühlte ich mich bei meiner Oma heimischer als in meinem eigentlichen zu Hause. Dies war wohl sehr zum Ärgernis meiner Mutter. Manchmal durfte ich nicht zu meiner Oma und wusste nicht warum. Es ist mir erst jetzt im Erwachsenenalter bewusst geworden, dass sie sich von mir wohl nicht geliebt gefühlt hat.

Mit ungefähr drei Jahren entdeckte ich den Fernseher für mich. Cartoons waren meine große Leidenschaft. Biene Maja war mein absoluter Favorit. Ich hatte Panini-Bildchen, Bettwäsche und Kissen mit der freundlichen Biene drauf. Als ich irgendwann einer freundlichen Biene draußen auf dem Balkon guten Tag sagen wollte, wurde ich zu meinem Entsetzen gestochen. Dies war ein riesiger Schock für mich. Ich wollte doch freundlich sein und sie stach mich einfach in den rechten Daumen. Nun ja, meine Leidenschaft für Cartoons hat sich mit zunehmendem Alter erhalten, nur die Sendungen wurden anders. Ich mochte Tom und Jerry, Woody Woodpecker, Popeye, Tao-Tao, Pinocchio, Nils Holgerson am liebsten. Es war mir auch egal, in welcher Sprache die bunten Bilder über die Mattscheibe flimmerten.

Mit vier Jahren schaute ich eigentlich regelmäßig fern. Immer der gleiche Sender, immer dieselbe Zeit: 09:00 Uhr. Irgendwann wurde die Sendezeit verlegt, was mich rasend gemacht hat. Warum tut man so was? Warum ändert man das Programm einfach? Ich habe es nicht begriffen und war außer mir vor Wut.

Ich war wohl ein recht anstrengendes Kind. Ich habe viel geschrieen und geweint. Meine Eltern meinten, es sei nur eine Trotzreaktion gewesen. Ich bekam ab und an einen Klaps auf den Po, vor allem im Einkaufszentrum. Einkaufszentren, ich habe sie gehasst. Dieses Licht, diese Geräusche, sie waren einfach überwältigend für mich. Heute weiß ich mit großer Sicherheit, dass es jeweils Overloads waren, die mich zum Ausrasten brachten.

Etwa mit vier begann mein Interesse an Science-Fiction zu erwachen. Star Trek Raumschiff Enterprise habe ich regelmäßig mit meinem fünf Jahre älteren Bruder geschaut. Spock war mein absoluter Liebling. Seine Mimik empfand ich als sehr ansprechend; vor allem wenn er jeweils eine Augenbraue hochgezogen hatte. Diese Mimik habe ich ein paar Jahre später in mein Repertoire aufgenommen. Das Interesse an diesem Themengebiet hat mit den Jahren nie aufgehört. Mit meinem Bruder hatte ich auch ab und an „Raumschiff Enterprise“ gespielt. Wenn wir jeweils im Auto warten mussten, wurde das Auto zu unserem Raumschiff.

Mit fünf dachte ich zum ersten Mal: Das Leben ist schön. Ich durfte die meiste Zeit tun und lassen, was ich wollte. Es war die Zeit, in der ich auch angefangen habe, über gewisse Dinge nachzudenken. Ich habe festgestellt, dass ich zwei Gefühlslagen besaß. Glücklich und wütend/traurig. Meistens war ich glücklich. Mir war nicht bewusst, dass auch andere Menschen Gefühle hatten. Ich war nicht in der Lage, das, was ich über mich selbst entdeckt hatte, auf andere zu projizieren. Von anderen Leuten bekam ich meist nur positive oder negative Dinge mit. Positiv war, wenn gelacht wurde und die Stimme nicht so energisch war. Negativ wenn die Stimme laut und stechend war und oft wurde dann mit irgendwelchen Konsequenzen gedroht. In die Gesichter habe ich nur selten geschaut. Dort war nichts Interessantes zu sehen, warum hätte ich die Leute anschauen sollen?

Zum nassen Element hatte ich eine besondere Beziehung. Ich kann mich noch recht gut an den Swimmingpool erinnern, welcher in der Nachbarschaft war. Alle Leute, die im selben Haus wohnten wie wir, durften den benutzen. Ich liebe Wasser. Es übt eine besondere Faszination auf mich aus. Was ich als erstes, zum Leidwesen meiner Mutter, beherrschte, war das Tauchen. Schwimmen selbst klappte noch nicht so gut, aber ich holte liebend gerne Steine vom Poolboden hoch, wenn sie mir jemand vorher rein geworfen hatte. Sobald ein Brunnen, ein fließendes Gewässer oder eine Pfütze in der Nähe war, war ich mit diesem Element beschäftigt und kurze Zeit später meist auch pitschnass.

In meinen ersten fünf Lebensjahren habe ich kaum mit fremden Kindern gespielt. Manchmal hab ich mit meinem Bruder, meinen Cousins und meiner Cousine gespielt. Das Spiel der Jungen war schon damals immer viel interessanter für mich als das Spielen mit Puppen. So war meine Cousine meist auf verlorenem Posten und ich spielte das Spiel meiner Cousins mit. Ich war eher eine Mitläuferin. Ich habe mir stets angeschaut, was und wie sie etwas gemacht haben und habe das dann nachgeahmt. Die Präferenz, lieber mit Autos zu spielen, hat meine gesamte Kindheit überdauert. Ich hatte nur sehr wenig „Mädchenspielsachen“, dafür viele Dinge, welche ein Jungenherz haben höher schlagen lassen. Mein erstes Wunderwerk der Technik bekam ich mit etwa vier Jahren. Es war ein Videospiel. Es war die beste Strategie, um mich für eine längere Autofahrt „ruhig zu stellen“. Da meine Mutter aus Dänemark kommt, sind wir ab und an in den hohen Norden gefahren. Jeweils auf diesen Fahrten durfte ich damit spielen.

Ich war recht mitteilsam. Ich bin oft unbedacht auf andere zugegangen und habe Dinge gesagt oder gefragt, welche meiner Mutter oft peinlich waren. Sätze wie: „Das sagt man nicht“ oder „Das tut man nicht“ habe ich oft zu hören bekommen. Ich habe damals nicht begriffen, warum. Ich bin auch gerne zu meinen Nachbarn gegangen, welche in dem Mehrfamilienhaus wohnten. Ohne meine Mutter zu fragen, habe ich meist bei denen vor der Türe gestanden und habe gefragt, ob ich ein bisschen zu ihnen kommen könnte. Ich war gerne mit Erwachsenen zusammen, lieber als mit Gleichaltrigen. Ich vermute, ich war wohl eine ziemliche Nervensäge.

Ab und an hatten meine Eltern andere Menschen zu uns nach Hause eingeladen. Mir hat das nie gefallen. Sie waren immer zu laut, haben viel zu oft gelacht, die Luft war stickig, weil geraucht wurde. Ich habe nicht begriffen, was diese Menschen bei uns zu suchen hatten. Zweifelsohne wohnten sie ja nicht bei uns, was machten sie also dann bei uns zu Hause? Sie gehörten nicht hier hin. Bestimmte Menschen gehören an bestimmte Orte. So war ich genauso wenig erfreut, wenn meine Großmutter bei uns zu Hause war, weil meine Eltern mal einen Abend für sich wollten. Meine Großmutter gehörte in ihr Haus und nicht in unsere Wohnung, nein, das passte mir überhaupt nicht.

Ich war sehr wissbegierig und wollte immer alles genau wissen. Ich habe oft auch einfach zugehört und beobachtet. Manchmal, wenn ich Wörter und Sätze gehört habe, habe ich diese nachgesprochen. Ich wollte niemanden damit verärgern. Es platzte manchmal so aus mir heraus, wenn mir ein Wort gefiel, musste ich es wiederholen. Ich habe jedoch unter Gewaltandrohung ziemlich schnell begriffen, dass lautes Nachsprechen wenig vorteilhaft für mich gewesen ist. Ich habe mir also dann angewöhnt, es in meinem Kopf „leise" zu wiederholen.

Als ich mit sechs Jahren in den Kindergarten kam, war die relativ behütete Zeit für mich vorbei. Ich ging in zwei verschiedene Kindergärten, da wir mitten im Schuljahr umgezogen sind. An die erste Hälfte habe ich nur noch vage Erinnerungen. Meist wusste ich nicht, was ich tun sollte, was ich als frustrierend empfand. Ich war nicht in der Lage, etwas zu basteln und gleichzeitig den Anweisungen der Kindergärtnerin zu folgen. Ich konnte nur eine Sache auf einmal erledigen. Dieses Unvermögen, mehrere Dinge gleichzeitig zu tun, besteht auch heute noch. Die zweite Hälfte meiner Kindergartenkarriere verbrachte ich meistens in der Bücherecke. Dort hatte es bequeme Kissen, auf die man sich legen konnte, es war sehr entspannend. Meist war ich dort alleine und ich hatte meine Ruhe. Diese kleine Ecke, versteckt hinter Holzkisten, war mein Refugium. Was die anderen Kinder im Puppenhaus machten, war mir ein Rätsel. Diese zweistöckige Nachbildung einer Wohnung hat mich zwar fasziniert, aber ich habe nicht begriffen, was die Kinder dort spielten.

Im Kindergarten wussten alle Kinder, was sie mal gerne werden wollten, bis auf meine Wenigkeit. Ich habe mich immer gern bewegt und meine Mutter sagte einmal zu mir, du bewegst dich so viel, du wirst bestimmt mal Sportlehrerin. Das hatte ich mir gemerkt, immerhin konnte ich ab diesem Zeitpunkt einen Berufswunsch äußern. Ich wurde auch einmal von anderen Kindern gefragt, was denn meine Lieblingsfarbe wäre. Ich wusste nicht, was ich antworten sollte, also schaute ich in den Malkasten und sagte die erstbeste Farbe: Rot. Ich wusste nicht, was meine Lieblingsfarbe war. Rot empfand ich als schön, aber auch andere Farben hatten ihren Reiz. Da offenbar alle eine Lieblingsfarbe hatten, musste das was Spezielles sein. So versuchte ich mich anzupassen und herauszufinden, warum man eine Farbe als seine Lieblingsfarbe bezeichnet. Aber letztlich hatte ich eine weitere Floskel abgespeichert. Auf die Frage nach der Lieblingsfarbe ertönte von mir von diesem Zeitpunkt an jedes Mal „rot".

An meinem neuen Wohnort habe ich dann intensiver mit anderen Kindern im Quartier gespielt. Der Ablauf eines Spielnachmittags draußen war aber meistens vorprogrammiert. Es war lustig bis zu dem Punkt, an dem es mir „zu doof“ wurde. „Zu doof“ wurde es mir sehr oft, wenn zum Beispiel aus meiner Sicht zu viele Kinder mitspielten (ab ca. fünf Kindern) oder wenn sie dieses Mutter-Vater-Kind-Spiel spielen wollten. Ich hab da meistens nicht mitgemacht, und wenn doch, war ich ein Haustier, vorzugsweise ein Pferd. Wurden die Spiele nicht nach meinen Wünschen gespielt, war ich verärgert und bin nach Hause in mein Zimmer gegangen. Als „Spielverderber“ wurde ich nur zu oft beschimpft. Mir war es eigentlich egal, was sie mir nachgerufen haben, Hauptsache, ich hatte dann wieder meine Ruhe. Diese Kinder waren sehr gutmütig und haben mich jeweils immer wieder mitspielen lassen. Von ihnen habe ich viel gelernt, auch wenn mir das erst jetzt im Nachhinein bewusst geworden ist.

Ich war ein recht aggressiv-dominantes Kind. Oft habe ich versucht, meine Interessen mit Gewalt durchzusetzen. Mir war nicht bewusst, dass man das auch anders hätte machen können. Etwa im Alter zwischen sechs und sieben habe ich angefangen, die Kinder zu beobachten. Ein beliebtes Kind war mir ein Vorbild. Ich beobachtete seine Gestik genau und habe oft versucht, das Verhalten zu kopieren. Meine Beobachtungen habe ich auf andere Personen ausgeweitet und habe eine Gestik, wenn sie mir gefallen hat, abgeschaut und in mein Repertoire aufgenommen. Ich hatte stets einen sehr ausgeprägten Gerechtigkeitssinn. Einmal war auch ein Mädchen mit Down-Syndrom mit den anderen Kinder draußen am Spielen. Ein Junge hatte eine Seifenkiste gebastelt und ein Bild eines Pferdes vorne an die Seifenkiste geklebt. Ich fand das Bild sehr schön. Das Mädchen mit dem Down-Syndrom hat das Bild jedoch einfach von der Kiste gerissen und es zerstört. Ich war wütend, wie konnte sie so was nur machen? Aus einer impulsiven Handlung heraus habe ich sie geschubst und sie fiel zu Boden. Die anderen Kinder fragten mich, ob ich denn spinnen würde. Nein, warum? Sie hat doch was Falsches gemacht, nicht ich. Warum waren nun alle auf einmal wütend auf mich? Außer mir vor Wut, bin ich damals wieder mal in mein Zimmer gegangen.

Das bewusste Sammeln von Dingen hat auch mit etwa sechs angefangen. Ich sammelte gerne Sachen. Angefangen von Radiergummis über Steine, Kristalle, Murmeln, diverse Sammelbildchen. Alles, wovon es mehr als eine Ausführung gab, war ein potentielles Sammelobjekt für mich. Die Sammelleidenschaft hält mich bis heute fest. Ich habe in meinem Leben schon die verschiedensten Dinge gesammelt. Die Objekte der Begierde änderten sich mit dem Alter, jedoch nicht die Leidenschaft, die dahinter steckt.

„Was auf den Tisch kommt wird aufgegessen", so wurde ich erzogen, meist zum Leidwesen meiner Geschmacksnerven. Ich bin überempfindlich gegenüber so manchem Geschmack sowie der Textur der Nahrung. Ich musste oft lange am Mittagstisch sitzen bleiben, bis ich alles hinuntergewürgt hatte. In der Tat hab ich manchmal einen Würgereflex gehabt, wenn ich bestimmte Dinge essen musste, die ich überhaupt nicht mochte. „Stell dich nicht so an!" das war ein bekannter Spruch am Essenstisch. Mit den Jahren lernte ich jedoch, dass abscheuliche Dinge nur abscheulich schmecken, wenn sie einzeln konsumiert wurden. Meist hab ich unliebsame Lebensmittel dann mit ordentlich viel Limo runtergespült oder den Mund noch mit anderen Nahrungsmittel, die ich mochte, voll gestopft, damit ich die unliebsame Textur oder den Geschmack nicht so sehr wahrgenommen habe.

Angst hatte ich damals nur vor der kompletten Dunkelheit. Ich konnte nicht einschlafen, wenn ich kein Nachtlicht hatte. Mein Bett war mein Refugium. Die Bettdecke zog ich mir meist bis über die Ohren. Dies hatte vor allem den Vorteil, dass unliebsame Geräusche abgedämpft worden sind.

Mein erstes eigenes Fahrrad bekam ich mit sieben. Die Tatsache, dass die Quartierstraße recht steil war, interessierte uns Kinder nicht wirklich. Wir fuhren unbekümmert auf unseren Drahteseln umher. Einmal hatte ein Kind eine doofe Frage. „Wie weit würdet ihr euch trauen, die Straße hinunter zu fahren, ohne zu bremsen?" Mit meiner Schätzung habe ich alle anderen Kinder übertroffen und sie dachten, ich wollte angeben. Warum sollte ich etwas sagen, das ich nicht meine? Ich wollte es ihnen beweisen, damit sie es mir glaubten. Bevor ich losfuhr, versuchten die anderen, mich noch aufzuhalten. Wäre ich damals in der Lage gewesen, ihre Mimik zu lesen, hätte ich die Angst in ihren Gesichtern gesehen. Keine Worte konnten mich jedoch überzeugen, mein Entschluss stand fest: Ich würde fahren. Nun, ich habe tatsächlich erst dann angefangen zu bremsen, als ich es voraus gesagt hatte, das Problem war nur, dass meine zierlichen kleinen Händchen nicht in der Lage waren, die nötige Kraft in Bremskraft umzuwandeln. Das letzte Fahrrad, das ich fuhr, hatte eine Rücktrittbremse, mein neues eigenes Rad jedoch nicht mehr. Als sich das Ende der Straße näherte, musste ich mich entscheiden. Ich hatte die eine Option, zu versuchen, auf eine recht viel befahrene Straße abzubiegen. Die Kurve wäre ziemlich eng gewesen und die Gefahr, mit einem Auto zu kollidieren war groß. Ich entschied mich daher, vom Rad abzuspringen. Ich knallte mit dem Kopf gegen eine Bordsteinkante, was mir eine große Narbe links unter dem Auge bescherte. Im Nachhinein gesehen hatte ich großes Glück.

Ich hätte ein Auge oder sogar mein Leben verlieren können. Gefahren für Leib und Leben wurden mir erst im späteren Alter bewusst.

Mit dem Zubinden meiner Schuhe hatte ich meine liebe Mühe. Egal, wie oft es mir gezeigt wurde, ich war nicht in der Lage, diese Bewegungen nachzuahmen, um mir die Schnürsenkel zuzubinden. Eines Tages hatte ich mir in den Kopf gesetzt, dies nun endlich zu lernen. Ich habe die Schuhe studiert und habe mir die Schnürsenkel angeschaut. Ich habe mir den Knoten angeschaut und welchen Weg die Schnüre nehmen. Ich habe daraufhin meine eigene Technik entwickelt, um die Schuhe zuzubinden. Bis heute bin ich nicht in der Lage, die Schuhe „normal" zuzubinden. Aber das ist auch nicht nötig, weil, so wie ich finde, meine Methode viel einfacher ist.

Mit sieben bin ich in die erste Schulklasse gekommen. In der „kleinen" Pause, welche jeweils fünf Minuten dauerte, bin ich meist an meinem Platz sitzen geblieben oder ich bin aufs Klo gegangen. In den „großen Pausen", welche 15 Minuten dauerten, musste man hinausgehen, man durfte nicht im Gebäude bleiben, das war eine Schulregel. Meist saß ich draußen in der Nähe der Eingangstüre.

1., 2., 3. und 4. Klasse waren für mich fast alle gleich. Außer, dass die Schwierigkeiten mit jedem Jahr größer zu werden schienen. Die Feindseligkeiten meiner Klassenkameraden mir gegenüber wurden stetig größer, bis schließlich auch Handgreiflichkeiten an der Tagesordnung waren.

Das Lesen und Schreiben bereitete mir große Mühe und wurde in den ersten paar Klassen nicht besser. Wenn ich ein Wort las, stellte ich es mir immer bildlich vor, egal um was es sich handelte. Zweifelsohne ist das ein etwas schwieriges Unterfangen, wenn es sich um abstrakte Wörter handelte. Meist stolperte ich über solche Wörter, weil ich sie mir nicht vorstellen konnte. Ich dachte, jeder würde das so machen wie ich. Andere Kinder konnten recht gut lesen und schreiben. Da aus meiner Sicht alle gleich waren, musste ich mich eben mehr anstrengen um besser zu werden, denn schließlich konnten die anderen Kinder das ja auch, ergo musste ich das auch können. Das Schreiben bereitete mir nicht nur wegen der Rechtschreibung, sondern auch auf motorischer Ebene große Schwierigkeiten. Egal wie sehr ich es versucht hatte, ich konnte nicht schön schreiben. Nach einem Diktat schmerzte meine Hand oft erheblich.

Meine Hausaufgaben habe ich immer alleine gemacht. Ich wollte die Hilfe meiner Mutter nicht. Ich konnte meist auch alles alleine lösen, bis auf eine Aufgabe, welche mir noch gut in Erinnerung ist. Es ging darum, die „Vogelperspektive" von verschiedenen Dingen zu zeichnen.

Ich war schlicht nicht in der Lage, diese Aufgabe zu bewältigen. Woher sollte ich wissen, wie ein Fahrradfahrer von oben aussieht? Ich bin doch kein Vogel, wie konnte überhaupt irgendwer diese Aufgabe lösen? Ein unbegreifliches Rätsel für mich.

Grundsätzlich gefiel mir der Sportunterricht. Jedoch, je älter ich wurde, desto mehr habe ich die Freude an diesem Fach verloren. Es war meist eine Doppelstunde der Demütigungen. Ich wurde oft als Letzte in ein Team gewählt. Egal, wie sehr ich mich bei manchen Übungen anstrengte, ich habe sie dennoch nicht auf die Reihe gekriegt. Ich empfand es als unfair. Warum konnten die anderen Kinder Übungen mit solch einer Leichtigkeit bewältigen?

Mathematik gefiel mir am meisten. Jedoch gab es auch in diesem Fach gewisse Aufgaben, über die ich gestolpert bin. Es waren Aufgaben, die mit der Perspektive zu tun hatten, welche ich nur unter größter Anstrengung lösen konnte. Wie konnte man wissen, dass sich hinter einem Klotz noch ein anderer verborgen hat? Ich habe ein paar Jahre gebraucht, bis ich solche Aufgaben gut lösen konnte. Heute kann ich die Klötze in meinem Kopf rotieren lassen und sie mir von allen Seiten ansehen, wenn ich will.

Flexibel war ich höchstens unter Androhung von Gewalt. Plötzliche Planänderungen brachten mich regelmäßig an den Rand der Verzweiflung. Ich erinnere mich an eine typische Situation. Ich war etwa acht Jahre alt. Wir fuhren, nicht sehr weit von meinem Elternhaus, in ein Restaurant, welches eine Kegelbahn enthielt. Kegeln war doch sehr lustig, ich habe es gerne gemacht. Mit der Zeit wurde ich aber meist quengelig und wollte wieder nach Hause, weil mich die Umgebung einfach ermüdete. An jenem einen Abend wurde meine Frage, ob wir jetzt nach Hause gehen würden, mit „ja“ beantwortet. Um zum Auto zu gelangen, mussten wir noch mal die Gaststätte durchqueren. Es war laut, es war stickig, die Leute haben geraucht wie die Irren. Ich glaube, die Luft hätte man mit einer Machete durchschneiden können. Leider trafen meine Eltern genau auf diesem Weg noch Bekannte. Es machte nicht den Anschein, dass wir nach Hause gehen würden. Auf meine Frage, ob wir gingen, kam die Antwort: „Gleich“. Gleich, ich hasste dieses Wort, das konnte zwischen einer Sekunde und einer Ewigkeit liegen. Ich wurde wütend. Man hat gesagt, dass man jetzt nach Hause geht, warum unterhielten die sich nun mit diesen Menschen? Ich habe es nicht begriffen, ich wollte weg, weg, weg. Im Zorn habe ich gesagt: „Wenn ihr jetzt nicht kommt, dann laufe ich eben zu Fuß nach Hause“. Mein Vater quittierte es mit einem „Bitte, mach doch“. Ich bin mir nicht sicher, ob er damit gerechnet hat, dass ich das wirklich tun würde, jedenfalls bin ich schleunigst aus dem Restaurant spaziert und nach Hause gestapft. Natürlich war der Rest meiner Familie eher zu Hause als ich, aber das spielte zu dem Zeitpunkt gar keine Rolle, ich musste einfach von diesem Ort weg. Ich hatte das Gefühl, ich müsste sterben, wenn ich dort noch länger hätte ausharren müssen. Auf dem Weg nach Hause konnte ich mich dann wieder beruhigen. Kurz bevor ich das Haus erreichte, kam mir meine Mutter entgegen. Sie hat mich ausgeschimpft, wie ich das nur tun könne. Ich habe die Welt nicht mehr begriffen. Mein Vater erlaubte es mir ja nach Hause zu gehen, weshalb war denn meine Mutter nun so wütend auf mich? Im Übrigen waren sie es ja, die verhindert haben, dass wir gleich nach Hause gegangen sind. Ich war verwirrt.

Als Achtjährige habe ich an einem Wettlauf teilgenommen. Mich zu bewegen und herumzuspringen war für mich toll. Ich brauchte es wie die Luft zum Atmen. Ich wurde bei diesem Wettkampf Letzte, was mich nicht weiter störte. Jedes Kind bekam eine Urkunde und eine kleine Packung eines Müslis überreicht. Als Neunjährige bin ich wieder zu dieser Veranstaltung gegangen. Erwartungsgemäß wurde ich wieder Letzte. Es störte mich nicht, als Letzte im Ziel einzutreffen. Es war schön herumzuspringen. Ich erwartete jedoch die Urkunde und wieder diese Packung Müsli. Leider bekam ich nur die Urkunde, vom Müsli war keine Spur. Ich kam über diese Tatsache etwa drei Stunden lang nicht hinweg. Als wir zu Hause waren, ging ich in mein Zimmer und setzte mich auf meinen Schemel, welcher in einer Ecke stand. Ich wippte mit meinem Oberkörper hin und her und knallte ihn gegen die Wand. Ich heulte mehrere Stunden. Meine Mutter vermochte mich nicht zu besänftigen. Sie bot mir Geld an und meinte, das sei doch sehr viel mehr wert als diese Probepackung Müsli. Sie konnte nicht begreifen, was das für mich bedeutete und ich konnte es ihr auch nicht erklären.

Die Lehrerin in der 4. Klasse hatte eine grausame Methode entwickelt, um die Aufmerksamkeit nach den Pausen zu erlangen. Sie schaltete das Licht mehrmals aus und wieder ein. Das war für mich jedes Mal ein Gefühl, als ob man mir ins Gesicht schlagen würde. Es hat mir wehgetan. Immer, wenn sie das gemacht hat, habe ich meine Augen mit meinen Händen fest zugeschlossen, damit ich dem Schmerz halbwegs entgehen konnte. Auch sehr unliebsam war für mich die Pausenmilch. Es war Pflicht, dass jedes Kind einen Becher Milch bekommen hat. Nun, ich hasste pure Milch, sie löste bei mir Würgreflexe aus. Ich war damals froh, dass ich kurz nach Einführung dieses erzwungenen Rituals jeweils Schokopulver in die Milch geben durfte. Für meine Widersacher in der Schule war das natürlich ein gefundenes Fressen, um mich zu hänseln, da ich offenbar das einzige Kind mit diesem Problem war.

Je älter ich wurde, umso mehr war es eine „Pflicht", einen Freund zu haben. Meine Familie fragte mich immer, ob ich denn eine beste Freundin hätte, weil das irgendwie das Natürlichste der Welt zu sein schien. Nur ich hatte keine. Es wurde auch von den Lehrern jeweils kritisch in den Schulberichten erwähnt, dass ich keine freundschaftlichen Beziehungen hätte. Ich wollte eine Freundin haben, weil alle das für selbstverständlich hielten und weil man das offenbar haben musste. Jedoch war mir weder klar, wie ich so eine Freundin finden sollte, noch wusste ich, was das bedeutet oder wozu es gut sein sollte. Ich wusste nur, ich brauche es, weil es alle sagten.

Etwa mit neun bekam mein Bruder einen NES. Videospiele über den Fernseher zu spielen, das war das Neueste. Stundenlang konnte ich mich mit diesem Gerät vergnügen. Zuerst spielten ich und mein Bruder meist zusammen, später wollte er nicht mehr damit spielen und ich habe das Gerät bekommen.

In der 4. Klasse kam während des laufenden Schuljahres ein neues Mädchen in die Klasse. Zuerst wollte niemand etwas mit ihr zu tun haben, außer mir. Sie war in ihrem Auftreten eher roh und etwas knabenhaft. Ihr selbstbewusstes Auftreten hat mich jedoch fasziniert. Irgendwie hatte ich wohl instinktiv das Gefühl, ich könnte etwas von ihr lernen. Wir haben uns eine Zeit lang recht gut verstanden. Jeden Mittwochnachmittag haben wir uns getroffen und haben gemeinsame Dinge gemacht. Abwechslungsweise waren wir bei ihr oder bei mir. Jedoch hielt diese Freundschaft nicht sehr lange an, warum, kann ich nicht genau sagen. Es schien jedoch, dass sich die Interessen des Mädchens zu verändern schienen. Sie wurde vom Außenseiter zu einem der beliebtesten Mädchen in der Klasse und das innerhalb recht kurzer Zeit.

Mit zehn bekam ich zu Weihnachten ein tolles Geschenk. Einen Gameboy. Meine Liebe zu Videospielen wurde zwar schon im frühen Kindesalter geweckt, aber mit dem Gameboy erschlossen sich noch viel mehr Möglichkeiten. Das damals enthaltene Spiel Tetris wurde stundenlang gespielt. Für Spielzeug mit Elektronik war ich immer zu begeistern.

Tiere sind nicht böse zu einem, sie mögen einen, wie man ist. Ich mag Tiere. Ich hatte sehr viele. Wellensittiche, Kaninchen, Hamster, Wüstenrennmäuse, Nachbars Katze, welche sich bei uns wohler fühlte als in ihrem eigenen Heim, sowie ein Hundchen. Sie trösteten mich, wenn ich traurig war und gaben mir Wärme und Freude.

In der 5. Klasse, also im Alter von elf Jahren, hat sich so einiges für mich geändert. Meine Mitschüler wollten sich so im Klassenzimmer hinsetzen, wie sie es wollten und nicht mehr gemäß der Einteilung des

Lehrers. Meine Altersgenossen drängten mich dazu, mich neben ein Mädchen zu setzen, dessen Beliebtheitswert sich wie der meinige im unteren Bereich situierte. Obwohl ich bereits mit dem Mädchen in den Kindergarten sowie in die ersten vier Klassen ging, wusste ich praktisch nichts über sie. Sie zeichnete viel und gerne. Sie war meistens alleine und redete nicht viel. Ich hatte erst eine ablehnende Haltung ihr gegenüber. Ich kannte sie nicht, sie war mir fremd. Sie erschien mir als Vorbild nicht geeignet, da sie ja selbst nicht beliebt war und ich wusste nicht, weshalb ich mit ihr hätte kommunizieren sollen. Mit den Wochen lernte ich sie jedoch besser kennen. Ich merkte, dass wir auf eine merkwürdige Art und Weise miteinander klarkamen, die andere nicht verstanden. Unsere Freundschaft hat die Jahre überdauert. Sie ist nun seit 17 Jahren meine beste Freundin. Monika, ich danke dir an dieser Stelle, dass du für mich da warst, wenn ich dich gebraucht habe.

In der 5. Klasse ist aber noch mehr geschehen. Endlich eine richtige Freundin zu haben, war für mich ein sehr schönes Gefühl. Jedoch hatte ich beim Lesen und Schreiben immer noch so meine Mühe. Eines Tages sagte mir mein Lehrer: „Du musst ein paar Worte nach vorne lesen, du darfst nicht das aussprechen, was du gerade liest." Diese Erkenntnis und hartes Training haben es mir nach Jahren qualvollen stotternden Lesens ermöglich, endlich flüssig lesen zu lernen. Heute besteht fast kein Problem mehr mit dem Lesen. Wenn ich jedoch ein langes Wort sehe, das ich noch nie zuvor gelesen hatte, werde ich auch noch heute darüber stolpern. Ein Problem bilden für mich die Wörter „nicht"/ „nichts", oftmals sehe ich diese Wörter gar nicht mehr. Es ist so, als ob sie nicht existieren würden, wenn ich sie lese. Ich habe diese beiden abstrakten Begriffe in meinem Kopf eben mit „nichts" verbunden und nichts existiert nun mal nicht.

Neben Deutsch wurde damals zusätzlich das Fach Französisch eingeführt. Es war im Französischunterricht, in dem ich zum ersten Mal grammatikalische Grundprinzipien begriffen habe. Verben konjugiert man. Man setzt sie in die verschiedenen Personen. Ich bin zwar überzeugt davon, dass das vorher bereits im Deutschunterricht in den tieferen Klassen beigebracht wurde, nur aus irgendeinem Grund hatte ich das bisher nicht begriffen. Dieses Schuljahr war für mich „die Zeit des Aufwachens." Damals wurde mir vieles bewusst, ich habe plötzlich sehr viele Dinge verstanden und viele neue Dinge entdeckt. Es war, als ob ich von einer Art Tiefschlaf aufgewacht war und aktiv begonnen habe, über verschiedenste Dinge nachzudenken. Zu diesem Zeitpunkt habe ich gelernt, mich selbst und andere wirklich wahrzunehmen. Was genau dieser Auslöser war, kann ich nicht sagen, jedoch nahmen meine aggressiven Handlungen ab und mein ganzheitliches Denken zu. Das Thema eines meiner Aufsätze von damals war „die Zeit“. Es sei ein sehr philosophischer Text gewesen, wie mein Lehrer damals meinte.

Das Jahr 1991 hat jedoch auch Schlechtes hervor gebracht. Die Hänseleien und Sticheleien wurden immer perfider. Ich hatte zu Hause Probleme, ich hatte in der Schule Probleme. Keiner hat mich wirklich verstanden. Ich wurde fast wegen allem gehänselt. Mal weil ich andere anstarrte, mal weil ich einen merkwürdige Gangart hatte, mal weil ich zu fett war oder sonst irgendetwas, das sie entdecken konnten, das nicht der „Norm“ entsprach. Mir wurde vor die Füße gespuckt oder in den Hintern getreten. Zu allem Überfluss wurde der „freie Stundenplan“ damals eingeführt. Wir hatten jeweils einen Plan, was für Aufgaben innerhalb einer Woche zu erledigen waren. Neben dem geordneten Schulunterricht hatten wir jeweils ein paar Lektionen lang Zeit, um diese Aufgaben zu erledigen. Wir konnten uns die Zeit selbst einteilen und entscheiden, was wir wann erledigen wollten. Jede Woche hatte ich erneut Angst davor, dass ich das Pensum nicht schaffen würde. Ich war mit dieser Methode schlichtweg überfordert. Meine Energiereserven nahmen ab und meine Fehlstunden in der Schule zu. Wegen der Fehlstunden wurde ich zu verschiedenen Psychiatern geschickt, jedoch hat keiner was über mich herausgefunden. Ich habe nicht kooperiert. Ich war ja nicht geistig krank, weshalb schickte man mich zu einem Psychiater? Ich hatte es nicht begriffen. Ich konnte mir auch nicht vorstellen, wie mir ein Außenstehender hätte helfen können. Nein, helfen, da war ich überzeugt, konnte nur ich mir selbst. Das Wort „Autismus“ ist einmal in einer psychiatrischen Sitzung gefallen, es hat jedoch nie den Behandlungsraum verlassen. Das Wort prallte gegen die Wände, verhallte und fiel in Vergessenheit. Ich habe es gehasst, zu diesen Menschen zu gehen. Ich hatte das Gefühl, man wollte mich gewaltsam verbiegen, doch das wollte ich nicht zulassen. Mit der Schulkommission bekam ich wegen meiner Fehlstunden ebenfalls Ärger. Es fand auch eine ziemlich unangenehme Sitzung statt, in der geklärt werden sollte, was denn los ist mit mir. Es stand die Frage im Raum, ob ich hochbegabt sei. Der Lehrer verneinte dies, da ansonsten meine Noten besser gewesen wären. Ich empfand diese Aussage als Ungeheuerlichkeit. Ich war stets in allen Fächern (außer Sportunterricht) Klassenbeste und das, obwohl ich nur ca. 50 % des Schulunterrichts dort gewesen bin. Ich habe alle labern lassen, es war eh egal. Begreifen konnte mich sowieso niemand, das wusste ich tief in meinem Innern. Das einzige, was ich aus dem Ärger schlussfolgerte, war, dass ich wohl mehr in die Schule gehen musste, auch wenn mich das krank machte. Ansonsten hätten noch mehr von diesen Horrorsitzungen angestanden. Mir war klar, dass, wenn ich regelmäßig in die Schule ginge, ich auch die unliebsamen psychiatrischen Sitzungen hätte auslassen können. Nun, ich tauschte ein Übel gegen ein anderes. Ich langweilte mich in der Schule, ließ die Hänseleien über mich ergehen, quälte mich, Dinge zu tun, welche wider meine Natur waren.

Mit zunehmendem Alter hat die Musik für mich an Bedeutung gewonnen. Ich empfand und empfinde sehr viel, wenn ich Musik höre. Musik beruhigt mich und regt mich zum Nachdenken an. Musik berührt mich, Musik weckt Gefühle in mir. Manchmal weine ich, wenn ich ein Lied höre. Musik vermag das auszudrücken, was ich sonst nicht in der Lage bin auszudrücken.

An die Zeitspanne von zwölf bis fünfzehn Jahre erinnere ich mich nicht gerne zurück. Sie ist übersäht von tiefen Kränkungen, Depressionen, Minderwertigkeitskomplexen und lebensmüden Gedanken. In der Schule war ich zum einen unterfordert, was den schulischen Stoff anging und zum anderen überfordert, was die soziale Interaktion betraf. Gruppenarbeiten bekamen immer mehr Bedeutung. Für mich war jede Gruppenarbeit eine Qual. Meist musste ich die ganze Arbeit machen und die anderen schwatzten in dem Zeitraum irgendwas Sinnloses.

Mit zwölf habe ich angefangen mich für Fremdwörter zu interessieren. Fremdwörter waren für mich wie Magie. Ich kaufte mir also von meinem Taschengeld ein Fremdwörterbuch mit dem Ziel, sie alle zu lesen und zu kennen. Mein Ziel habe ich nie erreicht, aber die Zeit, in der ich in diesem Buch geblättert habe, war schön für mich. Um Streit aus dem Weg zu gehen, wer welches Programm im TV sehen darf, bekam ich einen eigenen Farbfernseher. Das war für mich ganz praktisch, konnte ich so den NES anschließen und stundenlang in Ruhe in meinem Zimmer „daddeln“

Meine Reaktionen waren wohl manchmal unverständlich. Ich erinnere mich an einen Vorfall, da war ich etwa zwölf Jahre alt. Meine Mutter wollte noch etwas einkaufen gehen und aus irgendeinem Grund wollte sie mich unbedingt dabei haben. Ich habe ihr jedoch gesagt, dass das nicht ginge, weil ich noch Hausaufgaben zu machen hätte. Sie meinte, ich müsse nun mitkommen und ich solle nachher die Hausaufgaben machen. Ich wollte nicht mitgehen, jedoch hat sie mich gezwungen. Wir mussten das Fahrrad nehmen. Es war eine Strecke von etwa drei Kilometern. Auf dem Rückweg vom Markt stürzte meine Mutter mit dem Fahrrad. Sie hatte sich die Knie aufgeschlagen und weinte. Statt sie zu trösten, wurde ich wütend. Ich hatte es doch gesagt: Ich habe noch Hausaufgaben zu machen. Ich musste Hausaufgaben machen, es war Pflicht. Ich musste nach Hause. Hätte ich nun den ganzen Weg mit ihr gehen müssen, hätte das eine weitere inakzeptable Verzögerung von etwas über einer Stunde bedeutet. Und so bin ich mit meinem Fahrrad alleine nach Hause gefahren und habe sie dort in ihrem Elend alleine gelassen. Als Abschied sagte ich zu ihr: „Ich muss Hausaufgaben machen.“ Ich wusste nicht, was es ihr hätte bringen sollen, wenn ich mit ihr nach Hause spaziert wäre. Nun, heute weiß ich, was sie erwartet hätte.

Als das Euro-Disney Paris eröffnet wurde, wollte ich unbedingt dort hin. Meine Mutter erfüllte mir den Wunsch und wir sind zusammen mit der Paten-Nichte meiner Mutter in den Vergnügungspark gereist. Die Anreise war mit einem Reisebus. Die Fahrt begann in der Nacht, sodass wir am nächsten Morgen früh angekommen sind. Obwohl ich mich riesig gefreut hatte, dort hinzugehen, war ich den ganzen Tag mies gelaunt. Es war einfach alles zu viel für mich. Ich hatte zu wenig Schlaf, es war alles zu laut und viel zu viele Eindrücke, welche ich nicht verarbeiten konnte. Meine Aggressionen waren enorm. Zu allem Überfluss ließ mich meine Mutter nicht alleine umher spazieren, ich musste mich ihrem Tempo anpassen. Dieser Tag ist mit unter den anstrengendsten, an die ich mich erinnern kann. Es war schön und grässlich zugleich, dort gewesen zu sein.

Meine Mutter war einmal ziemlich knapp bei Kasse. Ich besaß ein paar ausländische Münzen. Sie hat sie sich genommen und auf der Bank umgetauscht. Auf meine Fragen, wo denn meine Münzen wären, musste sie mir dann die Wahrheit beichten. Ich war außer mir vor Wut. Sie hat es sich einfach genommen, sie hat nicht einmal gefragt. Es waren meine Münzen, meine geliebten Münzen. Sie hatten nicht wirklich viel Wert und meine Mutter meinte, ich kriege das Geld zurück. Aber es ging mir nicht um den materiellen Wert, sondern um den immateriellen. Es war ein Gefühl von tiefer Trauer, Wut. Ähnliche Gefühle hatte ich jeweils, wenn ein geliebtes Tier von mir gestorben ist. Das Gefühl des Verlustes war ziemlich überwältigend für mich. Sie konnte sich nicht vorstellen, wie viel diese Münzen mir bedeutet haben. Vieles was anderen nichtig, ist mir wichtig. Wer entscheidet denn nun, was ist richtig? Ich scheine manchmal ein Stück meines Herzens an Objekte zu heften. Sind diese nicht mehr da, bin ich nicht mehr vollständig.

Mit 13 bekam ich einen Commodore Amiga 500. Dieses Gerät war das erste computerähnliche Ding, das ich besaß. Es war lustig, damit zu spielen. Im selben Jahr kaufte ich mir einen VHS Videorecorder. Mit diesem Gerät war eine weitere Leidenschaft erweckt worden. Ich wollte sämtliche Folgen meiner Lieblingsserien aufzeichnen und für immer behalten. Meine Videosammlung umfasste, bis ich sie auflöste, etwa 400 Videos.

Mit 14 habe ich angefangen, mich für die Medizin zu interessieren. Alles, was sich um den menschlichen Körper drehte, war interessant für mich. Ich habe in diesem Alter dann einen Samariter-Kurs besucht und bin sogar in einen Samariter-Verein eingetreten. Ich war weitaus das jüngste Mitglied, welches sie je hatten. Ich fand mich unter Gleichgesinnten. Die dort verlebte Zeit war schön. Gemütliches Beisammensein konnte ich jedoch auch mit diesen Leuten nicht leiden. Ich wollte am liebsten nur über die Medizin sprechen. Doch oft waren auch andere Dinge ein Thema, welche mich überhaupt nicht interessierten.

Ebenfalls mit 14 habe ich mit dem Sportschießen angefangen. Mein Vater hat mich auf diesen Sport gebracht. Bald schon stellte sich heraus, dass ich Talent dafür hatte. Ich war begeistert, endlich ein Sport, bei dem ich gut war. Endlich etwas, das ich gut konnte. Dieses Hobby sollte mich von da an etwas über ein Jahrzehnt begleiten. Ich habe es sogar bis zu den Europameisterschaften geschafft. Luft- und Kleinkalibergewehr haben mich an viele Orte gebracht. Die Internationalen Wettkämpfe waren wirklich interessante Erlebnisse. Jedoch selbst dort, unter den Gleichaltrigen und Gleichgesinnten war ich eine Außenseiterin. Meist hörte ich Musik und hab mich vom Jubel und Trubel der Wettkämpfe abgeschirmt. „Wettkampfvorbereitungen" nannte es mein Vater. Ich konnte mich jedoch nicht anders verhalten, ich war froh, hatte ich diese Ausrede der „Vorbereitungen", so musste ich mich weniger sozialen Situationen aussetzen.

Als drittes Hobby kam ebenfalls mit 14 Jahren die Jungendfeuerwehr hinzu. Ich bin als erstes Mädchen zu den Übungen hingegangen. Ich war lange Zeit das einzige Mädchen, was mir aber nichts ausmachte. Ich kam mit Jungs sowieso besser klar als mit Mädchen. Die Sprache der Jungen habe ich besser verstanden als die subtilen Botschaften der Mädchen. Später bin ich dann von der Jugendfeuerwehr zu den „Erwachsenen" übergetreten. Dieser Leidenschaft blieb ich auch ungefähr zehn Jahre lang treu. Bei all meinen Hobbys ging es mir stets um die Sache. Mir war nicht bewusst, dass andere Menschen Mitgliedschaften in Vereinen suchten, um Gesellschaft zu haben.

Etwa in dieser Zeit bekam ich einen Commodore Amiga 2000. Dieses Gerät hatte sagenhafte zwei Diskettenlaufwerke, wenige KB an RAM, jedoch noch keine Festplatte (man hätte aber eine einbauen können). Mein erster Computer. Auf dieser Kiste habe ich PC-Grunderfahrungen gesammelt. Formatieren? Was ist das? Klingt nett, machen wir das doch einmal. Man kann sich meine Verwunderung und mein Ärgern vorstellen, als ich damals festgestellt hatte, dass die Diskette nach diesem Vorgang leer war. Ich habe dieses Gerät intuitiv bedient. Was ich beim Erwerb leider nicht wusste, war, dass Commodore zu diesem Zeitpunkt schon pleite war und deshalb das Gerät so günstig im Ausverkauf war. Software kriegte man bald darauf fast nicht mehr zu kaufen.

Mit 15 hatte ich meine erste große Liebe kennen gelernt. Er wohnte ungefähr 30 km von meinem Elternhaus entfernt. Damals war das eine kaum überwindbare Distanz für mich. Ich durfte ihn fast jedes Wochenende besuchen. Die Beziehung hielt nicht lange an. Ich betrachtete ihn mehr oder weniger als mein Eigentum, wie das bei einem Gegenstand der Fall gewesen wäre. Ich konnte nicht akzeptieren, dass er eine eigene Meinung hatte und auch nicht, dass er auch Dinge ohne mich erleben wollte. Dem entsprechend gab es recht viel Streit. Wir sind auch einmal Ski laufen gegangen. Mit dabei waren seine Mutter und ihr Freund. Sie sind jedoch unterschiedliche Pisten hinunter gefahren. Ich war nicht so eine tolle Skifahrerin und ich hielt mich lieber auf den einfacheren Pisten auf. Ich sagte auch zu meinem Freund, dass eine schwierigere Piste für mich nicht in Frage käme, weil ich Angst hätte zu stürzen. Er sagte zu mir, dass die anderen Pisten wirklich zu steil seien und auf den einfacheren zu fahren mache sowieso mehr Spaß. So waren wir uns einig und verbrachten mehrere Stunden so. Auf der letzten Abfahrt sah er jedoch den Freund seiner Mutter und raste auf ihn zu, mitten in eine schwierigere Piste hinein. Es war mir nicht möglich ihm zu folgen und so fuhr ich alleine hinunter. Ich war sehr sauer über sein Verhalten. Wie konnte er das tun? Warum fuhr er spontan dort hin, obwohl er gleicher Meinung war wie ich? Warum tat er das, ohne mir vorher Bescheid zu geben? Er hat mein Verhalten genau so wenig verstanden wie ich seines.

Das letzte Schuljahr war das angenehmste, an das ich mich erinnern kann. Die Hänseleien waren so gut wie verschwunden. Ich wurde die meiste Zeit so akzeptiert, wie ich war. Während die meisten anderen Mitschüler genaue Vorstellungen hatten, was sie für einen Beruf lernen wollten, hatte ich keinen Schimmer, was für mich in Frage käme.

Mit 17 bekam ich einen neuen PC. Einen Intel Pentium 166 mit 32 MB RAM, einer sagenhaften 2GB Festplatte und einem 17" CRT-Monitor. Installiert war Windows 95. Das waren meine ersten Gehversuche unter Windows. Ich lernte aber auch hier recht schnell, das Gerät intuitiv zu bedienen, wie es schon mit dem Amiga der Fall war.

Nach der obligatorischen Schulzeit besuchte ich ein 10. Schuljahr, die so genannte WBK. Meine Freundin tat es mir gleich, worüber ich sehr froh war. Ich glaube, die meisten meiner Klassenkameraden in der WBK konnten mich nicht wirklich leiden, ich war zu andersartig, als dass sie mich hätten akzeptieren können. Diese Zeit ist mir nicht in guter Erinnerung geblieben. In diesem Schuljahr habe ich jedoch herausgefunden, was ich werden wollte: Krankenschwester. Eigentlich war das für mich die Idealvorstellung, weil die Medizin ja ein Spezialinteresse von mir war. Um eine Lehrstelle zu bekommen, musste man eine Aufnahmeprüfung bestehen. Ich nahm also an dieser besagten Prüfung teil und bin durchgefallen. Das war eine meiner tiefsten Enttäuschungen, die ich je erlebt hatte. Endlich hatte ich eine Perspektive gehabt und diese wurde sofort wieder vernichtet. Auf meine Nachfrage, warum ich durchgefallen sei, bekam ich zur Antwort, dass ich zu wenig Empathie hätte. Ich wusste nicht, was sie damit meinten, aber ich war tief gekränkt und traurig. Meine Pläne waren Schall und Rauch.

Mein Vater meinte zu mir: „Du hast versucht, das zu werden, was du wolltest, jetzt sage ich dir, was du wirst: Bürokauffrau“. Ich habe mich nicht dagegen aufgelehnt. Es war so gut, wie der ganze Rest. Meine Illusion auf meinen Traumjob war geplatzt, also nahm ich halt, was ich kriegen konnte. Perspektiven hatte ich keine mehr. Ich verbrachte als Vorbereitung auf die Lehre ein Jahr an einer Handelsschule. In diesem Jahr habe ich so viele Dinge gelernt wie nie zuvor. Ich hatte sehr viele Erfolgserlebnisse. Es ist mir gelungen, ohne die Hilfe meiner Eltern eine Lehrstelle zu bekommen. Ich war in sämtlichen Fächern gut bis sehr gut. Das war sehr motivierend.

Die Lehre habe ich dann als 18-Jährige begonnen. Die Lehrstelle war in einem kleinen Familienbetrieb. Es war alles sehr übersichtlich und gut strukturiert. Ich habe mich gut mit den Angestellten und meinen Vorgesetzten verstanden. Ich habe stets mein Bestes gegeben, was auch honoriert wurde. Ich habe mehr und mehr angefangen, mich für Computer zu interessieren und bekam mehr und mehr die Möglichkeit, Computerprobleme im Geschäft zu lösen. Da es sich nur um einen kleinen Betrieb handelte, gab es keine eigene Informatikabteilung. Falls größere Informatikprobleme da waren, wurde ein externer Informatiker zur Hilfe gerufen. Je mehr ich begriff, umso mehr wusste ich, dass ich nicht als Bürokauffrau, sondern als Informatik-Supporterin arbeiten wollte. Ich hatte noch während der Lehrzeit eine Zweitausbildung zur Office-Supporterin begonnen. Am Ende meiner Lehrzeit habe ich mich nach einem Support-Job umgeschaut. Ich hatte Glück und bekam sofort eine Stelle. Ich arbeite noch heute am selben Ort. Es ist mir geglückt, mein neues Spezialinteresse mit meinem Beruf zu kombinieren. In den acht Jahren, in denen ich nun bei diesem Arbeitgeber arbeite, habe ich sehr viel gelernt. Ich habe verschiedenste Weiterbildungen auf diesem Gebiet gemacht.

Mit dem Asperger Syndrom kam ich unlängst durch einen Arbeitskollegen im Jahre 2008 in Kontakt. Er hat mir einen Bericht gezeigt. Ich recherchierte im Internet, las fast alles, was ich online finden konnte. Ja, vieles, was dort beschrieben wurde, traf auf mich zu. Nicht alles, aber sehr vieles. Um Gewissheit zu haben, habe ich mich einem diagnostischen Verfahren unterzogen, welches positiv ausfiel. Autismus hat sich nun zu einem Spezialinteresse von mir entwickelt.

Rückblickend sehe ich ein, dass andere Kinder wohl nicht wussten, wie sie mit mir umgehen sollten. Ich war in meinem Verhalten, meinem Ausdruck, meinem Auftreten irgendwie ... anders. Ich wusste nicht, dass ich anders war, ich sah ja nur die anderen Kinder, die sich „normal" verhielten. Ich habe keinen großen Unterschied zwischen mir und ihnen entdecken können. Den Unterschied hätte ich wohl in ihrem Gesicht gesehen, wenn ich in der Lage gewesen wäre, es zu lesen. Als Teenager habe ich mich nie geschminkt oder sonst versucht mich „herauszuputzen". Ich habe den Sinn darin nicht eingesehen. Ich war ich. Meine Persönlichkeit wurde weder über Kleider, noch über Parfüms oder Farbe im Gesicht definiert. Ich wusste nicht, wozu das gut sein sollte. Ich wusste auch nicht, wozu gemeinsames Beisammensein und sinnloses Gelaber über den neusten Trend gut sein sollte. Äußerlich war ich ein Mädchen, von meinem Verhalten her ähnelte ich aber einem Jungen. Erst als Teenager wurde mir richtig bewusst, wie anders ich doch in Wirklichkeit war.

Meine Mutter hatte immer viel Freude, Fotos zu schießen. Dies konnte mitunter sehr lästig werden, weil sie immer verlangte, dass man lächeln sollte. Nach einer Weile habe ich angefangen, automatisch zu lächeln, sobald sie die Kamera gezückt hatte. Ich wusste, dass sie nicht eher Ruhe geben würde, bis ich gelächelt hatte und sie ihr Foto eines glücklichen Kindes knipsen konnte. Je älter ich wurde, umso mehr Verhaltensmuster lernte ich anzuwenden, meist einfach nur, um Streit und Konflikten aus dem Weg zu gehen. Ich fühlte mich manchmal wie ein Stück Knetmasse, was ich gewesen bin, formte meine Umwelt aus mir. Ich habe nie versucht, über meine Probleme zu reden. Mir war nicht bewusst, dass sich meine Probleme von denen anderer unterschieden. Ich dachte, alles, so wie es ist, sei normal. Ich sah auch keinen Sinn darin, über irgendwelche Probleme zu reden. Die Situation, so wie sie war, hätte sich nicht durch ein Gespräch geändert, ein solches Gespräch hätte in meinen Augen nur „heiße Luft" erzeugt.

Ich kann vergangene Geschehnisse nicht verarbeiten. Ich weiß gar nicht, wie sich das anfühlen soll, wenn etwas „verarbeitet“ ist. Ich kann nur verdrängen und versuchen zu vergessen. Manchmal fällt mir leider auch schon lange Vergessenes wieder ein und zwingt mich, die Erlebnisse erneut durchzumachen. Es war nicht einfach für mich, diesen Text zu schreiben. Es hat viele tief vergrabene Erinnerungen wieder zu Tage gebracht. Wenn ich mich an Vergangenes erinnere, ist es als wenn ich einen Film schauen würde. Es hat so auch Dinge hervorgebracht, die zu persönlich sind, als dass ich darüber schreiben möchte.

Bisher habe ich ein paar Beziehungen mit Männern gehabt. Bisher scheiterten alle, sobald wir zusammen gezogen sind. Distanzbeziehungen scheinen am besten zu klappen. Ich brauche Nähe, aber will alleine sein. Viele Widersprüche in mir quälten meine Partner. Die meisten Beziehungen habe ich beendet, weil ich ihnen nicht wehtun wollte und weil sie wegen mir nicht leiden sollten. Manche haben auch versucht mich zu ändern, was gänzlich schief gegangen ist. Das Schwierigste in einer Beziehung erscheint mir die Gegenseitigkeit zu sein. Wann darf ich auf meinem Standpunkt beharren? Wann ist es besser, nachzugeben? Wie viel darf ich nachgeben, um mich selbst nicht zu verlieren? Viele Fragen und nur unzureichende Antworten. Zurzeit führe ich eine glückliche Distanzbeziehung. Ob wir jemals zusammen leben werden, weiß ich nicht. Im Moment bin ich glücklich so und das zählt.

Als Kind habe ich oft versucht mich anzupassen. Oft genug gelang es mir nicht. Ich habe bei diesen Versuchen viel Energie gebraucht. Anerkennung für meine Leistungen hat es keine gegeben, denn es wusste ja niemand, wie anstrengend gewisse Dinge für mich waren. Meist kam nur der Tadel: „Stell dich nicht so an!“ „Du musst nur wollen!“ Wie soll man schaffen, noch mehr zu geben, wenn man das Limit bereits erreicht hat? Oft genug habe ich zu spüren bekommen, dass ich für andere einfach nur unzulänglich war. Als Teenager habe ich aufgehört, mich anpassen zu wollen. Ich wurde ich. Heute als Erwachsene weiß ich nicht mehr, was richtig und was falsch ist. Wie viel muss ich mich anpassen? Wie viele Schmerzen muss ich erdulden? Wann darf ich „nein“ sagen? Nein, ich will es mir nicht einfach machen, ich will keine Ausrede für mein manchmal inadäquates Verhalten haben. Aber ich wünsche mir Verständnis und Toleranz für die neuronale Artenvielfalt.

FRAUKE

Kurz – Ich

Wenn ich selber mein Leben beginne zu reflektieren, dann bemerke ich oft, dass ich immer schon anders gewesen bin. Ich habe anders gelernt, mich anders entwickelt. Da ich eine ältere Schwester habe, ist das für mich schnell erkennbar gewesen, da mir immer wieder gesagt wurde, dass ich anders bin als sie. Dabei habe ich mir nicht viel gedacht, denn Kinder machen sich darüber keine Gedanken und mir wurde das auch nie wirklich negativ zur Last gelegt.

Die ersten Auffälligkeiten wies ich allerdings schon in der frühen Entwicklung meines Lebens auf. So begann ich spät zu laufen, sprach nicht und war motorisch eher ungeschickt.

Ich lief mit ca. zwei Jahren. Nahm meine Außenwelt nicht wahr. Mich interessierten die Menschen um mich herum kaum. Sie waren für mich nicht existent und meine Schwester versuchte mich immer wieder dazu zu animieren, mit ihr zu spielen. Jedoch blieb ich „stur" und blieb für mich in meiner eigenen Welt.

Meine Mutter schilderte mein Verhalten zur Sprache als eher faul. Einmal meinte sie zu mir, dass sie sich bis heute nicht erklären kann, wie ich sprechen gelernt habe, denn sie hat mich nicht einmal sprechen hören, bis ich drei Jahre alt war. Nicht ein Wort, kein kanonisches Lallen zum Trainieren der Sprache. Irgendwann sprach ich. Ganze, verständliche Sätze, grammatikalisch korrekt.

Man nannte mich schnell faul. Ich wollte nicht laufen, ich wollte nicht sprechen und ich schien desinteressiert an meiner Umgebung. Gedanken, dass etwas nicht mit mir stimmen könnte, machte sich keiner. In den achtziger Jahren machte man sich dazu noch nicht so viele Gedanken und tat es mit dem Charakter des Kindes ab und dass sich das alles mit der Zeit geben würde. Das wächst sich aus.

Früh schon begann ich, immer nur das gleiche zu essen. Immer nur Spinat. Nichts anderes. Gleiche Marke, gleicher Ablauf. Für mich war es gewöhnlich, meine Mutter war froh, dass es gesund war. Soziale Kontakte pflegte ich nicht, außer die, die ich musste.

Eines Tages kam ich dann in den Kindergarten. An diese Zeit erinnere ich mich eigentlich kaum. Nur, dass ich immerzu puzzelte. Eines Tages schauten wir uns ein Theaterstück im Kindergarten an und ich war fasziniert. Rollenspiele mit anderen Kindern ging ich jedoch nie ein. Die letzte Sache, die ich mit dem Kindergarten noch in Verbindung brachte, war das Lesen. Mir wurden oft Geschichten vorgelesen und ich hörte geduldig zu. Schnell kannte ich viele Geschichten und ich liebte es. Dadurch, dass meine Schwester in der gleichen Gruppe wie ich war, fiel es mir nicht schwer, mich an die neue Situation zu gewöhnen, da ich ja einen Bezugspunkt hatte, auch wenn mich meine Schwester nie sonderlich interessiert hat. Dazu sind wir einfach zu verschieden.

Zu Hause blieb ich für mich, während andere Kinder zusammen spielten. Baute mir meine eigene Welt auf und entdeckte die Dinge, die wichtig für mich waren.

Als ich in die Schule kam, veränderte sich für mich einiges. Sie machte mir schnell keinen Spaß mehr, da ich anfing mich zu langweilen. Die Lehrer bemerkten erst in der zweiten Klasse meine Defizite, zum Beispiel, dass ich nicht lesen konnte, sondern mir die Texte nach dem ersten Vorlesen Wort für Wort eingeprägt hatte und sie auswendig aufsagen konnte. Der Lehrer glaubte, ich hätte gelesen, ich wusste, dass ich es nicht tat.

Zu Beginn der Schulzeit interessierte ich mich noch etwas für Naturwissenschaften, allerdings hatte ich von Anfang an mehr den Bezug zur Sprache und der Literatur. Mit zehn Jahren fing ich exzessiv an zu lesen. Was ich in die Finger bekam las ich und das in einer Geschwindigkeit, dass es für mich irgendwann schwer wurde noch Bücher zu finden. Leider muss ich dazu sagen, dass ich in diesem Bereich nicht sonderlich gefördert wurde und ich abhängig davon war, zufällig Bücher zu bekommen, die man mir auch überließ. Ich schaffte es an einem Wochenende, ich verbrachte zu der Zeit viele Wochenenden bei meinem Großvater, sechs Bücher zu lesen. Es gab Bücher, die ich las, um zu lesen, es gab aber auch Bücher, die ich las, um sie zu lieben. Mich faszinierten die Reihen von Buchstaben und meine Blicke blieben an den Reihen hängen. Mein Glück begann, wenn ich die erste Seite eines Buches aufschlug, wurde ruhig, wenn ich ein Viertel gelesen hatte, wurde nervös, wenn ich die Hälfte überschritt und wurde wütend, wenn das Buch zu Ende war. Irgendwann wurde mir dann die Einrichtung Bibliothek gezeigt und ich war froh, als ich sie kennen lernte und ich wieder Stoff hatte, den ich lesen konnte.

Mit 13 habe ich dann bemerkt, dass ich nicht nur zu lesen brauche, um der Faszination Sprache nachzugehen und begann selber zu schreiben. Ich spielte mit den Worten, mit den Buchstaben und gab ihnen mein logisches Konstrukt.

Der Betrachtung von Zahlen messe ich jedoch keinerlei Bedeutung zu und sie sind für mich uninteressant. Sie lassen sich von mir nicht so formen und setzen, sodass ich mit ihnen je zufrieden wäre.

In meiner Welt gab es nur mich und Literatur. Niemand anderes und ich wollte es auch nicht anders. Von Literatur bin ich bis heute begeistert.

Gefühle musste ich dort auch nicht aufbauen, sie wurden von niemandem verlangt und ich lernte dennoch, was diese Gefühle irgendwie bedeuteten. Gezeigt habe ich meine Gefühle selten. Niemand wusste so richtig, was in mir vorging und ich sprach auch nicht darüber. Sie waren viel zu abstrakt für mich, als dass ich sie in irgendein gesprochenes Wort packen konnte. Ich hatte die Macht der Sprache für mich selber schnell erkannt, aber Sprechen war für mich immer eine andere Sache.

Sprechen geht mir zu schnell. Mir fehlt die Möglichkeit, erst in Ruhe zu denken und ich muss auf eine Frage immer sofort eine Antwort geben, weil mein Gegenüber ansonsten ungeduldig wird. Mit der Antwort bin ich dann meistens nicht zufrieden, aber ich kann den Raum, den ich eigentlich brauchen würde, für mich nicht einfordern. Es gibt jedoch oft Fragen, die mir gestellt wurden, die ich in Gedanken noch einmal durchgehe und mir dann eine passende Antwort überlege. Auf andere wirke ich oft, als wenn es für mich kein Problem sei, dass ich ad hoc antworte, allerdings ist das nicht richtig. Ich habe nur mit den Jahren gemerkt, dass ich besser damit fahre, wenn ich eine schnelle Antwort gebe. Leider vergesse ich dann auch schnell, wichtige Informationen zu transportieren und der Empfänger bekommt nur die halbe Information, den halben Gedanken von mir. Der sicherste Weg, mit mir zu kommunizieren, ist schriftlich, weil ich dann Ruhe habe, die Antwort zu durchdenken und nicht auf eine sofortige Antwort angewiesen bin. Auf Smalltalk gehe ich gar nicht erst ein, weil ich damit wenig bis gar nichts anfangen kann. Für mich ist es dann ein komisches Gefühl, weil ich nicht weiß, wie ich mich fühlen soll, wie ich die Situation einordnen kann und was ich mit der Information machen kann.

Tropen, wie Metaphern oder Ironie, sind für mich kaum verständlich und ich verstehe sie erst durch längeres Nachdenken, was aber nicht heißt, dass ich nicht mit ihnen um mich werfen kann. Der Versuch, durch diese Art der Kommunikation zu steigen, ist bislang erfolglos geblieben. Vielleicht schaffe ich es aber doch eines Tages.

Zudem kommt noch hinzu, dass es schnell passieren kann, dass ich durch meine Ausdrucksweise arrogant und überlegen oder überheblich wirke. Meine Wortwahl lässt eigentlich keinen Spielraum zu, falsch verstanden zu werden und meine Aussagen sind immer klar, deutlich und kurz formuliert. Wenn Menschen beginnen, mir Dinge immer und immer wieder zu erklären, dann kann ich wahnsinnig werden und möchte dann am liebsten aus der Situation fliehen. Und leider stolpere ich dabei auch immer wieder über meine Ehrlichkeit, wenn ich jemandem direkt vor den Kopf knalle, ob mich etwas interessiert oder nicht.

Zudem nehme ich Sprache so genau, dass ich dazu neige, Aussagen nicht nur wörtlich zu nehmen, sondern auch Fragen gewissenhaft zu beantworten und mich dabei nur auf den Inhalt der gestellten Frage zu beziehen. Beispiel: Fragt mich jemand: „Weißt Du, wie spät wir es haben?", dann antworte ich, je nachdem, mit „ja" oder „nein". Dabei gebe ich keine Angabe über die Zeit, da diese nicht erfragt wurde.

In meiner Familie war ich immer anders. Hierbei unterteile ich meine Familie nun mal in zwei Bereiche. Einmal die Familie, mit der ich direkt zusammenlebte. Meine Eltern und meine Geschwister und Onkel und Tanten, die ich eher selten sehe.

Meine direkte Familie nimmt mich nicht anders wahr, als ich bin. Sie kennen mich und meine Eigenarten nicht anders und würden mich auch nie verändern wollen. Ich bin mit ihnen so groß geworden und sie haben mich immer so angenommen wie ich bin. Es gab keinen Zwang mich anzupassen, ich tat es zwar, weil es erforderlich war, aber es tat mir nicht weh. Mir wurde mein Freiraum gegeben. Wenn ich allein sein wollte, war das OK. Wenn ich heute zu Besuch bin, dann ist es OK, wenn ich nach einer Stunde sage: „So, ich gehe nun wieder nach Hause. Ich will nicht mehr." Keiner fragt, keiner zwingt mich zu bleiben. Sie kennen meine Grenzen und sie werden eingehalten, genauso wie ich ihre einhalte.

Meine Onkel und Tanten sehe ich nur auf Familienfeiern und ich bin schnell genervt. Sie sind anders. Wollen mich in eine Richtung drängen, in die ich nicht gehen kann und will. Sie können mich nicht akzeptieren und halten mich für arrogant. Sie wissen, ich bin anders, sie wissen, ich bin ihnen irgendwie überlegen und sie können nicht damit umgehen. Wir sehen uns einmal im Jahr und dann bin ich froh, wenn die Treffen schnell wieder vorbei sind. Ich kann mit ihnen nicht wirklich viel anfangen. Sie sind für mich Menschen, die mir völlig fremd sind und mir aufgezwungen wurden. Es gibt keinen Bezug zu ihnen, aber ich zwinge mich auch nicht, einen Bezug zu ihnen aufzubauen, weil sie mir nicht fehlen.

Mit meinen Freunden ist das schon ein wenig anders. Das besondere an meinen Freunden ist, dass ich mich nicht ständig bei ihnen melden muss. Viele habe ich nicht, aber die, die ich habe, wissen, dass es mir nicht leicht fällt, ständig präsent zu sein. Dass ich meinen Raum brauche und mich melde, wenn ich Platz dafür habe. Eigentlich sehe ich sie recht selten. Meistens schreiben wir uns und das Internet hat mir schon gute Dienste geleistet. Für mich ist diese Form des sozialen Kontakts die ideale Form. Ich muss nicht, aber ich kann und wenn ich den Freund sehen will, dann melde ich mich und wir sehen uns. Zu Partys werde ich nicht gezwungen und muss mich nicht verbiegen, jemand sein, der ich nicht sein kann.

Liebe ist für mich nicht einfach. Es dauert eine Weile, bis ich begriffen habe, dass ich verliebt bin. In der Regel machen andere mich darauf aufmerksam. Es ist für mich eine Hürde, mein Gegenüber überhaupt zu verstehen. Gestik und Mimik sind für mich kaum zu dekodieren. Das macht das Flirten nicht einfach, weil ich oft schlichtweg nicht verstehe, was gemeint ist. Ich bin darauf angewiesen, dass mir ein Freund hilft, indem ich ihm die Situation hinterher genau erkläre. Dies läuft dann absolut emotionslos ab. Ich schildere die Situation und wiederhole das Gespräch. Der Freund übersetzt mir dann die Situation und ich beginne sie zu begreifen und kann dann in Gedanken reagieren. Zum wirklichen Reagieren ist es dann meistens schon zu spät. So ist es für mich nicht einfach, eine Beziehung einzugehen, weil der Übergang fast unmöglich ist, da eine Person schnell das Interesse verlieren kann, wenn sie das Gefühl bekommt, dass ich total desinteressiert bin, obwohl dies dann gar nicht der Fall ist. Wenn ich mich verliebe, ist das Gefühl sogar sehr intensiv, wenn ich dann festgestellt habe, dass ich mich verliebt habe. Nur, wann soll man einem Menschen sagen, was los ist? Gleich zu Beginn ist es sicher nicht der richtige Zeitpunkt. Und wie ich es tun soll. Ein unbekannter Faktor macht es in der Liebe sicher nicht einfacher.

Veränderungen bedeuten für mich einen besonderen Stress, den ich kaum aushalte. Umzüge habe ich nicht gern, fahre nicht gerne in den Urlaub, mache ungern Ausflüge. Allgemein versuche ich Veränderungen so gut wie möglich zu umgehen und sie auch so selten wie möglich in den Alltag einzubinden.

Das birgt natürlich besonders für die Liebe große Hindernisse. Selten möchten sich Menschen auf jemanden einlassen, der einfach schwer in der Lage dazu ist, sich auf einen neuen Tagesablauf einzulassen oder den Tag plötzlich vermehrt mit einer anderen Person zu verbringen. Veränderungen sind für mich möglich, bedürfen allerdings ihre Zeit.

Solange ich die Möglichkeit habe, mich langsam darauf einzulassen und zu gewöhnen, mache ich Veränderungen gerne mit, kommen sie jedoch zu schnell und überraschend, bekomme ich Angst und möchte diese Veränderung am liebsten stoppen.

In meinem Leben gibt es auch einige Tics, die ich mir angewöhnt habe. Ich versuche sie so gering wie möglich zu halten und unterdrücke sie zu Hause fast ganz, damit sie keine Überhand nehmen. In der Regel beherrschen mich diese Tics nur in der Schule. Wenn etwas schief liegt, muss ich es gerade rücken, stehe auf, um einen Fenstergriff in die für mich richtige Position zu rücken, mache Lehrer darauf aufmerksam, dass sie vergessen haben, eine Klammer zu schließen, kann Bücher nicht lesen, wenn sie beschrieben oder geknickt sind, kann Kopien mit Knick nicht verwenden etc.

Mit diesen Tics versuche ich, eine gewisse Routine in mein Leben zu bringen. Sie geben mir Halt, den ich besonders in der Schule brauche. Zu Hause ist es nicht so erforderlich, weil ich da für mich allein bin und niemand mich stören kann. In der Schule gibt es viele Einflüsse, die ich nicht lenken kann, da geben mir die Tics meinen Halt zurück. Allerdings versuche ich mich so gut wie möglich zurück zu nehmen, Lehrer mögen es nicht, wenn man ständig etwas korrigiert oder einfach aufsteht, um etwas gerade zu rücken.

Schule ist ein großes Wagnis für mich. Ich hatte mich entschlossen, mein Abitur auf dem zweiten Bildungsweg nachzuholen. Jeden Tag gehe ich erneut bis an meine Grenzen. Diese Grenzen liegen jedoch nicht im Bereich des Lernens oder Wissens, sondern im Bereich sozialer Interaktionen. Mit meinen Mitschülern verstehe ich mich eher schlecht. Sie sind unruhig, laut, reden Dinge, die ich nicht verstehen kann, ihre Mimik und Gestik kann ich oft nicht verstehen und weiß nicht, was sie von mir wollen. Sie sagen Dinge, bei denen ich mir vorkomme, als wenn ich ein Brett vor dem Kopf habe.

Wenn ich einen Overload durch die Schule bekomme, dann liegt es in der Regel daran, dass ich durch sie total gereizt bin. Es gibt Tage, an denen sind sie so laut, dass ich glaube, dass sie alle gleichzeitig in der Klasse kreischen. In diesen Situationen muss ich mir dann die Ohren zuhalten, damit ich überhaupt ein wenig denken kann. Lernen und arbeiten ist unter den Bedingungen fast unmöglich.

Oft beginne ich mich auch zu langweilen, weil der Unterricht zu lange dauert. Ich lerne schneller und brauche oft kürzere Zeiten. Wenn ich Stillarbeiten bearbeiten soll, arbeite ich oft so schnell, dass ich viele Fehler mache, was allerdings nicht daran liegt, dass ich nicht in der Lage bin die Aufgabe zu bearbeiten, sondern dass ich von den äußeren Einflüssen total gestresst und überfordert bin, dass ich nicht richtig denken kann. Für den Lehrer scheint es dann oft so, dass ich es nicht richtig kann, allerdings ist dies nicht der Fall.

Klausuren ergeben für mich dann ein weiteres Problem. Auch in dieser Situation ist die Klasse so unruhig, dass ich nicht in der Lage bin, richtig zu denken und ich versuche die Situation so schnell wie möglich zu beenden und bearbeite die Klausur so dann halbherzig. Diese unangenehme Situation will ich so schnell wie möglich beenden, damit der Stress beendet ist. Leider ist es nicht möglich, solche Situationen an meine Bedingungen anzupassen.

Ferien sind für mich jedoch eher der Horror, da für mich eine Struktur weg bricht, die ich mir selber nicht geben kann. Diese Zeit versuche ich jedes Mal so gut wie möglich herumzubringen. Den Vorsatz zu lernen gebe ich immer recht schnell auf. Ich schaffe es einfach nicht. Fest vorgegebe Zeiten, die ich mir selber gesetzt habe, bringen mir wenig, da ich dann dazu neige, flexibel zu werden und mir denke, dass ich das jederzeit noch machen kann. Wenn ich mir dann vornehme, ich fange um 14 Uhr an zu lernen und es kommt mir was dazwischen und es wird später als 14 Uhr, kann ich an dem Tag schon nicht mehr lernen, weil die 14 Uhr schon vorbei ist. In der Schulzeit ist es anders, weil ich zu einer festen Zeit dort sein muss, weil es Pflicht ist. Ich kann diese Zeit nicht flexibel verschieben, weil sie mir von jemand außen Stehendem vorgegeben wurde. Daran muss ich wohl noch arbeiten und einen Weg finden, wie ich Ferien oder Urlaub besser fülle.

Eigentlich lerne und arbeite ich schnell, aber das kann ich besser allein zu Hause. Ich bearbeite meine Hausaufgaben schnell, wenn mich ein Fach besonders interessiert, dann natürlich lieber. Dinge, die ich nicht lernen will, weil sie mich einfach nicht interessieren, lerne ich gar nicht oder schlecht. Mathematik ist eines dieser Fächer, die kaum Aufmerksamkeit von mir erhalten. Ich kann nicht rechnen und das Fach interessiert mich auch nicht weiter.

Wenn mich ein Fach jedoch besonders interessiert, dann kann ich mich so sehr damit auseinandersetzen, dass ich es mir sogar selber beibringe und den Schulunterricht dafür eigentlich nicht mehr brauche, aber dennoch gerne mache.

Ein großes Thema in der Gesellschaft ist es, mit Menschen in Augenkontakt zu treten. Etwas, das ich gar nicht kann. Ich meide ihn, gehe ihm aus dem Weg. Er irritiert mich. Reißt mich aus dem Konzept. Lässt meine Konzentration innerhalb von Sekunden in sich zusammenbrechen. Dieses Problem hatte ich schon immer. Als Kind hat es noch niemanden gestört, als Jugendlicher wurde ich als unhöflich eingestuft, als Erwachsener habe ich eine Taktik entwickelt, dass es so wirkt, als wenn ich es tun würde. Jedoch ist es so, dass ich es eigentlich nicht mache, weil es mir unangenehm ist. Ich will es nicht, weil ich es nicht kann. Es erschreckt mich und ich verstehe nicht, was daran unhöflich sein soll.

Zudem analysiere ich gerne. Durchgehe einen Sachverhalt Schritt für Schritt und überlege dann, was ich zu berücksichtigen habe. Dies tue ich, zum Beispiel, wenn eine Freundin ein Problem hat. Dabei lasse ich sie erzählen. Sie erzählt alles. Wundert und beschwert sich, dass ich keine Worte finde, die ich formuliere und ihr mitteile. Diese spare ich mir, hinterfrage erst einmal alles, will alle Seiten genau wissen, beziehe auch die andere Seite mit in meine Gedanken ein und gebe am Ende ein Urteil. Danach wird sich nicht mehr gewundert und beschwert, sondern mir beigepflichtet.

Hinterfragen ist allerdings etwas, das mir auch immer wieder angelastet wird. Mir wird oft gesagt: „Hinterfrage nicht immer alles, nimm die Dinge mal als gegeben an und denk dir deinen Teil!" Das kann ich aber nicht, da ich alles sehr wörtlich nehme. Ich muss hinterfragen, da ich genau hören muss, was der andere meint. Mir selber denken, was der andere meint, kann ich genauso wenig, wie ich erwarten kann, dass der andere weiß, was ich denke und fühle, ohne, dass ich sage was los ist.

Oft glauben Menschen aus mir etwas lesen zu können, was gar nicht da ist. Sie interpretieren mich dann einfach falsch. Sie wollen in mir etwas sehen, das in mir gar nicht ist.

Lange Jahre habe ich mir Gedanken gemacht, was nicht mit mir stimmt. Warum ich bin, wie ich bin. Warum ich lieber alleine bin, als in der Gruppe und warum ich die Welt offenbar mehr im Detail betrachte, als einfach nur im flüchtigen Großen und Ganzen. Lange Jahre habe ich darauf keine Antwort gefunden, wohin ich meine Schilderungen packen sollte. Warum auch, denn ich fühlte mich für mich normal. Doch eines Tages fragte mich jemand: „Bist Du Autist?"

Ich verneinte. Wieso sollte ich auch glauben, dass ich Autist bin? Für mich war der Begriff Autismus ein abstrakter Begriff. Dann begann ich zu lesen und zu verstehen. Ich fand mich immer mehr darin wieder. Vieles war mir so sehr vertraut und ich wusste, dass ich angekommen war. Diverse Onlinetests ergaben Asperger-Syndrom.

Einmal war ich bei einem Neurologen, der mir dies nicht bescheinigen wollte, da ich in der Lage war zu kommunizieren. Seine Aussage verwunderte mich, ich informierte mich im Internet und trat mit anderen Autisten in Kontakt. Sie bestätigten meinen Verdacht, aber ich kümmerte mich nicht erneut um einen Arzt, der mir das Asperger-Syndrom offiziell diagnostiziert, da ich mir noch nicht über meine berufliche Zukunft im Klaren bin. Manche Möglichkeit möchte ich mir nicht gleich verbauen, da ich leider als Behinderte beruflich eingeschränkter bin.

Doch nahm ich Kontakt mit dem hiesigen Autistenzentrum auf. Dort hatte ich ein Gespräch mit einem Psychologen und er bestätigte mir meinen Verdacht, auch wenn er mir keine Diagnose geben durfte. Das ist aber nicht schlimm, denn er zeigte mir Wege auf, die ich auch ohne offizielle Diagnose beschreiten kann. So weiß ich nun, dass ich Asperger-Autist bin, habe aber keine negativen Einbußen zu tragen.

Behindert fühle ich mich nicht, eher im Gegenteil, ich bin ganz und gar gesund. Bislang führte ich ein völlig normales Leben, meine Einschränkungen sind nur für mich allein erkennbar, Außenstehende erkennen sie nur, wenn ich sie darauf hinweise, warum sollte ich das aufs Spiel setzen?

Vielleicht gehe ich eines Tages zum Arzt, wenn alles geregelt ist und ich weiß, welcher Weg für mich der richtige ist und lasse mir dann doch die Diagnose geben. Ganz einfach: Asperger-Autist.

SEPIA

Ein Leben ohne Vergangenheit

Wenn ich nach dem frühesten Moment meines Lebens gefragt werde, an den ich mich erinnere, bin ich immer geneigt, zu erzählen, wie ich im Kindergarten einige Schoten gegessen habe und daraufhin einen Ausschlag bekam. Damals war ich etwa vier oder fünf Jahre alt.

In Wirklichkeit aber reicht meine Erinnerung auch in die Vorkindergartenzeit. Ich weiß noch, dass meine Familie früher in der Nähe meiner Oma wohnte und wir damals eine alte Frau als Nachbarin hatten, die mir einmal Schokolade schenkte. An die Schokolade selbst erinnere ich mich nicht mehr, nur dass meine Mutter etwas über sie gesagt hat. Dies ist möglicherweise die älteste Erinnerung in einem Leben. Das chronologische Chaos in meinem Gedächtnis hängt damit zusammen, dass ich kaum Interesse für zeitliche Abfolgen hege.

Solange ich nach keinem Zeitplan arbeite, ist es mir nämlich völlig gleichgültig, welches Datum gerade ist und was ich vor zehn Minuten, oder gerade eben getan habe. Um den Wochentag herauszufinden, muss ich immer in der Fernsehzeitung nachschlagen. Deswegen habe ich in der Schule oft am Mittwoch die Schulsachen für Donnerstag mitgenommen und am Samstag wachte ich manchmal in Panik auf, weil ich dachte, es wäre Freitag und ich hätte verschlafen.

So wohl, wie ich mich in der Gegenwart fühle, bräuchte ich weder Zukunft noch Vergangenheit. Unglücklicherweise wird in unserer Gesellschaft besonders das Zukunftsdenken gefordert, was mich häufig überfordert. Den folgenden Text richte ich also nur nach der ungefähren chronologischen Reihenfolge, wie sie gewesen sein könnte.

I. Die Kindergartenzeit

Wann ich geboren wurde, weiß ich nicht, aber in meinem Pass steht, es wäre am 16.01.1990 gewesen. Als Kleinkind erfüllte ich beinahe alle Charaktereigenschaften, die dem Sternzeichen Steinbock zugemessen werden: Ein genauer, introvertierter und ruhiger Einzelgänger. Meine Mutter meinte einmal zu mir, ich hätte als Baby zu schreien begonnen, wenn sie mich in den Arm nahm, mich aber sofort wieder beruhigt, wenn ich in der Wiege lag.

Im Kindergarten war ich immer grob zu anderen Kindern. Ich nahm ihre Raufspiele viel zu ernst und konnte meine Kraft auch nicht einschätzen.

Dass ich das Gefühl hatte, „anders“ zu sein, wie es viele Autisten im Kindeshalter haben, kann ich von mir nicht behaupten. Mir fiel zwar auf, dass die anderen Kinder öfters in Gruppen zusammen spielten und über Witze lachten, die ich nicht verstand, aber mir kam nie die Idee, dass es unter ihnen so etwas wie ein Gemeinschaftsgefühl geben könnte. Ich war auf mich allein gestellt und das hielt ich für selbstverständlich. Ich mag den anderen Kindern dort vielleicht wie ein Schläger vorgekommen sein, weil ich das Raufen als das einzige soziale Ritual verstanden habe, aber in Wirklichkeit war ich bereits damals sehr intellektuell veranlagt.

Als wir einmal im Kindergarten Stiftehalter bemalen sollten, beschrieb ich meinen mit Additionsrechnungen. Einer Kindergartentante fiel das auf und sie meinte zu mir, ich solle malen und nicht rechnen. Mir fiel aber kein Bild ein und ich hasste das Malen. Das frustrierte mich zutiefst und ich fühlte mich in diesem wirklich unverstanden von der Welt.

Danach jedoch entwickelte sich meine Faszination für Zahlen. Beim Einkaufen entdeckte ich in dem Münzschloss des Einkaufswagens ein Muster aus 6 Spalten zu je 2 Zeilen. Daraus ließ sich entweder die Rechnung 6 + 6 formulieren, oder 2 x 6. So kam ich darauf, dass Multiplikation nichts anderes ist als Addition. Meine Mutter erzählt mir noch heute immer wieder die Geschichte, wie ich ihr dies als kleines Kind erklärt habe.

Einige Psychologen meinen, bei Autisten entwickeln sich zuerst ihre rationalen Fähigkeiten und nachfolgend ihre emotionalen und sozialen, während dies bei anderen Menschen umgekehrt verläuft. Diese Theorie scheint auf mich zuzutreffen, denn ich war als Kind tatsächlich kaum verspielt und mein altkluges und ab und zu griesgrämiges Auftreten erinnerte eher an einen alten Mann als an einen Sechsjährigen. Mit der Zeit wurde ich verspielter, spontaner und vor allem gelassener.

Im Gegensatz zu manchen anderen Autisten nehme ich Veränderungen sehr ruhig hin; von zu vielen Konstanten fühle ich mich häufig sogar eingeengt und so suche ich immer nach etwas Neuem. Meine im Kindergarten bevorzugten Additionsrechnungen wurden bald durch Multiplikationen ersetzt und im Gymnasium zog ich das Aufstellen von Formeln generell dem Kopfrechnen vor.

Als mein „autistisches Spezialinteresse“ könnte ich daher Bewusstseinserweiterung nennen. Neben ungewöhnlichen Lösungswegen in der Mathematik gehören auch exotische Fachkenntnisse und vor allem Humor dazu.

II. Die Volksschulzeit

In der Volksschule war ich von Dinosauriern und Planeten fasziniert. Besonders vom Neptun. Ich sah im Fernsehen viele Reportagen über Astronomie und durchforstete stundenlang eine Dinosaurier-Enzyklopädie, die ich heute immer noch besitze. Sie zerfällt allerdings langsam.

Auch widmete mich immer mehr der klassischen Musik. Zuerst hörte ich den ganzen Tag lang dasselbe Stück von Johann Strauss' Sohn: Die Polka *Unter Blitz und Donner*. Ich spielte es ständig auf der CD zurück und wieder ab. Das machte ich aber nicht lange, denn Strauss wurde bald von Ennio Morricone ersetzt. Durch seine Musik entdeckte ich auch Sergio Leones Italowestern und beschloss sehr bald, entweder Filmregisseur, Erfinder, Dichter, Paläontologe, Astronom, Meeresbiologe oder am besten alles davon zu werden.

In dieser Zeit machte sich auch die Präzision und Ungetrübtheit meiner Wahrnehmung bemerkbar: Ich hatte sehr oft plötzliche Eingebungen, die mir meist auf den Schulweg kamen und die ich dann irgendjemandem erzählte. Die anderen Kinder konnten wahrscheinlich nichts mit meinen Ideen anfangen. Diese Erkenntnisse waren nämlich völlig aus den Kontext der Unterhaltung gerissen und ich konnte sie nicht einmal selbst erklären. Bei solchen Eingebungen fühle ich mich meist wie ein Medium, also ein Mensch, der selbst nicht denkt, sondern von einer unsichtbaren Macht etwas zugeflüstert bekommt.

Schnell entwickelte ich ein ganz eigenes Weltbild, welches der modernen Physik sehr ähnelt, jedoch ohne dass ich damals etwas von Quantenmechanik und Relativitätstheorie gewusst hätte. Zwei Annahmen waren mir besonders wichtig:

Zum Ersten gibt es keinen fixen Punkt im Universum, an dem wir uns orientieren könnten, wenn wir die Wirkung einer Kraft oder die Richtung eines Impulses beschreiben. Daher bewegt sich die Sonne genauso um die Erde, wie sich die Erde um die Sonne dreht. Diese Erkenntnis kam mir eines Tages auf dem Weg zur Volksschule, als ich die Straße entlang ging und die Häuser in der Ferne immer näher kommen sah. Und ich fragte mich, warum gerade ich mich auf die Häuser zu bewegen sollte und nicht umgekehrt. Später entdeckte ich meine These in Einsteins Relativitätstheorie wieder, was mich einerseits frustrierte, weil ich sie nicht mehr veröffentlichen konnte und andererseits erleichterte, weil mein Vertrauen in die moderne Physik erneuert wurde. Übrigens war das Fehlen besagten Fixpunktes auch ein maßgeblicher Grund für den Namen der Relativitätstheorie.

Der zweite Punkt ist mathematischer Natur, der entstand, weil es mich ärgerte, nicht durch Null dividieren zu können. Ich beschrieb Null einfach als eine Menge unendlich kleiner Zahlen:

$1 / \infty = 0$

Oder:

$1 / 0 = \infty$

Ich bezeichnete 0 als die Mikrozahlen, die so klein sind, dass wir sie nicht mehr als einzelne Zahlen verstehen können. ∞ hingegen sind Makrozahlen, die so groß sind, dass wir sie nicht genau bestimmen können. Die endlichen Zahlen sind die Mesozahlen.

Eine Mikrozahl und eine Makrozahl miteinander multipliziert ergeben eine Mesozahl, doch wir wissen nicht genau welche:

$0 * \infty = ?$

Aus dieser Annahme folgerte ich, dass ein Ereignis, welches mit null—prozentiger Wahrscheinlichkeit eintrifft, auch tatsächlich eintrifft. Nur hat es einen so geringen Anteil an unserem Weltgeschehen, dass wir diese Ereignisse nicht mehr bemerken können.

Ich habe vor ein paar Jahren angefangen, Steven Hawking zu lesen, der auch über Parallelwelten schrieb. Die Idee der Paralleluniversen, welche durch die Quantentheorie entwickelt wurde, basiert ebenfalls auf einem mathematischen Trick, nämlich der imaginären Zeit. Dabei handelt es sich um eine Zeit, die neben der rationalen Zeit auch einen imaginären Anteil beinhaltet. Wenn der rationale Anteil gleich bleibt – beispielsweise zwei Stunden – kommen physikalische Berechnungen dennoch zu völlig anderen Ergebnissen, nur indem der imaginäre Teil verändert wird.

Ich lese sehr gerne Texte von Steven Hawking, Albert Einstein, Richard Feynman und anderen modernen Physikern und stoße immer wieder auf Schlussfolgerungen ihrerseits, zu denen ich auch schon gelangt bin. Es scheint mir immer so, als wäre mein Gehirn auf Quantenphysik programmiert. Die mechanische Physik, wie sie in der Schule gelehrt wird, bereitet mir hingegen viele Probleme.

Neben der Möglichkeit mehrerer, parallel zueinander existierender Wahrheiten, hatte meine Vorstellung von Null auch den Vorteil, dass ich im Gymnasium viele Limesberechnungen für $X \rightarrow 0$, oder $X \rightarrow \infty$ entbehren konnte, wenngleich diese Methoden meinem Mathematiklehrer zu unorthodox waren.

III. Eine Odyssee unter Psychologen

In der Volksschule wurden die Lehrer auf mich aufmerksam, weil ich, wie sie sagten, keine Kreise zeichnen könnte. An diese Begebenheit kann ich mich gar nicht erinnern. Vielleicht war ich selbst nicht anwesend. Ich erfuhr es nur später durch meine Mutter.

Ich musste zu Psychologen, die mit mir irgendwelche Tests durchführten. Sie wollten, dass ich kurze Sätze vorlas, wogegen ich mich ziemlich sträubte, bis ich schließlich auf den Boden erbrach.

Die meisten dieser Tests waren, soweit ich weiß, Konzentrationstests, aber mindestens ein Intelligenztest muss dabei gewesen sein, weil mir danach verkündet wurde, ich sei hochintelligent, aber noch nicht hochbegabt. Später hieß es dann, die Tests seien nicht aussagekräftig; ich hätte sie manipuliert und wäre wohl zu intelligent für sie. Spaßeshalber behaupte ich manchmal, mein Bewusstsein sei zu verschieden von allen anderen Menschen, als dass es von Psychologen verstanden werden kann, denn ihre Tests liefern bei mir bis heute nur sehr unscharfe Ergebnisse. Vielleicht ist aber wirklich etwas dran, weil ich sehr oft falsch eingeschätzt werde und sogar fälschlicherweise auf Legasthenie diagnostiziert wurde.

Jedenfalls kam ich in ein Begabtenförderprogramm, wo ich jedes Jahr einen Kurs belegen konnte. Aber ich wählte immer denselben, nämlich den naturwissenschaftlichen, wo ich eine monatliche Führung hinter die Kulissen des Hauses der Natur bekam. Das Haus der Natur ist in Salzburg eine Art naturwissenschaftliches Museum. Wenn die Fische in den Aquarien gefüttert wurden, durften wir, die Kursteilnehmer, immer in den hinteren Bereich gehen – wo auch das Aufbereitungsbecken stand – und zusehen.

Die anderen teilnehmenden Kinder empfand ich immer als störend. Mich nervten Leute, die ständig über ihr Fachwissen plapperten, selbst wenn sie nur auf eine Frage antworteten. Sie kamen mir immer wie Angeber vor. Selbst aber redete ich viel über Planeten und begann sogar, mich anderen Kindern als hochintelligent vorzustellen. Letzteres tat ich, weil sich doch viele über mich wunderten und ich ihnen dadurch meine Andersartigkeit erklären wollte. Danach galt ich plötzlich als Angeber.

IV. Am Gymnasium

Im Jahr 1999 kam ich aufs Gymnasium. Die Zeiten dort waren sehr trostlos, sodass ich es mir richtig schwer fällt, darüber zu schreiben, so, als hätten sie mich traumatisiert.

Ich vertrug mich mit meinen Klassenkameraden überhaupt nicht und hatte keine Freunde. Ich wurde sehr leicht reizbar und dachte mir jede Menge Foltermethoden für sie aus. Vor allem machte es ihnen Angst, wenn ich anfing über Hexenverbrennung und Menschenopfer zu reden. Dann reagierten sie wie gelähmt, aber wenigstens gaben sie Ruhe.

Mein besonders gutes Brutalitätsgedächtnis kam mir dabei natürlich zugute. Wenn ich etwas darüber lese, was einem Menschen Grausames widerfahren ist, merke ich mir fast jedes Detail. Das einzige, was ich manchmal vergesse, sind Namen, sei es von Delinquenten, Hinrichtungsarten oder Massenvernichtungswaffen. Die Menschheit hegt einen unheimlich großen Erfindungsreichtum, wenn es darum geht, andere Menschen zu quälen. Jedes Mal, wenn die Wissenschaft etwas entdeckt, was als Grundlage zur Folter oder zum Töten dienen könnte, entsteht daraus eine Vielzahl neuer Waffen, Foltermethoden und Hinrichtungsarten. Das berühmteste Beispiel dafür ist wahrscheinlich Dynamit.

Leider konnte ich mir alle Schilderungen von Hinrichtungen so bildlich vorstellen, dass sie mich nachts heimsuchten und stundenlang wach hielten. Eine andere Art, den Spott meiner Klassenkameraden abzuwürgen, kannte ich aber nicht.

Nachdem es mir also immer schlechter ging, war es nicht verwunderlich, dass man mich mit zwölf Jahren wieder zu einer Psychologin schickte. Diesmal aber zu einer Kinderärztin, etwas außerhalb der Stadt Salzburg. Bei ihr musste ich nichts ankreuzen, wie bei meinen früheren Psychologen üblich, sondern nur auf Bilder deuten oder etwas über mich erzählen. Auf einen Fragebogen malte ich dennoch einen Totenkopf.

Nach dem Test unterhielt sich die Psychologin mit meiner Mutter darüber, dass ich hochintelligent sei, aber das stellten sowieso immer alle Psychologen fest und ihr Gerede interessierte mich nicht weiter. Später erzählte mir meine Mutter dann, ich sei Asperger Autist. Anscheinend wäre das bei den Tests herausgekommen. Es interessierte mich ebenfalls nicht. Autismus ist etwas, das Menschen betrifft, und Menschen habe ich niemals viel Beachtung geschenkt. Wenn sie mir etwas über die Natur oder über Technik erzählt hätte, hätte ich vielleicht zugehört.

Erst im Alter von 16 Jahren begann ich, häufig im Internet über Autismus zu recherchieren. Ich begriff sehr schnell, dass sich Autisten bevorzugt für Dinge und Wissenschaften interessieren, als für andere Menschen, was mir sehr sympathisch war. Ich habe mich quasi selbst aufgeklärt, nachdem ich meiner Mutter kein Gehör schenkte.

Ich stieß auch auf das Savant-Syndrom, mit dem ich mich gut identifizieren konnte. Damit meine ich eine bestimmte Denk-, oder besser gesagt Wahrnehmungsweise, und nicht in erster Linie ein besonderes Talent. Es ist wie eine effektivere Verbindung zum Unterbewussten. Warum es gerade als *Syndrom* bezeichnet wird, weiß ich nicht. Das Wort *Syndrom* hat eine eher negative Aussage und wird ins Englische oft mit *Disease* übersetzt. Vielleicht sollte der Begriff aber auch nicht ganz so negativ gesehen werden, wie eine Krankheit, weil die Wissenschaft schon viele Dinge als Syndrom bezeichnet hat, die keine Krankheiten waren und dieser Name blieb an ihnen haften.

Daniel Tammet ist ein Savant, der sein geistiges Innenleben wunderbar zu erklären versteht. Er schrieb über seine synästhetischen Fähigkeiten, und wie er mit ihnen rechnet. Und genauso kam ich mir vor, wenn ich philosophierte oder einfach nur nachdachte. Jedes Argument, jede Annahme und jedes Objekt entspricht einer synästhetischen Farbenebene. Es könnte natürlich auch ein dreidimensionales Objekt sein, aber ich sehe in fast allen Fällen eine Ebene. Wenn sich zwei Annahmen widersprechen, so zersplittert diese Ebene in lauter spitze, dünne Scherben. Wenn ich mir bei einer Sache unklar bin, so ist die Ebene vernebelt und dunkel. Aber wenn ich etwas erkannt habe, sehe ich sie klar und leuchtend vor mir. Sie strahlt sogar eine innere Wärme aus. Daher wirken philosophische Erkenntnisse auf mich sehr beruhigend.

So viel Freude mir auch Internet und Bücher bescherten, so verstörend war der Schulalltag für mich. Zu meiner Überraschung behaupteten plötzlich einige meiner Schulkameraden, ich sei Autist und hätte ADHS und ärgerten mich damit. Sie sind wohl von selber drauf gekommen, ich wollte ihnen nämlich nichts davon sagen. Gleichzeitig jedoch fragten mich manche ganz ernsthaft, ob ich Autist sei. Diese beiden Einstellungen flossen so ineinander, dass mich manche mit einer Fistelstimme „Autie“ nannten, plötzlich ruhig wurden und mich fragten: „Sag mal, bist du jetzt eigentlich Autist?“ Ich sagte dann immer „nein“, weil ich Angst hatte, ich würde sie nur in ihrem Spott bekräftigen. In meinem Leben lüge ich nur selten, aber jedes Mal um meiner Ruhe willen. Andere wiederum behaupteten, ich hätte den Film *Rain Man* gesehen und würde ihn nur nachmachen.

V. Ein Mittel gegen den Schulstress

Durch die Diagnose nahmen zumindest einige Lehrer mehr Rücksicht auf mich und die Schule wurde etwas erträglicher. Die einzigen Lehrer jedoch, mit denen ich wirklich gut auskam, wussten wahrscheinlich gar nicht, dass ich Autist bin. Mein Mathematiklehrer aus der Unterstufe war von meinen Ideen fasziniert und ich konnte ihn bereits vor meiner Diagnose gut leiden.

Der zweite war mein Lehrer im Wahlpflichtfach *Philosophie und Psychologie ergänzend*, der mir die östliche Philosophie näher brachte. Dieses Fach hatte ich nur in den letzten beiden Schuljahren, zwei Stunden die Woche. Wir waren etwa acht Schüler und der Unterricht lief immer gleich ab: Wir nahmen in jedem Semester ein Buch durch und bei jedem Satz fragten wir uns, wie dieser gemeint sein könnte und ob wir dem zustimmen, oder ob wir den Satz vielleicht gar nicht verstehen. Die anderen Schüler langweilten sich manchmal und jammerten in der Pause darüber, aber für mich repräsentiert dieses Fach den schönsten Teil meiner Schulzeit.

Es war endlich ein Fach, in dem wir keine Aufsätze schreiben mussten und kaum Hausaufgaben bekamen. Nachdem all diese ablenkenden Unsitten der Pädagogik wegfielen, konnten wir unsere Aufmerksamkeit wunderbar den Werken von Camus, Schopenhauer, Descartes und Krishnamurti widmen.

Die restliche Schulzeit überstand ich, indem ich so oft wie möglich im Unterricht fehlte. Krankheitshalber musste ich vielleicht einmal alle zwei Jahre der Schule fernbleiben, aber es gab genug außerschulische Aktivitäten, für die ich in den letzten drei Schuljahren freigestellt wurde. Zum einen gab es häufig Aktionen, wie eine politische Schülerversammlung zur Reform des Schulsystems oder die Wahl eines Rot-Kreuz-Vertreters.

Ebenfalls durfte ich im sechsten und siebten Schuljahr der *Internationalen Sommerakademie für hochbegabte und besonders interessierte Schüler* in Obertrum beiwohnen. Das erste Mal, nämlich 2006, belegte ich einen Lyrikkurs. Die Leiterin bewunderte meine Gedichte, selbst aber war ich nie zufrieden. Der Akt des Schreibens macht mir Spaß, mit den Ergebnissen kann ich aber nichts anfangen. Und so schicke ich sie meistens per E-Mail Bekannten oder stelle sie ins Internet, bevor sie auf einem Zettel vergammeln. Der Großteil meiner Dichtung beruht auf spontanen Einfällen, an deren Sinn ich ab und zu schon während des Schreibens zweifle, weswegen viele meiner Werke nur Skizzen von Gedichten sind. Folgendes Gedicht misshandelt den Sinn des Lebens; ich meine natürlich, es *be*handelt ihn:

Gott erschaffte die Menschen und sprach:
„So gehet, die Dodos zu hüten;
Beschützt sie vor jedwedem Ungemach,
Beim Schlafen, beim Essen und Brüten.

Verehren sollt ihr sie als Herren
Und sorgen, dass sie sich vermehren.
Zusammen mit den Mammuts werden
Die Dodos die Herrscher auf Erden!
Und dies sollt ihr in meinem Namen
Als euren Lebenssinn betrachten. Amen!“
Alsbald sah Gott hinab und rief:
„Auweia, da ging manches schief!“

2007 wurde der Schreibkurs leider nicht mehr angeboten. Daher wählte ich den Kurs *Auf den Spuren des Feuers* über historische und chemische Aspekte der Feuererzeugung.

Das Paradoxe dabei ist, dass ich stark mit meiner Hyperakusis zu kämpfen hatte. Hyperakusis haben viele Autisten, aber dieser Zustand ist glücklicherweise nicht von Dauer. Ich habe also noch Hoffnung, dass es bei mir bald wieder aufhört. Hyperakusis bewirkt, dass einige völlig alltägliche Geräusche, wie Schmatzen, Vogelgezwitscher, Klatschen, Pfeifen, Geflüster oder Gelächter zu unerträglichen Schmerzen führen. Es fühlt sich etwa so an, wie ein verletzter Nerv, wenn ich mir zum Beispiel den Ellenbogen prelle; nur sitzt der Schmerz eben in den Ohren.

Nichtsdestotrotz beteiligte ich mich selbst mit Freuden an den vielen Explosionen des Kurses. Ich glaube, das Hochgefühl, endlich von der Schule befreit zu sein, setzte in meinem Körper so viel Thyroxin und Dopamin frei, dass diese kurzzeitig die Oberhand gewannen. Ich war in diesen drei Tagen richtig hyperaktiv und wie im Rausch!

Einmal wollten wir ein Foto von einer Schießpulverexplosion machen. Wir streuten ein Häuflein des Pulvers auf einen Schuhlöffel und zündeten ihn an. Außer mir wollte niemand den Schuhlöffel halten, weil die herumfliegenden Funken sehr heiß waren. Aber Hyperakusis härtet ab (zumindest mich) und ich bin froh, solange es sich nur Verbrennungsschmerzen handelt, die ich spüren muss.

Weil die Kamera aber eine verzögerte Aufnahmezeit hatte, war es sehr schwer, die Explosion ins Bild zu kriegen und wir mussten den Versuch etwa fünfmal wiederholen, bis wir zumindest eine kleine Flamme auf dem Foto hatten.

VI. Ende der Schulzeit

2008, in meinem letzten Schuljahr, kam mein Klassenvorstand einmal zu mir und legte mir den neuen Flyer der Sommerakademie auf den Tisch. Aber ich musste ihn aufklären, dass die Teilnehmer auf das 6. und 7. Schuljahr beschränkt waren. Das 8. Jahr weilt nicht so lange, wie die vorangehenden. Etwa im April wäre es zu Ende. Dann würde meine Schulzeit endlich vorbei sein und die Zeit der Sommerakademie leider auch.

Die Vorbereitung auf die Matura entpuppte sich als purer Stress, dessen Sinn ich nicht ganz verstand. Obgleich das Schuljahr verkürzt war, teilte es dieses Freude spendende Quäntchen nicht mit dem Unterrichtsstoff, den die Lehrer nun in etwa der Hälfte der Zeit unterzubringen suchten, weil er für die Matura nötig war.

Des Weiteren wurde uns Schülern empfohlen, auch den Stoff der restlichen Oberstufe nachzuholen und schließlich mussten wir noch Spezialgebiete für alle Fächer der mündlichen Matura wählen und eine Arbeit darüber schreiben.

Ich war fast geneigt, Psychologie als mündliches Fach auszuwählen. Ich hätte Autismus zu meinem Spezialgebiet auserkoren und gewiss überhaupt nichts dafür zu lernen brauchen. Das ist etwas Tolles am Autist sein: Ich weiß eine Menge über ein Thema, bei dem andere Leute sich anstrengen müssen, etwas zu lernen. Meiner Lehrerin wäre nichts anderes übrig geblieben, als mir eine gute Note zu geben. Aber eben sie war das Problem: Ich konnte sie überhaupt nicht leiden.

Die Zahl der Lehrer, mit denen ich klar kam, war in den letzten Jahren sehr geschrumpft und somit fiel mir die Wahl der mündlichen Fächer nicht schwer: Chemie mit den Spezialgebiet Feuererzeugung (dafür könnte ich die Unterlagen der Sommerakademie verwenden), Mathematik mit dem Spezialgebiet Imaginäre Zahlen, Englisch mit der NASA und Deutsch mit dem Spezialgebiet Komische Lyrik. Bei Letzterem hatte ich ein großes Repertoire, denn ich übte mich seit langem selbst im Schreiben humorvoller Gedichte und war auch mit der Wiener Gruppe und der Neuen Frankfurter Schule vertraut.

Nachdem ich die schriftliche Matura bestanden hatte, ging die Vorbereitungszeit für den mündlichen Teil an, der ich gelangweilt zusah, wie sie an mir vorbeizog. Denn wir lernten nichts Neues mehr; wir wiederholten nur alles und ich kam mir manchmal vor, als müsste ich als Gymnasiast wieder in die Volksschule gehen. Mich freute es schon gar nicht mehr, die Klasse aufzusuchen, aber wenn ich diesen Gedanken umgesetzt hätte, hätten sich die Lehrer aufgeregt.

So lag ich schließlich am Terrassenteil unseres Schulbuffets auf dem Boden und war unentschlossen ob ich nun aufstehen und in die Klasse gehen sollte, oder lieber liegen bleibe und warte, bis mich jemand holt. Ich hätte ja behaupten können, die Pausenglocke nicht gehört zu haben.

Ein Mitarbeiter des Buffets zeigte sich verwundert und fragte mich, ob alles okay sei und ob es denn nicht unangenehm sei, auf dem harten Boden zu liegen. Ich ignorierte ihn.

Daraufhin hob er mich an den Armen hoch und setze mich auf einen Stuhl. Das Sitzen kam mir etwas anstrengend vor, also beschloss ich, mich wieder auf den Boden fallen zu lassen. Dann holte der Mitarbeiter den Schularzt, der mich ins Gebäude brachte und dort auf einen Stuhl setzte, von dem ich erneut herunterfiel.

Er meinte, mir würde es wohl nicht gut gehen und jemand sollte die Rettung rufen. Ich fand das alles ein wenig komisch, weil ich mir die ganze Zeit so vorkam, als könnte ich sofort aufstehen, wenn ich nur wollte. Aber irgendwie wollte ich nicht.

Mein Klassenvorstand wurde geholt und gefragt, ob ich möglicherweise Epileptiker sei oder ähnliches. Er meinte: „Seine Mutter hat mir einmal erzählt, dass eine leichte Form von Autismus vorliegt.“ Und jemand aus meiner Klasse erwähnte, dass ich bislang keine einzige Arbeit für ein Spezialgebiet abgegeben habe. Also einigten sie sich darauf, dass es sich möglicherweise um einen Stress bedingten Krampfanfall handle.

Die Sanitäter waren auch eingetroffen und einer hob meinen rechten Arm. Zu meinem eigenen Erstaunen verharrte dieser in genau der Stellung, in der ihn der Sanitäter losgelassen hatte. Er war total steif, aber dabei fühlte ich mich innerlich sehr entspannt.

Man hob mich auf eine Trage und schnürte mich mit Gurten fest. Dann wurde ich in den Krankenwagen gebracht, der mich in die Nervenklinik fuhr. Ein grauhaariger Arzt empfing mich und fragte, ob ich ihn noch kennen würde. Ich verneinte. Er meinte, er hätte mich früher betreut und ich wäre auch in diesem Raum gewesen, in dem ich jetzt lag. Man hatte mich auf ein Bett gelegt, auf dem ich nun nach einer Erinnerung an diesen Mann suchte. Er war mir aber wirklich völlig fremd. Alle mir bekannten Psychologen waren Frauen.

Als meine Eltern eintrafen, richtete ihnen der Arzt aus, ich sei wahrscheinlich nicht mehr in der Lage, die mündliche Matura zu machen. Ich habe sie auch wirklich nicht mehr gemacht. Ich war nur mehr froh, dass die Schule vorbei war.

Außerhalb des Zauberwürfels

Mit einem mulmigen Gefühl wählte ich die Telefonnummer und ich hoffte, nicht zu stottern, um mein kühnes Vorhaben nicht zu gefährden. Ich verlangte meinen ehemaligen Peiniger zu sprechen!

„Der ist vor ein paar Jahren gestorben!" war die Antwort, die mich zuerst erstaunte, dann jedoch erfreulich überraschte. Nach einem ungeschriebenen Benimm-Diktat soll man sich ja nicht freuen, wenn man vom Ableben eines Mitmenschen erfahren hat, aber um diesen Kerl war es wirklich nicht schade. An seinen Namen kann ich mich noch heute genau erinnern, weil er einer derjenigen Schüler in der neuen Klasse dieser unsäglichen Schule war, die mir anderthalb Jahre meiner Jugend zur Hölle machten.

In dieser Zeit habe ich erst richtig erfahren, wie widerlich Menschen mit anderen Menschen umgehen können und an Quälerei und Mobbing offenbar noch Lust und Freude empfinden. Während ich bis dahin manche gut leiden konnte, andere weniger, keimte in mir ab dieser Zeit eine ganz neue Gefühlsregung auf, die ich „Hass auf Mitmenschen" nennen würde.

Ein merkwürdiger Schulwechsel

Eine der schlimmsten Phasen in meinem Leben waren die vielen Monate in dieser anderen Schule, in die ich eigentlich nicht hineingehörte. Den Grund für meinen völlig unnötigen Schulwechsel, mitten im Schuljahr, hatte man mir damals nicht gesagt, nur, dass es „das Beste für mich" sein sollte. Für mich war es ein traumatisches Erlebnis, das mich noch heute, nach einem Vierteljahrhundert, mit einem tiefen, traurigen Gefühl überschwemmt, wenn ich an diese vielen verlorenen Monate zurückdenke.

Die Entscheidung für diesen Schulwechsel traf der Schulpsychologe der bisherigen Schule, in der ich mich einigermaßen wohl fühlte. Ob ich damals mit den Schülern gut klarkam, daran kann ich mich nicht erinnern. Ernsthafte Probleme gab es aber nie. Ich besuchte diese Schule ohne Angst und hatte stets gute Noten im Zeugnis. Allerdings gab es immer wieder Situationen, die mich buchstäblich verstummen ließen. Besonders diese: Die Klassenlehrerin fragte mich etwas, ich wusste die Antwort, gab aber keinen Ton von mir. Die Lehrerin hätte nun jemand anders fragen können, aber das tat sie nicht. Sie bohrte weiter und fragte mich solchen Unsinn wie: „Magst du mich noch?“ Nach mehreren Versuchen und als ich mich vor den anderen Schülern gedemütigt fühlte, hörte sie schließlich auf.

Ähnliche Geschehnisse gab es leider häufiger und ich hätte damals nicht sagen können, warum ich oft so plötzlich verstummte. Wenn ich etwas gefragt wurde, geriet ich nicht in Panik, sondern in eine Art Schockstarre.

Mein verschlossenes Wesen oder auch autistisches Verhalten muss derart auffällig gewesen sein, dass diese unsägliche Maßnahme die einzige Rettung für mich hätte sein sollen. Ich vermute, der Schulpsychologe meinte, ich wäre nur zu schüchtern und verstockt und würde in einer anderen Umgebung aufblühen.

Hätte man damals etwas von Autismus oder Asperger-Syndrom gewusst und verstanden, wie man damit umgehen soll, wäre man niemals auf diese absurde Schulwechsel-Idee gekommen.

So geschah es, dass man mich mit gutem Gewissen und zu meinem Besten in eine Arena voller frischfleischhungriger Bestien warf, die nur auf mich warteten.

Mit großer Unsicherheit musste ich mit der neuen Situation ganz alleine klarkommen. Niemand bereitete mich darauf vor. Eigentlich sollte man meinen, dass man auch damals eine solche Aktion mit einem sehr verschlossenen und unsicheren Kind unverantwortlich hätte finden sollen. Aber damals tat man anscheinend alles nur zu meinem Besten. Ohne mich selbst einmal zu fragen, ob ich überhaupt mit diesem Schulwechsel einverstanden wäre, stellte man mich vor vollendete Tatsachen. Und meine Eltern segneten alles ab! Man ging mit mir um, als ob ich kein mündiges Wesen sei. Aber schließlich war ich schon 14 Jahre alt.

In der neuen, über 30 Schüler fassenden Klasse, bekam ich einen Platz ganz hinten. Und ich weiß noch, dass ich in der ersten Stunde dort erstmal stehen musste, weil kein Stuhl übrig war. Verschiedene Schüler drehten sich um, glotzten mich an und kicherten.

Wenn jemand von den Beteiligten die nahe Zukunft erahnt hätte, die bald unbarmherzig auf mich einschlagen sollte, für den wäre es nicht verwunderlich gewesen, wenn ich mein Leben rasch beendet hätte. Ich erwies mich aber als wesentlich zäher als ich das selbst geglaubt hatte (... und ich habe längst meine damaligen Widersacher überlebt!). Dennoch schlief ich damals unzählige Nächte mit der Hoffnung ein, am nächsten Tag nicht mehr aufzuwachen.

Die ersten Spuren meines Überlebenskampfes äußerten sich in rapide schlechter werdenden Augen. Von der hintersten Schulbank aus konnte ich kaum noch etwas klar erkennen.

Mit meiner ersten altmodischen Brille und den großen Gläsern sah ich noch hilfloser aus als bisher. Verschiedenen Mitschülern lieferte ich damit neue Nahrung für ihren Hohn und Spott.

Ihre Hänseleien beschränkten sich anfangs nur auf verbale negative Äußerungen über mein Aussehen. Dann folgten beleidigende Attacken über mich als Mensch schlechthin und man verpasste mir einen Spitznamen, den sogar der Klassenlehrer hie und da für mich benutzte.

Nach einigen Wochen des Spotts warf man mit Papierkügelchen und -knäueln in der Schulklasse nach mir, im Hof mit kleinen Steinchen oder Erde, oder man drängte mich im Schulhof in eine Ecke und spottete über mich, bis schließlich Dutzende Schüler anderer Klassen aufmerksam wurden und fröhlich ins Schülermobbing einstimmten. Für heutige Verhältnisse vielleicht nichts Außergewöhnliches, aber damals doch heftig. Und es hat gereicht, mir vollkommen eine Freude am Leben und einen Lebenssinn zu nehmen.

Völlig unverständlich ist mir heute, wieso nie ein Lehrer mit mir über diese unerträgliche Situation geredet hat und versucht hat, etwas daran zu ändern, was nicht schwer gewesen wäre. Denn mitbekommen hat es jeder.

Von einem der normaleren Schüler hatte ich erfahren, dass eine Lehrerin herumerzählte, als ich einmal nicht da war, es hätte einen Todesfall in meiner Familie gegeben und ich sei deswegen noch sehr verstört und komisch. Wer weiß, was noch für kuriose und erfundene Geschichten über mich erzählt wurden.

Das Ende dieser Schikanen war erst mit dem Ende der 9. Schulklasse in dieser unsäglichen Schule erreicht. Etwas Zuversicht, dass nicht jeder Mensch bis auf die Knochen verdorben ist, bekam ich, als sich einer der Mobber am Ende eines Landschulheimaufenthaltes bei mir für seine Taten entschuldigte. Seine Hänseleien taten ihm leid. Ehrenvoller hätte man sich nicht benehmen können! Leider viel zu spät.

Die nächste Schule

Meine Hoffnung, von jetzt an Schikanen dieser Art nicht mehr zu erleben, war dann leider verfrüht. In einer weiterführenden Schule wurde ich erneut als Opfer des Gespötts ausgesucht. Es ging nahtlos weiter!

Und wieder half niemand, obwohl verschiedene Lehrer Verhaltensauffälligkeiten bei mir und anderen, aggressiven Schülern nicht verborgen geblieben sein konnten.

Der heftigste Schabernack war die absurde Wahl eines Klassensprechers. Als jemand mich vorschlug, brach sofort Begeisterung aus. Aber natürlich nicht wegen der Hoffnung, einen fähigen Schüler für diese Aufgabe gefunden zu haben, sondern den ultimativen Gipfel der Belustigung, mit dem man mich lächerlich machen konnte.

Natürlich hatte ich kein Interesse, mich aufstellen zu lassen. Das interessierte den Klassenlehrer aber nicht. Er machte bei diesem miesen Spiel lächelnd mit.

Mit uneinholbarer Mehrheit wurde ich schließlich gewählt. Ich nahm die Wahl selbstverständlich nicht an und dennoch verpasste mir unser Lehrer das Etikett des Klassensprechers bis zum Ende des Schuljahres. Was charakterlich mit diesem Lehrer nicht stimmte, kann man nur mutmaßen. Jedenfalls sollen zwei seiner vier Töchter Selbstmord begangen haben!

Man, habe ich die Schule gehasst!

Ein Wink des Schicksals?

Etwas Trost und Genugtuung erfuhr ich einige Jahre nachdem das schreckliche Kapitel Schulzeit beendet war. Ich hatte vor, den schlimmsten Schüler mit seinen damaligen Taten zu konfrontieren und erwartete eine Entschuldigung. Absurd war diese Hoffnung gewiss nicht, denn schließlich hatte sich schon einmal einer bei mir entschuldigt.

Den schlimmsten Mitschüler der 8. und 9. Klasse bekam ich nicht ans Telefon, stattdessen sagte mir seine Mutter: „Der ist vor ein paar Jahren gestorben!“ Ein Autounfall soll sein Schicksal besiegelt haben. Aber das war noch nicht das Ende der Erstaunlichkeiten!

Von einem ehemaligen Mitschüler erfuhr ich weiter, dass ein anderer der Clique, die mich hänselte, einen tödlichen Motorradunfall erlitt. Ein Dritter gab sich mit Heroin den letzten tödlichen Schuss! Und auch das war noch nicht das Ende.

Eines Tages las meine Mutter staunend einen Artikel in der Zeitung, in dem vom unerwarteten Tod eines jüngeren Lehrers berichtet wurde. Der Klassenlehrer, der mir nie half, obwohl er wusste, dass ich als vermutlich problematischer, verschlossener Schüler in seine Klasse kommen würde, war ein weiteres Opfer. Dass auch er manchmal einen Spottnamen für mich benutzte, was mir sehr weh tat, könnte das Todesurteil gewesen sein, das das Schicksal ihm verlieh.

Und auch das war noch nicht der erstaunliche Abschluss des Kapitels Hauptschule. Einige Monate später las meine Mutter wieder einen verwunderlichen Artikel in der Zeitung vor.

Der Schulpsychologe der Schule, in der ich kaum Probleme mit den Mitschülern hatte, wo ich nicht gehänselt wurde, der angeblich fachkundige Mann, der dafür sorgte, dass ich einen Schulwechsel machen musste, der Mann, dem ich die schlimmsten Jahre meines damaligen Lebens zu verdanken hatte, starb unerwartet mit 56 Jahren!

Der Rückhalt zu Hause?

Die Fähigkeit mich zu wehren, wenn mir Unrecht geschieht, was ich während der Schulzeit nicht konnte, musste ich mühsam erlernen. Als Kind und Jugendlicher ließ ich alles tatenlos über mich ergehen. Wehrhaftigkeit ist mir nicht angeboren, ich hatte sie nie gelernt und ich würde auch heute Probleme haben, mit derartigen Schikanen zurechtzukommen.

Die gleiche unendliche Hilflosigkeit wie in der Schule, erlebte ich auch zu Hause. Es ist sicher nicht übertrieben, wenn ich behaupte, als unerwünschtes Kind auf die Welt gekommen zu sein.

Ob ich abgelehnt wurde, weil ich als zweitgeborenes Kind vielleicht nicht „geplant“ war oder ob es an meinem Verhalten lag, mit dem meine Eltern nicht zurechtkamen, kann ich nicht sagen.

An meine frühe Kindheit kann ich mich nicht mehr erinnern. Es blieben mir nur wenige Bruchstücke im Gedächtnis haften. So etwa einige Sekunden, als ich in der Küche auf dem Boden saß und schrie und vermutlich etwas zu essen haben wollte. Ich bekam aber nichts, stattdessen mein Bruder.

Wesentlich tiefer grub sich allerdings ein Ereignis in meine Erinnerung, als ich drei Jahre alt war. Aus irgendeinem Grund wollte ich mit Nachbarn mitfahren, die mit ihrem Wagen irgendwohin fuhren. Als kleiner Dreikäsehoch lief ich ihnen hinterher, ohne daran zu denken, dass ich sie niemals einholen könnte. Auf den Verkehr achtete ich wohl nicht und ein großes Glück war, dass damals das Verkehrsaufkommen im Vergleich zu heute recht dünn war.

Ich muss etwa zwei Häuserblocks weit gekommen sein, bis mich meine Mutter schließlich einholte. Was in diesen Minuten in ihr vorging, weiß ich nicht. Ob sie glaubte, als Mutter ihre Sorgfaltspflicht verletzt zu haben oder ob ich zu draufgängerisch war, darüber kann man sich streiten.

Zu Hause angekommen, ahnte ich noch nicht, was folgen sollte. Mutter zerrte mich ins Bad, schloss das Fenster, zog mir die Hose runter und prügelte mit einem Kochlöffel derart brutal und so lange auf mein Hinterteil, bis der hölzerne Kochlöffel zerbrach. Von diesem Ereignis an hatte ich furchtbare Angst vor meiner Mutter und ich bin mir sicher, dass sie das Gefühl von Mutterglück nicht kennt.

Ein weiteres kurzes Ereignis in meiner Kindheit, bevor ich in die Grundschule musste, fand im Kindergarten statt. Die Kindergärtnerin, deren Namen ich noch heute weiß, weil sie das Herz am rechten Fleck hat, fragte mich, ob ich noch ein Jahr im Kindergarten bleiben möchte oder lieber in die Schule will.

Ich stand rechts neben meinen Eltern und kam mir furchtbar winzig vor. Ich blickte zu ihnen und der Kindergärtnerin hoch, die mir so riesenhaft erschien, wie ich das zuvor noch nie erlebt hatte. Ich sagte nichts, weil ich die Frage nicht beantworten konnte. Ich wusste schließlich nicht genau, was in einer Schule gemacht wurde.

Meine Eltern haben mich nie auf irgendetwas vorbereitet, weder auf das Leben, noch auf sonst irgendwas. Was Erziehung sein soll, wussten sie wohl nicht.

Jedenfalls kam ich in die Schule, weil man wohl gemerkt hatte, dass ich mich im Kindergarten nicht so verhielt, wie man es von einem kleinen Kind erwartete.

An Spiele, die ich mit anderen Kindern vielleicht machte, außer mit meinen Geschwistern, kann ich mich nicht erinnern. Vermutlich gab es nie welche oder man wollte mich nicht dabei haben, wie das auch später in der Schule zur Normalität wurde. Jemand muss damals auf die Idee gekommen sein, mich in eine spezielle Spielgruppe für verhaltensauffällige Kinder zu schicken. Für meine Mutter wird es eine unangenehme Tortur gewesen sein, mich ein paar Häuserblocks dorthin zu bringen und wieder abzuholen. Ganz zu schweigen von der Schmach, ein komisches Kind zu haben, das mit anderen Kindern nicht spielt.

In dieser Gruppe war ich jedenfalls nur zwei Mal. Niemand hatte mich zum Spielen aufgefordert. So musste ich mich allein beschäftigen. Prügel bekam ich für mein „Nicht-mitmachen“ nicht.

Ich wüsste heute sehr gerne, ob damals nicht irgendjemand bereits den Verdacht äußerte, dass ich ein autistisches Verhalten zeigte. Und was dachten die Verwandten, Oma und Opa, Onkel und Tanten, bei denen ich mal ein paar Tage verbringen durfte? Ich war ja weitaus schüchterner und ruhiger als andere Kinder. Und wenn man alte Fotos betrachtet, auf denen man mich als Kind sieht, müsste man eigentlich sofort Bescheid wissen.

Ich kann nur vermuten, dass sich damals niemand mit meiner tyrannischen Mutter anlegen wollte, die alle Probleme nur mit Gewalt lösen konnte. Sie fing mit allen Streit an, hatte immer irgendwo Feinde. Mal waren die einen die Guten und die anderen die Bösen, dann wieder umgekehrt. Und der Grund für ihr vermeintlich verpfuschtes Leben schienen ihre Kinder zu sein. So ließ sie uns das immer wieder wissen. Es gab Zeiten, in denen ich und meine Geschwister nahezu täglich Prügel bekamen. Einfach so!

Wenn wir schon im Bett lagen, aber noch nicht schlafen konnten, weil sich unsere Eltern lautstark stritten, wobei mein Vater selten zu hören war, beendete unsere Mutter den Tag, indem sie mit irgendeinem knüppelartigen Gegenstand, einem Kochlöffel, kurzen Besenstiel oder Teppichklopfer, ins Kinderzimmer stürmte, uns Kinder verfluchte und wie außer Sinnen eines nach dem anderen verprügelte.

Eine Tortur, wie ich sie keinem anderen Kind auf diesem Planeten wünsche! Mein Vater schlug uns zwar nie, half uns Kindern aber auch nicht und ließ seine prügelnde Ehefrau gewähren, wider besseren Wissens. Mein Vater hat sicher auch autistische Züge, aber kann das ein Grund oder eine Entschuldigung sein, den eigenen Kindern nicht zu helfen? Ich finde, das ist eine schreckliche Form des Elternseins. Heute führt er nur noch ein unwichtiges Schattendasein und hat alle Wünsche, die er mal äußerte und die er auch hätte erfüllen können, doch nicht in die Wirklichkeit umgesetzt, weil das seiner Frau (meiner Mutter) nicht in den Kram passte.

Wenigstens zwei Mal in meiner Jugend müssen sich meine Eltern tiefer gehende Gedanken über mich gemacht haben. Vielleicht sprachen sie mit der Hausärztin über mich, weil ich ein so verschlossenes Kind war oder, sehr unwahrscheinlich, mit einem Psychologen, der riet, mir mehr Aufmerksamkeit zu schenken. Dass meine Mutter mich und meine Geschwister fast jeden Tag verprügelte und wir eine höllische Angst vor ihr hatten, wurde mit Sicherheit nicht erwähnt. Das Bild einer heilen Familie war und ist bis heute das Wichtigste, das es zu wahren gilt.

Das eine Mal nun schenkten sie mir ohne erkennbaren Grund ein neues Fahrrad, obwohl das alte nach einer Reparatur noch eine ganze Weile gut durchgehalten hätte. Das andere Mal bekam ich eine neue Uhr. Mir kam das sehr unrealistisch vor und ich kann mich an das Prozedere recht genau erinnern. Sie schleppten mich in ein Uhrengeschäft und ich sollte mir eine schöne Armbanduhr aussuchen. Eine goldene sollte es sein. Obwohl sie recht teuer war, bekam ich sie.

Mir wäre aber viel lieber gewesen, wenn meine Eltern mich in Ruhe gelassen hätten und ich wegen jeder Nichtigkeit nicht sofort Prügel bekommen hätte. Auch wäre es mir sehr recht gewesen, wenn ich nicht jeden Tag Sonntagskleidung hätte tragen müssen, was eher für alte Leute kleidsam war. Und eben von solchen stammten oftmals diese Großvaterhosen, die meine Mutter für mich zurechtschneiderte, damit sie auch wie maßgeschneidert passten.

In der Schule schlüpfte ich dadurch jeden Tag in das Klischee des maßgeschneiderten Volltrottels. Wie völlig egal meinen Eltern ansonsten mein Wohl war, konnte ich auch daran ablesen, als ich bei einem Schulausflug einen schweren Unfall hatte. Ein glücklicherweise kleines Fahrzeug krachte in die Schülergruppe und erwischte mich am schwersten. Mit einer Gehirnerschütterung und diversen Prellungen und Abschürfungen kam ich in ein Krankenhaus, wo ich dann eine Woche lag, bis man mich nach Hause entließ.

Besucht haben mich meine Eltern dort nie, was ich durchaus begrüßte. Sie überließen die Schadensregelung komplett dem Klassenlehrer, dem offenbar auch alles egal war. Nicht einmal die kaputten Kleider, die kaputte Brille und die noch ganz neue goldene Uhr wurden vollständig ersetzt. Schmerzensgeld für die zahlreichen Abschürfungen gab es nicht. Wäre so etwas meinem Kind geschehen, hätte ich jedenfalls alles versucht, dem Unfallverursacher das letzte Hemd auszuziehen!

Wenn es darum ging, uns Kinder in das Klischeebild einer korrekten Familie zu pressen, um nach außen den schönen Schein zu wahren, scheuten meine Eltern keine Kosten. So meldeten sie uns in einem Tanzkurs an, wohl in der Hoffnung, so, wie sie es in kitschigen Filmen sahen, wir würden dort Bekanntschaften machen, aus denen recht bald Beziehungen werden sollten, aus denen dann Kinder hervorgehen sollten, usw.

Dass sie auf eine solch abstruse Idee kommen konnten, ist schon sehr erstaunlich. Da beide offenbar sexuell extrem verklemmt sind, hätte ihnen etwas in dieser Richtung aber durch den Kopf gehen müssen.

Jedenfalls wollte niemand einen Tanzkurs besuchen. Tanzen ist mir zuwider und mit Mädchen wollte ich nichts anfangen.

Mein älterer, wohl auch etwas autistischer Bruder wurde daraufhin zu einem Psychiater geschleppt, weil es anscheinend nicht normal sein sollte, wenn man als Jugendlicher keine Freundin hat. Vom Hörensagen weiß ich, dass der Facharzt lieber meine Mutter als Patientin therapieren wollte.

Der nächste Versuch war dann, uns zu drängen, den Führerschein zu machen. Diese Kosten übernahmen sie großzügig und auch die Anschaffung eines Wagens. Nun hatten ich und meine Geschwister zwar einen Führerschein, aber kein Interesse, damit anderen zu imponieren, um so eventuell die Bekanntschaften zu machen, die Nachwuchs bringen sollten. Wenn ich Kinder hätte, dürften meine Eltern diese sowieso nicht sehen.

Der Anfang des Berufslebens

Geradezu ein Quantensprung in meiner Entwicklung war der Beginn einer Berufsausbildung, durch die ich deutlich mehr Selbstbewusstsein bekam. Hier war ich mehrere Stunden am Tag außer Haus und hatte es endlich nicht mehr ständig mit Mitschülern zu tun.

Wenn es aber doch mal ein paar Wochen Schulunterricht gab, dann war dieser nicht zu vergleichen mit früher. Die Schulklasse war deutlich kleiner, aggressive Mitschüler gab es nicht und man ließ mich in Ruhe. Ohne ständige Angst gehörte ich bald zu den Klassenbesten und ich wurde offener gegenüber anderen und ich fühlte mich freier.

Trotzdem war ich auch hier rasch ein Außenseiter. Man nahm mich wahr, mehr aber auch nicht.

Eine regelrechte Existenzangst bekam ich, als auch mit dieser Schulklasse wieder ein zehntägiger Landschulheimaufenthalt geplant war. Ich fühlte mich nicht zugehörig und ich glaube, so ähnlich sahen es die anderen auch. Ich wusste an keinem Tag, was ich tun sollte, als die Tagesausflüge beendet waren. Während die anderen lässig rumhingen, Albernheiten zum Besten gaben und auch sonst kein Problem hatten, die Zeit totzuschlagen, war ich nur nervös und wusste nicht, was ich tun sollte. Ich bin es gewohnt, Tätigkeiten alleine zu machen.

Ein Glück war, dass irgendjemand einen Zauberwürfel dabei hatte, mit dem ich mich beschäftigen konnte. Genau zu dieser Zeit kam dieses erstaunliche Ding auf den Markt und faszinierte mich sofort.

Während niemand es verstand, überhaupt eine einzige Ebene richtig zurecht zu drehen, schaffte ich wenigstens zwei Ebenen. Mehr leider nicht. Aber schließlich konnte ich mich nicht durchgehend damit beschäftigen. Das unsichere Gefühl, alleine unter anderen zu sein, blieb.

Vielleicht lebten alle anderen Menschen in einer Art Zauberwürfel und wussten dort drinnen, wie man miteinander umgeht. Aber ich gehörte dort nicht rein und man ließ mich auch nicht rein. Ich befand mich außerhalb des Zauberwürfels und versuchte ihn zu lösen.

Etwas musste an mir sein, das andere sofort als etwas Unbekanntes spüren und Abstand halten ließ. Wenn zum Beispiel unter den Schülern ein Kegelabend geplant war, dann musste ich darum bitten mitzugehen. Man kam erst gar nicht auf die Idee, dass mir so etwas Spaß machen könnte. Exakt identisch hielt es auch damals mein Chef im Ausbildungsbetrieb. Bei einer Weihnachtsfeier fragte er alle, wer noch anschließend zu ihm nach Hause kommen wollte. Als er bei mir ankam, meinte er gehässig, mich müsse er erst gar nicht fragen, ich würde sowieso nicht wollen. Womit er allerdings recht hatte. Leider war dieser

Chef ein karrieregeiler Machtmensch, dem das Wohl anderer herzlich egal war. Einmal meinte er herablassend, ich wäre genau wie seine Tochter. Damit meinte er vermutlich verschlossen, sehr schüchtern und ihn nicht gut leiden könnend. Warum der mich überhaupt eingestellt hat, bleibt rätselhaft.

Erst als die Berufsausbildung beendet war, merkte ich, dass die drei Jahre umsonst waren. Ich war nur billige Arbeitskraft und wurde nicht übernommen. Da der Markt mit Stellensuchenden der gleichen Ausbildung massiv übersättigt war, hatte ich kaum Chancen, woanders eine Stelle zu bekommen. Eigentlich hätte man dies vor der Ausbildung in Erfahrung bringen können, aber kann man mir einen Vorwurf machen, dass ich als Siebzehnjähriger so weit noch nicht dachte?

Wie üblich hatten sich meine Eltern während meiner Schulzeit um nichts gekümmert. Als deren Ende fast erreicht war, gerieten sie langsam in Panik, weil ich selbst keinen realistischen Plan hatte, wie es weitergehen sollte. Schließlich hatten sie mich zur totalen Unselbständigkeit erzogen. Der Anmeldungszeitraum für eine weiterführende Schule war vorbei. So schleppten mich meine Eltern von einer Firma zur nächsten, bis jemand so gnädig war und mich trottelig sich benehmenden Jugendlichen als Auszubildenden einstellte. Leider umsonst!

Der Anfang vom Ende

Da ich intuitiv dieses Schicksal bereits sehr früh erahnte und mir auch nie vorstellen konnte, irgendwann mal in einer Firma für etliche Jahre zu arbeiten, interessierte ich mich für alternative Möglichkeiten, Geld zu verdienen. Vornehmlich für solche, bei denen ich nicht dauernd mit anderen Menschen zusammenkommen musste.

Der einzige Bereich, der sinnvoll und auch sehr spannend erschien, war die Börse. Meine Hoffnung, eine zweite Ausbildung bei einer Bank zu beginnen, schmolz rasch dahin. Von verschiedenen Instituten bekam ich den Hinweis, dass ich mit etwas über zwanzig Jahren bereits zu alt war und man Bewerbern den Vorzug geben wollte, die noch nicht die Chance hatten, eine Ausbildung zu machen. Richtiger wäre wohl gewesen, zu sagen, dass man denen den Vorzug gibt, deren Eltern bereits im Hause arbeiteten.

Wie man heute weiß, ist Intelligenz und die Sorgfalt, mit dem Geld anderer umzugehen, keine bevorzugte Eigenschaft im Bankgewerbe. Die Gier nach mehr Gewinn und der Wunsch, so schnell wie möglich reich zu werden, beherrscht alles.

Ebenso überfiel auch mich diese Gier, als ich mich näher mit dem Bankwesen und der Börse beschäftigte. Meine ersten Versuche mit Aktienkäufen waren gleich derart erfolgreich, dass ich absolut kein Interesse mehr am normalen Arbeitsmarkt hatte, auf dem ich sowieso fehl am Platze war. Warum auch sollte ich mich acht Stunden am Tag mit Menschen abgeben, die mir nicht immer wohl gesonnen waren?

Meine Realitätswahrnehmung war viel zu utopisch und bald war es vorbei mit Kursgewinnen. Ein unerwarteter Verlust reihte sich an den anderen. Mein naives Weltbild stürzte ein und traf mich in einer Zeit, in der ich zwar noch jung, aber beruflich längst am Boden war. Erste psychosomatische Beschwerden griffen um sich und machten mir das Leben schwerer als es ohnehin schon war.

Mein Hausarzt überwies mich an einen Psychiater, bei dem ich mich anfangs in guten Händen wähnte. Die Gespräche alle paar Wochen drehten sich bald nur um die Aktienmärkte und verstärkten meine Abhängigkeit, die ich rückblickend eindeutig als Spielsucht definieren würde, die bis heute anhält. Dieser angesehene Mann mit seinem Doktortitel brachte mich außerdem dazu, einen teuren Aktienbrief, den ich abonniert hatte, ihm schön kopiert jedes Mal auf den Tisch zu legen. Als ich alles Geld verspekuliert hatte, tat ich das nicht mehr.

Meine Besuche bei diesem Psychiater, der mir bei meiner Schüchternheit und Angst nicht helfen konnte oder wollte, wurden weniger. Durch einen äußerst ungewöhnlichen Zufall lernte ich jemanden kennen, der mir unterstellte, ein autistisches Verhalten zu haben. Mit diesem Begriff konnte ich nicht allzu viel anfangen. Mir war bis dahin nur der Film „Rainman“ bekannt. Aber irgendeine Ähnlichkeit zwischen der Hauptfigur im Film und mir konnte ich nicht entdecken.

Als ich den Autismus-Verdacht gegenüber meinem Psychiater erwähnte, bekam ich keine Antwort. Entweder hatte er keine Ahnung von diesem Spezialgebiet oder er hatte Angst, mich als Patienten zu verlieren, wenn er mir gestehen müsste, dass sich mein autistisches Verhalten im Grunde nicht ändern ließe.

Dass ich bei diesem Mann an der völlig falschen Adresse war, merkte ich erst richtig, als ich als Privatpatient eine maßlos überzogene Rechnung bekam, bei der nur ein Posten stimmte! Nur diesen bezahlte ich. Das Spezialgebiet dieses Psychiaters war anscheinend kontinuierlicher Abrechnungsbetrug in großem Stil.

Rückblickend betrachtet war diese Zeit des beruflichen Abstiegs und der Suche nach Behebung meiner Ängste und enormen Schüchternheit fast die schlimmste in meinem Leben. Niemand konnte und wollte mir helfen.

Der Psychiater taugte in meinem Fall nichts und das Arbeitsamt verdonnerte mich zu einer sinnlosen Tätigkeit, die mich fast ans Ende meiner Lebenserwartung brachte. Meine Ersparnisse waren futsch, ebenso wie meine Zukunft.

Da ahnte ich noch nicht, dass ich Ähnliches mehrmals erleben sollte. Es gab nie ein Jahr, in dem ich klar wusste, wie es beruflich im nächsten weitergeht. Das mag manch einer spannend finden, für mich sind solche unsicheren Zustände enorm belastend und hemmten mich noch mehr.

Ich schaffte es nicht, meine besonderen Begabungen gewinnbringend einzusetzen. Niemand wollte einen Mitarbeiter haben, der größten Wert auf Präzision und Akkuratesse legt, aber logischerweise auch mehr Zeit für diese Qualität benötigt.

Mein Streben nach Genauigkeit, Ordnung und Kontrolle führte u.a. dazu, die Graphiken der Aktienkursentwicklung intensiver zu studieren und selber diverse Charts zu zeichnen, was jeden Tag viel Zeit verschlang. Genutzt hatte dies aber alles nichts. Zwar gelang es mir oft, Wendepunkte an den Märkten frühzeitig zu erkennen, aber den exakten Zeitpunkt erwischte ich eher selten. Hochriskante Spekulationen mit Optionsscheinen endeten oft mit Totalverlusten. Unheimlich oft geschah dies im Gleichklang mit beruflichen Pleiten.

Der einzige Gewinn der unerwünschten Arbeitsplatzwechsel war, die Vielfältigkeit der menschlichen Charaktere kennenzulernen. Kleingeistigkeit, Neid, Missgunst und auch grundlose Gewalttätigkeit konnte ich beobachten.

Wie ich es in meiner Schulzeit immer wieder erleben musste, dass ich offenbar unbewusst andere zur Aggression gegen mich verleite, geschah solch ein Erlebnis während eines (gefürchteten) Betriebsausflugs. Alle warteten noch eine ganze Weile auf einen Zug. Ich stand in der Bahnhofshalle dicht an einer Wand, deutlich abseits anderer Kollegen. Ein älterer Mitarbeiter, mit dem ich nie etwas zu tun hatte, der mir auch völlig unbekannt war, kam auf mich zu, mit einem unwirklich blutrünstigen Gesichtsausdruck. Ich blieb wie angewurzelt stehen und machte mir erstmal nur Gedanken darüber, wieso eigentlich dieser Mensch grundlos auf mich losgehen wollte. Ein Kollege dieses gestörten Mannes griff ein und zerrte den Verrückten rechtzeitig zurück.

Später im Zug verkündete die Sekretärin, dass ich unter ihrem „persönlichen Schutz“ stehen würde. – Peinlich, aber wahr!

Die Diagnose

Etliche Jahre später, nach einem vollkommen gescheiterten beruflichen Werdegang, einem abermaligen Scheitern mit Aktienkäufen und dem Ende einer mehr schlechten als rechten Beziehung, die mir ohnehin nur viele traurige, ungewisse Monate bescherte, empfahl mir mein neuer Hausarzt, einen Psychiater aufzusuchen. Eigentlich brauchte ich so jemanden nicht, erst recht nicht nach meiner ersten miserablen Erfahrung, aber in meiner aussichtslosen beruflichen Situation erschien es mir sinnvoll, ein bisschen Rückendeckung zu haben, wenn mich die Abhängigkeit von staatlichen Ämtern zu sehr stressen sollte.

Erst nach ein paar Terminen bei diesem Facharzt erinnerte ich mich an die früheren Worte eines Bekannten, der meinte, ich hätte ein teilweise autistisches Verhalten. Als ich schließlich zum ersten Mal ein Buch über Autismus aufschlug und ich das Kapitel über die mildere Form, das Asperger-Syndrom, las, traf mich das wie ein Blitz. Als ob da Dinge über mich selbst standen.

Nach weiterem Studium über das Asperger-Syndrom im Internet war ich mir absolut sicher, genau dieses „Ding" zu haben – nur, wie lange sollte es dauern, bis ich endlich die richtige Diagnose vom Fachmann bekommen sollte?

Beim nächsten Termin äußerte ich meinen Verdacht. Was ich vortragen wollte, fertigte ich zuvor immer schriftlich. Zum einen, weil ich diesen Psychiater für nicht sehr Vertrauen erweckend hielt und ich mit ihm eigentlich gar nicht sprechen wollte und weil ich Angst hatte, das Meiste zu vergessen. Außerdem konnte ich mich schriftlich wesentlich besser ausdrücken. Dem Psychiater sagte der Begriff *Asperger* nichts und er blickte erst einmal in ein Psychologie-Lexikon. Nachdem er mir ein paar Passagen daraus zitierte, verwarf er sofort die Asperger-Diagnose!

Mein zwiespältiges Gefühl, das ich von Anfang an in dieser Praxis hatte, konkretisierte sich. Dieser Mann war bestimmt niemand, der mir helfen wollte oder konnte. Er war nicht einmal fähig, eine deutliche Depression zu diagnostizieren und meinte sogar noch: „Sie brauchen doch gar keine Diagnose, wozu?" Das stürzte mich nur noch mehr in tiefste Verzweiflung.

Ich konnte mit diesem Arzt einfach nicht reden – ich verweigerte mich. Gerade in diesen Monaten hätte ich tatkräftige Unterstützung gebraucht, um den Lebensalltag zu bewältigen. Was ich bekam, ausgerechnet von den Leuten, die auf psychologischem Gebiet besonders qualifiziert sein sollten, war Verständnislosigkeit und Ratschläge, die unglaublich instinktlos und deplatziert waren.

Ich machte einen Termin in einer Fachklinik aus, wo auch Erwachsene diagnostiziert werden. Meinem Psychiater schien das nicht zu gefallen, weshalb er mir davon abriet und eine Überweisung auch erst einen Tag vor dem Termin gab. So ein A****!

Die zwei Monate, die ich warten musste, waren lang, aber sie waren es wert. Nach überraschend kurzer Zeit fällte der Professor, der als einer der wenigen Top-Experten für Autismus und Asperger-Syndrom gilt, sein Urteil. Er meinte: „Ganz eindeutig, Sie sind der klassische Asperger-Fall!" Er sagte diesen Satz derart überzeugend, dass ich mir sicher bin, dass dies keine Fehldiagnose sein konnte.

Für die Eltern eines vermeintlich autistischen Kindes vielleicht eine Schock-Diagnose, für mich eine hoch erfreuliche, die aber leider 20 Jahre zu spät kam.

Leicht und beschwingt fuhr ich an diesem Tag wieder nach Hause. Gedanken, wie mein Leben nun weitergehen sollte, machte ich mir nicht. Ich bin ich und daran sollte sich auch nichts ändern.

Jedenfalls war ich endlich jemand und nicht einfach nur eine komische Person, ein sonderlicher Spinner. Ich mag das Pech gehabt haben, Gene geerbt zu haben, die manchmal ein Fluch sein können, aber jedenfalls bin ich nicht dumm und ich habe ein paar Eigenschaften und Sonderbegabungen, um die mich viele beneiden!

Die eindeutige Erkenntnis über mein Sein erklärte nun einiges. Zum Beispiel meine Asperger-typische Detailversessenheit, die nicht jeder nachvollziehen kann. Mein hoher Anspruch an Genauigkeit, auch bei Dingen, die man sowieso nicht sieht, ist mir sehr wichtig. Außerdem befasse ich mich gerne mit Statistiken, besonders in grafischer Darstellung. Viele Dinge lassen sich damit leichter erklären und auch besser kontrollieren.

Wenn es möglich wäre, würde ich mein Leben gerne in eine Schablone einpassen, um nicht ständig Unerwartetes zu erleben. Ich halte es für überlebenswichtig, alles, was mich selbst betrifft, genau unter Kontrolle zu haben.

Unterschiede

Es stimmt mich traurig, wenn ich sehe, dass einige junge, besonders extrovertierte Menschen sehr schnell erfolgreich sein können, überall beliebt sind, sofort Anschluss finden und offenbar immer im richtigen Moment das Richtige tun und sagen.

Im Gegensatz dazu bin ich stets auf der Stelle getreten oder wurde statt nach vorne immer weiter nach hinten gerückt. Man nahm mich nicht wahr oder wenn doch, dann oft als unnütz oder lästig.

Meine Angst oder wenigstens große Unsicherheit vor Mitmenschen ist heute noch präsent, aber gewiss weitaus geringer als in der Kindheit oder Jugend. Ich staune heute immer wieder, wenn ich im Fernsehen Jugendliche oder Kinder sehe, die ganz offen und ohne natürliche Furcht mit Fremden reden können.

Als ich 17 oder bereits 18 Jahre alt war, wollte ich gerne ein Fernglas kaufen, das ich im Schaufenster eines Geschäftes sah. Ich hatte aber furchtbare Angst, da hinein zu gehen und einen Verkäufer danach zu fragen. Jemand aus der Schulklasse ging mit, was mich etwas beruhigte. Mir ist noch heute diese eigenartige und peinliche Szene im Gedächtnis, wie ich da stand, anfing zu fragen und einen heißen Kopf bekam. Mit meinem Gestammel muss ich ziemlich merkwürdig erschienen sein, aber man verstand, was ich haben wollte.

Nicht viel besser erging es mir diverse Male auf dem Postamt, wo ich mich vom Schalter wieder entfernte, obwohl ich noch gar nicht das Wechselgeld bekam.

Völlig undenkbar wäre es gewesen, ganz alleine in ein Restaurant zu gehen, mich an einen Tisch zu setzen und auf die Bedienung zu warten.

Ähnlich problematisch war das Telefonieren. Als ich noch bei meinen Eltern wohnte und hie und da mal ein Anruf für mich kam, wäre ich am liebsten nie rangegangen. Ich kann nicht telefonieren, wenn jemand anders vielleicht mithört. Das ist auch heute noch so. Als ich mal einen Arbeitgeber anrufen musste, der vielleicht einen Job für mich hatte, stotterte ich einen furchtbaren Mist zusammen. Es muss geklungen haben wie eine unbekannte Sprache. Es dauerte etliche Jahre, bis ich nicht mehr zusammenzuckte, wenn ich ein Telefon klingeln hörte.

Ein Rätsel ist mir auch die merkwürdige Freude, die viele offenbar bei jeder Kleinigkeit empfinden und die anscheinend zum Lachen animiert. Ich halte das für irgendwie gestört. Ich kenne das Lachen nicht oder ich habe es schon früh verlernt. Wie oft musste ich den Satz hören: „Mache endlich ein freundliches Gesicht!“?

Nicht mal als ich bei einem Wettbewerb mit meiner Leistung den ersten Platz holte, konnte ich mich richtig freuen. Diese verminderte Fähigkeit zu fühlen macht mich traurig. Glücklicherweise betrifft das aber nicht alle Lebensbereiche, wie manch Uninformierte glauben mögen.

Als ich mich näher mit dem Asperger-Syndrom befasste, gewann ich den Eindruck, dass etliche oberflächliche Informationen darüber ein verzerrtes Bild ergeben. Was der eine nicht erbringen kann, muss nicht auf andere zutreffen. So las ich in einem Artikel, dass Menschen mit Asperger-Syndrom an Beziehungen nicht interessiert seien. Wenn man Probleme hat, Kontakt zu anderen zu finden, bedeutet das nicht, dass man kein Interesse an Beziehungen hat. Wenn man seine Gefühle nicht richtig zeigen kann, bedeutet das auch nicht, dass man gefühllos sei.

Oberflächliche Menschen verurteilen einen schnell, wenn sich jemand nicht nach ihrer Vorstellung benimmt. Und selten sind sie daran interessiert, von ihrer falschen Meinung abzurücken.

Nach etlichen Jahren, die vergingen, konnte ich nie die ungeschriebenen Verhaltensregeln erlernen, die unter Menschen wichtig sein sollen. Es kommt immer wieder vor, dass ich konfrontiert werde mit meinen Verhaltensweisen, die ich selbst nicht als ungewöhnlich wahrnehme. So warf mir ein Freund, der einen Yoga-Kurs leitete, an dem ich teilnahm, vor, ich würde mit niemandem reden.

Mein Einwand, dass doch in Wirklichkeit niemand mit mir redete und alle mich links liegen ließen und ich doch nicht immer den Anfang machen muss, wurde gleich abgewürgt und mit dem unfairen Argument gekontert, ich würde aber den Eindruck machen, als ob ich mit niemandem reden möchte. Ähnlich überraschend war der Vorwurf einer Frau irgendwo aus der Nachbarschaft, die mir völlig unbekannt war, die sinngemäß meinte, ich sei ein tölpelhafter, unhöflicher Mensch. Nahezu identisch waren die Vorwürfe anderer Nachbarn an einem neuen Wohnort.

Merken solche Menschen eigentlich, dass sie selbst genau das Gegenteil sind von dem, wie sie sich selbst sehen? Höflichkeit wird offenbar ganz unterschiedlich wahrgenommen, praktiziert und bewertet. Z.B. stört es mich kolossal, wenn ein Gesprächspartner am Telefon hörbar noch mit etwas anderem beschäftigt ist, das Telefon auf Lautsprecher einstellt und neben dem Reden aufräumt, spült, bügelt oder auch kackt.

Wo Schatten ist, gibt es auch Licht! Auch wenn ich auf viele einen auf den ersten Blick verstörenden Eindruck mache, etwas Unbekanntes bin, dem man sich vorsichtig nähern sollte, so scheinen andere dagegen einen positiven Eindruck von mir zu haben, die meine Aufrichtigkeit und schonungslose Ehrlichkeit schätzen, die es sehr begrüßen, wenn ich nicht um den heißen Brei rede, sondern bestimmte Dinge exakt auf den Punkt bringe oder treffend erfasse.

Eine Kollegin bedachte mich sogar einmal überraschend mit dem Kompliment, ich sei „der einzig normale Mensch hier“. Eine Erkenntnis, die andere häufiger haben sollten über Menschen mit Asperger-Syndrom.

Gegenwart und Zukunft

Das Gefühl, die berufliche Zeit hinter sich zu haben und näher am Ruhestand zu sein, beruhigt zwar, aber es ist nicht befriedigend. Ich hätte weit mehr leisten können als das, was ich durfte oder was man mir zutraute. Mein künstlerisches, kreatives und handwerkliches Potenzial blieb im Berufsleben nahezu ungenutzt. Manche sind mit mir umgesprungen, als ob ich nicht mal einen Toaster bedienen könnte.

Die passende Nische, in der ich meine Begabungen hätte einsetzen können, fand ich nicht. Stattdessen machten sich erschreckend viele Lücken im beruflichen Werdegang auf.

Mit verbrecherischer Rücksichtslosigkeit und einem Höchstmaß an Unsensibilität versuchten staatliche Institutionen mich aus der Arbeitslosigkeit herauszuholen. Zuletzt drängte man mich zu einer Selbständigkeit, die ich nicht leisten konnte. Daran bin ich fast zugrunde gegangen und mein Leben stürzte in einen bodenlosen Abgrund. Neue körperliche Beschwerden machten sich breit, bis heute. Meine Konzentrationsfähigkeit sank fast bis auf Null und meine Ersparnisse, die in etwas besseren Zeiten beachtlich anwuchsen, konnte ich nicht mehr richtig verwalten. Und all dies geschah, als ich um die Ursache meines speziellen Lebens zwar nun selbst Bescheid wusste, ich aber noch keine fachmännische Diagnose hatte.

In der Hoffnung, mit mehr Erspartem aus der staatlichen Abhängigkeit zu kommen, verspekulierte ich mich total. Fast am gleichen Tag der „eindeutigen Diagnose“ war fast alles Geld verzockt.

Eigentlich konnte es von jetzt an nur noch bergauf gehen. Und das „neue Leben“ startete auch vielversprechender als das alte sich verabschiedete. Diejenigen, die über etliche Jahre hinweg immer wieder mein Leben bestimmten, ließen mich jetzt weitgehend in Ruhe.

Ein großes Problem habe ich dennoch damit, einen vernünftigen Tagesablauf zustande zu bringen. Als großen Erfolg werte ich, dass ich es schaffte, meine Asperger-typische Detailversessenheit geschickter einzusetzen, um die Aktienmärkte noch kontrollierter zu beobachten, Charts noch besser zu analysieren. Die Gewinne wurden wieder häufiger, Verluste seltener und ich bastelte an einer weit besseren persönlichen Strategie, die auch mehr Stabilität und Sicherheit bot als in früheren Zeiten.

Auch wenn ich mich immer noch in einer Schieflage befinde, die alten Verluste noch nicht ganz ausgeglichen sind, was aber bald der Fall sein dürfte, kann ich doch mit Stolz sagen, dass ich es geschafft habe, in einer Zeit der weltweiten finanziellen Krise meine Ersparnisse phänomenal zu vervielfachen.

Entgegen „gestandenen Erwachsenen", die nur Unverständnis übrig haben für andere, die irgendwie noch kindlich geblieben sind, möchte ich mir Kindheitsträume unbedingt erfüllen, auch wenn sie auf den ersten Blick nicht viel Sinn machen. So wäre inzwischen die Anschaffung eines guten Second-Hand-Rolls-Royce kein Problem mehr. Und dieser Wunsch wird auch erfüllt.

Des Weiteren bin ich eifrig am Entwerfen eines prächtigen Hauses. Zukunftspläne schmieden macht Spaß, wenn man das Gefühl hat, dass die Umsetzung auch gelingt.

Man darf nie aufgeben!

HAJO

Achsenzeiten

Plötzlich fällt er ihm auf, dieser Platz, der „Bolzplatz“, der sich vielleicht zwanzig bis dreißig Meter von seiner Haustür entfernt befindet. Er läuft fast täglich daran vorbei und hat schon sehr lange keine Notiz davon genommen, aber jetzt sticht er ihm förmlich ins Auge. Er sieht den Platz in Gedanken so, wie er vor einigen Jahren war, als er noch „Matschwiese“ hieß; und er erinnert sich an diese ermüdenden Diskussionen über die Gestaltung des Platzes, der sich nach jedem etwas ausgiebigeren Regen in einen Teich verwandelte. Bis der Entschluss gefällt wurde, ihn mit einem Kunststoffbelag zu überziehen und zu einem Platz umzuwidmen, auf dem die Jugendlichen wahlweise Basketball oder Fußball spielen konnten. Zusätzlich zu dem Kunststoffbelag kamen noch ein Basketballkorb, ein Fußballtor, Einzäunungen und zwei hohe Gitterzäune, die verhindern sollten, dass der Ball auf den benachbarten Parkplatz flog. Nach diesen Umbauten hieß die „Matschwiese“ „Bolzplatz“.

Und damit ist dieser Platz seither mit sehr unangenehmen Assoziationen verknüpft; mit den Erinnerungen an die Torturen, die er in seiner Kindheit und Jugendzeit an solchen „Bolzplätzen“ über sich ergehen lassen musste. Sport, insbesondere Mannschaftssport, war für ihn das Schlimmste, was er sich überhaupt vorstellen konnte. Diese Erniedrigungen und Ausgrenzungen, die damit unausweichlich verbunden waren und gegen die er sich nicht zur Wehr setzen konnte. Er konnte sich gegen viele Dinge zur Wehr setzen damals, aber gegen diesen verhassten Sport hatte er keine Chance. Und Fußball war davon mit Abstand das Übelste.

Auf dem Bolzplatz sind fünf Jungen im Alter etwa zwischen zehn und 13 Jahren und kicken sich, wie es den Eindruck macht, recht unmotiviert gegenseitig einen Ball zu. Der hüpft plötzlich über das Geländer des Platzes und rollt auf ihn zu, direkt vor seine Füße. Er kickt ihn den Jungs zurück und ist fast ein wenig stolz darauf, dass er die richtige Richtung getroffen hat. Er findet sogar, dass sein Einsatz fast routiniert gewirkt haben muss; seine Vergangenheit als „Antifußballer“ ist ihm dabei bestimmt nicht anzumerken gewesen. Da zeigt einer der Jungs auf ihn und fragt einen der anderen Jungen, „Wer ist denn das?“ „Der Junge wohnt hier“, antwortet ihm gleich darauf der andere.

Diese Antwort wiederholt sich einige Male in seinen Gedanken, „Der Junge wohnt hier“. Er ist vierundvierzig Jahre alt und wohnt hier seit mehr als sieben Jahren – „Der Junge wohnt hier“. Ihm fällt die Szene auf der Elbfähre ein, in der ein kleines Mädchen auf ihn zeigte und sagte, „Papa, schau mal, der Junge hat einen tollen Fahrradhelm“. Und gleich danach, wie er in einer Schule von einer Frau, vermutlich einer Lehrerin, gefragt wurde, in welche Klasse er denn ginge. Gut, das war letztes Jahr, da war er erst dreiundvierzig, aber das mit dem Fahrradhelm ist erst neulich gewesen, in diesem Sommer. Dieses Phänomen, dass er manchmal für sehr jung gehalten wird, ist ihm natürlich nicht unbekannt. Er kokettiert auch gerne damit, zumal es auch sehr gut zu seinem Selbstbild und seinem Lebensgefühl passt. Aber dennoch gibt es Momente, in denen dieser Effekt befremdlich wirkt – irgendwie; wie jetzt.

Er war vielleicht zwölf Jahre alt, als er sich entschieden hatte, nie, im Leben nie, erwachsen zu werden. Vielleicht auch erst elf, er weiß es nicht genau. An die Begebenheit selbst kann er sich aber sehr genau erinnern, als sein Vater versuchte, ihm zu erklären, was es mit dieser „Sexualität“ auf sich hatte. Der Anlass hierfür waren die Fragen, die ihm der „Sexualkundeunterricht“ in der Schule aufgeworfen hatte und mit denen er seine Eltern konfrontierte. Die hatten bestimmt den Eindruck hinterlassen, dass er nichts davon verstanden hatte, von der Sexualität. Er hatte auch wirklich nichts davon verstanden, auch nach den Erläuterungen seines Vaters nicht. Er muss zugeben, dass er bis heute nicht verstanden hat, was sich hinter diesem Begriff *Sexualität* verbirgt. All diese Erläuterungen zur menschlichen Sexualität hatten lediglich den Effekt, ihn in seiner Einschätzung zu bestärken, dass diese Erwachsenen ganz merkwürdige Wesen sein müssen, sogar noch viel merkwürdiger als die anderen Kinder. Der Entschluss, dass er nie einer von ihnen werden mochte, war spätestens nach dieser Sexualkunde-Begebenheit logisch zwingend. Lieber sterben als erwachsen werden, das war der Entschluss, den er fasste; ein für alle Mal, wie in Stein gemeißelt.

Eigenartigerweise musste er seither nie etwas dazu tun, nicht erwachsen zu werden. Bis zur heutigen Zeit nicht. Es hat bislang nichts in seinem Leben gegeben, das in ihm auch nur annähernd die Befürchtung auslöste, nun erwachsen zu werden. Nicht ein einziges Mal in den nunmehr dreiunddreißig oder vierunddreißig Jahren, die seit jenem Entschluss vergangen sind. Er ist wirklich Kind geblieben, so wie er es damals entschieden hatte; und das ganz von selbst, als wenn alles andere unnatürlich gewesen wäre.

Es hat in seinem Leben überhaupt nur ein einziges Mal einen Übergang zwischen zwei verschiedenen Lebensphasen gegeben, und den erlebte er kurz vor seinem „großen Entschluss“. Es ist ihm unmöglich, eine genaue Zeit für diesen Übergang zu bestimmen; es musste irgendwann in der Zeit gewesen sein, in der er zehn bis zwölf Jahre alt war. Wahrscheinlich war es ein Übergang, der sich über eine längere Zeit erstreckte; vielleicht ja über diese zwei Jahre. Seine Erinnerungen sind zu ungenau, um das mit Bestimmtheit sagen zu können. Der Beschluss, immer Kind zu bleiben, markiert den Beginn der zweiten Lebensphase, den Start in ein neues, damals beängstigend unbekanntes Leben.

Diese beiden Lebensphasen, die dieser Übergang voneinander trennt, sind voneinander unvorstellbar verschieden. Der Unterschied ist so groß, dass ihm seine Erinnerungen an die ersten zehn, elf Lebensjahre richtig fremd sind; er kann sie nicht entziffern, er hat auch keinerlei emotionalen Bezug zu ihnen. Auch eine zeitliche oder räumliche Einordnung dieser Erinnerungen ist ihm nicht möglich, zumindest nicht unmittelbar. Er hat sich jahrelang mit diesen Erinnerungen beschäftigt, die wie Bilder aus einer fernen Welt wirken, und manche von ihnen inzwischen einordnen können. Zu manchen hat er auch ein Verhältnis bekommen, wie die Erinnerung an den „Steinhaufenjungen“. In der sieht er sich selbst, von schräg oben aus einer Entfernung von etwa zwei Metern. Er sieht sich auf einem Haufen Pflastersteine sitzen, mit einem ausdruckslosen, vielleicht traurigen Gesicht. Erinnerungen wie diese haben ihm mit der Zeit immer genauere Ideen gegeben, in was für einer Welt er als Kind wohl lebte.

Klar ist, es war eine Welt ohne Menschen. Menschen traten erst spät in sein Leben, in sein Erleben; und dann als sehr eigenartige Wesen, die ihn zuweilen mit lauter Stimme beschimpften, kränkten oder schlugen. Vor allen Dingen waren sie auch die Quelle einer unerträglichen Tortur seiner Wahrnehmungen: Ihre Lautstärke und ihre Gerüche vor allen Dingen. Auch seine Eltern hatte er sozusagen zu spät kennen gelernt, um noch eine vernünftige Beziehung zu ihnen aufbauen zu können. Sie waren ihm im Wesentlichen lästig. Er erinnert sich, wie überrascht er gewesen war, als er erfuhr, dass sein Vater sich wohl einige Male in der Schule für ihn einsetzte, indem er sich über die Grausamkeiten beschwerte, denen er oft in der Schule (und insbesondere im Sport) ausgesetzt war. Das hätte er ihm gar nicht zugetraut, seinem Vater. Sein Bild von seinen Eltern ist ziemlich davon geprägt, dass sie ihm keine Unterstützung waren, als er welche gebraucht hatte. Inzwischen weiß er, dass sie es gar nicht sein konnten, weil die Distanz zwischen ihm und ihnen zu groß war. Sie waren überhaupt nicht da, in seiner Welt, weil er sie schlicht nicht wahrgenommen hatte, wie alles andere Menschliche auch nicht.

Es ist, als wenn er die ersten Jahre seines Lebens in einer anderen Welt auf einem anderen Planeten, vielleicht in einer anderen Galaxis verbracht hatte. In einer Welt ohne Menschen, weswegen es vermutlich auch nicht seinen Erwartungen entsprach, irgendwann auf Menschen zu treffen. Es war wie ein Schock, diese Begegnung.

Er weiß sehr wenig von seiner Ursprungswelt. Er weiß beispielsweise nicht, ob es eine kalte oder warme Welt war. Seine eigentliche Assoziation zu dieser Welt ist die einer kalten Welt, einer Welt aus Eis mit spitzen, scharfkantigen bläulichen Konturen. Deswegen mag er immer noch den Winter und den Schnee, weil er sich in ihnen wie zu Hause fühlt – im Eis. Abkömmling eines Eisplaneten. Aber vielleicht war es eine warme und geborgene Welt. Gerade weil es keine Menschen gab, eine Welt ohne Bedrohungen, eine unbeschwerte Welt, die reine Welt seiner eigenen Gedanken und Phantasien. Er weiß es nicht; seine Erinnerungen geben darüber wenig Auskunft, auch wenn eigentlich nichts darauf hindeutet, dass seine Kindheit unbeschwert gewesen war.

Das heißt, nicht direkt. In gewisser Weise fühlt es sich so an, als ob alle Probleme erst anfingen, nachdem er mit den Menschen Kontakt aufgenommen hatte. Und das gleich in zweierlei Hinsicht: Als Probleme mit den Menschen, die, einfach weil sie in der Überzahl waren, eine Integration forderten und zugleich aber nicht zuließen. Sie gingen davon aus, dass er einer von ihnen war, ohne dass diese Annahme in irgendeiner Weise begründet werden konnte. Es war schlicht unmöglich, sich ihnen anzupassen; zu groß waren die Unterschiede und die Gräben, die ihre Welt von seiner trennten. Mit der Zeit eröffneten sich allerdings Möglichkeiten, so zu tun, als würde er sich ihnen angleichen, indem er sie imitierte und auf diese Weise wohl auch irgendwie menschlich wirkte. Aber anpassen, wirklich anpassen ...?

Was sich dabei ebenfalls als unüberwindlich herausstellte, war das Gefühl, fremd zu sein; mehr noch, in einer ganz und gar falschen Welt zu leben, in die er nur irrtümlich geraten sein konnte. Die Welt seiner Kindheit dagegen war eine vertraute Welt, in der er nicht fremd war. Es war seine Heimat. Sie ist ihm immer eine Art Utopie geblieben, allerdings eine sehr ambivalente: Einerseits eine Welt, deren Vertrautheit und Sicherheit die Erfüllung seiner Sehnsüchte darstellte, andererseits aber eine sehr einsame Welt, eine ohne Menschen. Die eigentliche Utopie wäre eine Synthese aus beidem, eine Welt mit Menschen, die aber ganz anders sein sollten als das, was Menschen üblicher Weise sind. Eine Welt, bevölkert mit Wesen, die so sind wie er. Aber das Wesen einer Utopie besteht eben darin, dass sie immer in einem Kontrast zur so genannten Wirklichkeit besteht. Das Gefühl des Fremdseins hat ihn nie verlassen.

Das ist also seine Heimat: Eine kalte und menschenleere Welt aus Eis; alles andere wird ihm immer fremd bleiben. Vielleicht hat es auch damit zu tun, dass der Winter seiner Geburt ein ausgesprochen harter Winter war. In Südwestdeutschland sogar der kälteste des zwanzigsten Jahrhunderts. In diesem Winter, 1962/1963, waren die Rheinfälle, in deren Nähe seine Eltern damals lebten, zugefroren. Sein Vater war am Tag seiner Geburt auf dem Rhein durch das Eis gebrochen, als er versuchte, seinen ebenfalls eingebrochenen Hund zu retten. Und er war krank gleich nach seiner Geburt, todkrank, weil er keine Nahrung zu sich nehmen konnte. Er versucht sich seine Eltern vorzustellen, wie sie in Eiseskälte in einer mit Holz nur unbefriedigend zu heizenden Wohnung waren, mit einem Kind, das eigentlich nicht leben wollte. Dank einer ganzen Reihe von glücklichen Umständen überlebte er aber; das heißt, das Leben hatte ihn nach etwa zwei Jahren der Unentschiedenheit zu sich gerissen. So weiß er es von seinen Eltern; selbst hat er keine Erinnerung daran.

Ob da ein Zusammenhang besteht, zwischen diesen Umständen seiner ersten Lebensjahre und der hermetischen Abgeschlossenheit, in der er seine Kindheit verbrachte? Er weiß es nicht. Auf jeden Fall passt es zusammen, wie alles in seinem Leben mit einer beängstigenden Konsistenz zusammen passt. In einem Leben, das sich wie das vieler Insekten in zwei unvorstellbar verschiedene Phasen aufteilt, Larva und Imago. Mit einem Übergang, an dem es sozusagen wie an einer Achse befestigt ist. Wie das wohl solche Insekten wahrnehmen? Erinnern sich Schmetterlinge überhaupt an ihre Zeit als Raupen, wenn ja, auf welche Weise?

Seit diesem Übergang hat es keine wirklichen Übergänge mehr gegeben. Er ist bis heute jener etwa zwölfjährige Junge geblieben, der sich mit einer Mischung aus Erstaunen und Entsetzen anhörte, wie sich das mit der Sexualität verhielt. Entsetzen, weil es ihm wie kaum etwas anderes verdeutlichte, wie wenig er mit jenen Menschen gemeinsam hatte, die ihn für einen der ihren hielten. Dieses Befremden hat sich seither kaum verändert, geschweige denn in irgendeine Richtung entwickelt. Genauso wenig wie diese Mechanismen, die, seit es Menschen in seinem Leben gibt, seine Verhältnisse und Beziehungen mit ihnen hintertreiben, ins Absurde treiben. Und offenbar hat sich selbst die Art und Weise, wie er auf andere wirkt, nicht sehr geändert. Wie schon die Zeit seiner Kindheit ist die Zeit nach dem Übergang eine zeitlose Zeit. Es würde ihn nicht erstaunen, wenn der die Zeit nach dem nächsten zu erwartenden Übergang, seinem Tod, ähnlich erleben würde, wie jetzt oder vor dem letzten Übergang. Es gibt sehr wenig, was er so gut an Hand seiner eigenen Biographie nachvollziehen kann, wie die buddhistische Karma-Lehre.

Er dreht sich noch einmal um und sieht, wie die fünf Jungen miteinander reden; der Ball liegt unbeachtet neben ihnen. Er war wohl etwa in ihrem Alter, während des Übergangs, als er seine „Achsenzeit" erlebte. Was sie wohl gerade erleben, in was für einem Übergang sie sich wohl befinden? Ob vielleicht einer von ihnen gerade beschlossen hat, nie, nie, nie erwachsen zu werden? Vermutlich nicht; ein Bolzplatz ist wohl nicht der Ort für solche Entscheidungen – aber, wer weiß das schon?

Fast hätte er den Hauseingang verpasst und wäre daran vorbei gelaufen. Er biegt scharf nach links und muss sich dabei ein wenig konzentrieren, um nicht das Gleichgewicht zu verlieren. Mit einem gut einstudierten Griff fasst er den Schlüsselbund, der seit Jahren immer an derselben Kette am Hosenbund hängt. Meistens gelingt es ihm, den Bund so zu greifen, dass er gleich den richtigen Schlüssel in der Hand hält und mit einer einzigen Bewegung ins Schlüsselloch stecken kann. Diesmal gelingt es nicht ganz, aber fast: Er hat zwei Schlüssel in der Hand. Daher muss er mit einer zweiten Bewegung den richtigen Schlüssel greifen, um ihn dann – wiederum mit einer einzigen, eingeübten Bewegung – ins Schlüsselloch zu führen. Dieser Ablauf ist so gut einstudiert, dass er dafür noch nicht einmal hinsehen muss. Es funktioniert daher auch nachts, im Dunkeln.

Nachtrag: Der Steinhaufenjunge

Seine Kindheit: Sein Blick kannte noch den Radius, eine Art Horizont. Bekannte Welt – Unbekanntes; scharf deutlich, vertraut das eine – farbige, unförmige Flecken das andere: Zwischen Neugier und Furcht. Banale Geschichten blähen sich zu einer erschreckenden Erkenntnis: seine Umwelt, das Unscharfe war feindlich. Erwachsenengeschichten. Er sah dunkle Brücken, ängstlich enge Wege und geheimnisvolle Wasser: eine Kirche taucht aus dem Nichts auf und erweitert den Horizont nach oben – Grenzspiele. Er sah sich auf einem Steinhaufen sitzen, Pflastersteine – kleines Kind – und traurig sein auf diesem Steinhaufen, eingefroren im Tränennass. Angst und Trauer damals noch nicht unterscheidbar in dieser Isolation.

Er saß auf diesem Steinhaufen, vier- oder fünfjährig und war traurig, weil ängstlich. Dieser Steinhaufen, der einmal nicht da war, wird irgendwann nicht mehr da sein. Dasein. Er fühlte sich stark, weil er wusste, wie schwach er war: In diesem Augenblick und später; weil er es wusste, hatte er Phantasien, stark zu sein, mächtig zu sein, Herr sogar über alle Natur, all dem Äußeren, Nichtisolierten, das ihn in sich gefangen hält, ihn nicht atmen lässt, nicht altern, nicht leben. Vernichten würde er es und damit seine Isolation.

„Böses, böses Mädchen – man schreibt doch mit der schönen Hand!“

„Die Geschichte eines jeden autistischen Kindes ist [...] eine Tragödie“ (Bettelheim, Karlin, 1983, S. 113).

Um hier meine Geschichte und das, was ich erzählen (und auch erklären) möchte zu erzählen, habe ich ein bisschen „Verstärkung“ mitgebracht: Und zwar in Form von Zitaten. Diese Zitate aus verschiedenen Büchern (von so genannten „Betroffenen“ und auch von Fachleuten) können oft das, was ich beschreiben möchte, viel besser ausdrücken, als ich es kann. Und es gibt noch einen weiteren wichtigen Grund, nämlich die Erfahrung und das Wissen, dass es zumindest noch eine weitere Person gibt, die auch so oder ähnlich denkt und empfindet oder wahrnimmt ...

Es tut einfach gut, wenn man weiß, dass man nicht alleine ist! Aber erst einmal der Reihe nach:

„Böses, böses Mädchen ...“ – Ich war sechs Jahre alt, als man mir das sagte. „Man schreibt doch mit der schönen Hand!“ Zusätzlich gab es noch zwei heftige Schläge auf die Hände ...

Diese Szene spielte sich ab in einer Augenklinik; es war eine Schwester, die mich sah, als ich gerade dabei war, Kringel zu malen – mit „links“ – und sich auf mich stürzte. Sie war sehr erfolgreich mit dieser „Erziehungsmethode“ (auf die sie übrigens auch sehr stolz war ...) – ich habe von da ab nie wieder etwas „mit links“ gemacht, einfach so „mit links“ ...

Ach ja, ich habe geschielt. Auf beiden Augen. Von Geburt an.

Mit 26 Jahren hatte ich meinen ersten „Total-Crash“, wie ich es heute nenne. Ich kam wieder an einen „etwas anderen Ort“ und wieder hat man mir erzählt, wie ich bin. Und dass ich nicht „richtig“ bin. Dieses Mal war es eine „Psychiatrische Klinik“ ... Warum ich dort war? Ich hatte wohl etwas falsch verstanden (vielleicht bin ich sogar „gehänselt“ worden und habe es nicht gemerkt ...) – und das hat mich aus dem Gleichgewicht gebracht. Ich hatte wochenlang nicht mehr richtig geschlafen: Widersprüchlicher „Input“ – und das „Triggern“ einer „alten Angst“ ... – aber diese Zusammenhänge werden mir erst jetzt nach und nach mehr und mehr bewusst. Leider erst jetzt – es wäre gut gewesen, all dies schon früher gewusst zu haben. Denn es blieb nicht bei einem „Crash“ ...

„... diese üblichen ‚Therapien' seien Gift ..." (Schäfer, 2006, S. 161).

schreibt Susanne Schäfer – und was für ein Gift, ja ... Es gibt wohl Erlebnisse, die man nicht so einfach vergisst, zum Beispiel jenes aus dieser Zeit an diesem „etwas anderen Ort", als sie mich einmal nachts, als ich Angst hatte, einfach im Bett festgeschnallt haben. Und das Bett dann ganz weit weg ans Ende des Korridors geschoben haben, die beiden „Pflegerinnen", die die „Nachtwache" hatten ...

„Die Würde des Menschen ist unantastbar" (Artikel 1 des Grundgesetzes der Bundesrepublik Deutschland).

Man wird in eine „Weste" gesteckt, und zusammen mit dieser Weste im Bett festgeschnallt: Derjenige, der sich dieses „Festhaltesystem" ausgedacht hat, muss wohl ein Sadist höchsten Grades gewesen sein: Diese Knöpfe! Sie sehen aus, als könne man sie mühelos öffnen, einfach öffnen – aber es geht nicht, es geht einfach nicht ... und man versucht es wieder und immer wieder, weil man es nicht fassen kann, was hier mit einem geschieht ... und man wagt nicht, um Hilfe zu rufen, weil ja sowieso keiner helfen würde ... und wer weiß, ob sie dann nicht noch mehr, noch andere Mittel hätten ...

Bis man dann irgendwann aus Erschöpfung und Verzweiflung einschläft ...

Man stellt sich ja dann schon auch die Frage: Was für Menschen sind es, die so etwas „anordnen", „anwenden", „zulassen"? ... aber ich war ja sowieso alleine auf der Welt ...

Aber noch einmal zurück in die Augenklinik. Eine schlimme Erinnerung habe ich auch hier: Ich bin einmal aufgewacht aus der Narkose, in meinem Bett, in meinem Klinikzimmer. Die Augen waren verbunden, über meine Ellenbogen hat man Eisenschienen geschoben, damit ich meine Arme nicht bewegen konnte (... weil ich mir ja sonst reflexartig die Augenbinden von den Augen gerissen hätte ...). Und ich war im Bett festgeschnallt ...

Ich weiß nicht, wie lange ich so dagelegen bin und nicht wusste, was mit mir ist. Ich glaube, ich habe mich nicht einmal getraut, zu schreien – wem auch? War da überhaupt noch irgendjemand? Oder war ich ganz alleine? Ich sehe nichts! Wo war ich?

Was ist mit meinen Armen? Warum kann ich meine Arme nicht bewegen? Wo bin ich?

ICH SEHE NICHTS! ICH SEHE NICHTS! ICH SEHE NICHTS! Warum kann ich meine Arme nicht bewegen?

Hier habe ich wohl zum ersten Mal eine Ahnung davon bekommen, was es heißt, lebendig begraben zu sein ... Anschließend an meine Schieloperationen hätte ich noch „Augentraining“ machen müssen mittels jeweils „zugeklebtem“ Auge und Brille. Ich wollte es aber nicht! Wie ich mich erinnere, wäre es eine große Anstrengung gewesen für mein Gehirn – ich hätte das „Sehen“ – und alles, was damit verbunden ist, neu lernen müssen, umlernen müssen. Wenn ich die Brille doch einmal getragen habe, war ich noch unsicherer. Und ich war doch sowieso schon sehr unsicher, was das Sehen und Wahrnehmen allgemein anbelangt, und auch in meiner Motorik, meinem Bewegen, meiner Körperwahrnehmung. Ich weiß noch, dass eine nette, ältere Nachbarin mit mir geübt hat, „schön“ zu gehen, meine Füße richtig aufzusetzen, nicht mit den Fußspitzen nach innen, so wie ich es tat.

Viele Erinnerungen an meine Kindheit insgesamt habe ich nicht. Es sind wohl eher immer Schlüsselszenen. So erinnere ich mich an zwei Begebenheiten aus meiner Kindergartenzeit. Die eine Szene: Ich wollte voller Freude – mit Eimerchen und Schaufel – zu den anderen Kindern in den Sandkasten. Ja, aber kaum war ich drin, waren alle anderen draußen ... Ich weiß noch, dass ich total geschockt war! Fassungslos!

Ich denke aber, dass mir in diesem Moment bewusst war, dass mich diese Kinder wohl als „schwachsinnig“, „geistig behindert“ gesehen haben, wohl aufgrund meiner „Schielaugen“. Damals wurde ja sogar ein Brillenträger als „Brillenschlange“ ausgelacht, und ein körperlicher oder geistiger „Defekt“ galt als persönliches Versagen!

Die zweite Szene: Laternenfest. Alle Laternen waren schön aufgereiht, und die anderen Kinder – außer mir natürlich, ich war ja so brav und angenehm und angepasst – riefen durcheinander, welche Laterne sie haben möchten, welche die Schönste sei ... Und ich habe mich, zusammen mit den Kindergärtnerinnen, so geärgert über diese „schrecklichen“, lauten Kinder! Nein, wie kann man nur! Und ich war natürlich das „leuchtende Vorbild“ für alle, durfte aufstehen und ganz laut sagen: „Mir gefällt die am besten, die ich bekommen werde ...!“ Kein Wunder, dass sie alle mich auch deshalb nicht leiden konnten!

Was war ich doch für ein braves Mädchen! Als Kind habe ich Märchen – nein, nicht geliebt, nein. Diese Geschichten fand ich immer schon sehr schlimm. Aber ich habe aus diesen Geschichten gelernt: Über Menschen. Wie Menschen sein können. Dass sie böse sein können. Hinterhältig. Gemein. Gewalttätig. Unbarmherzig. Und mir war klar: Dass ich auf keinen Fall böse sein möchte! Oder hinterhältig! Oder gewalttätig! Sondern ein braves Mädchen – wie in den Märchen: Einfach, bescheiden, edel und klug. Hilfsbereit. Und mutig!

Was habe ich nämlich auch gelernt aus den Märchen? Wenn ein braves Mädchen sich – auch wenn das Leben noch so schlimm und schrecklich für es ist, nie beklagt, nichts für sich selbst fordert und wenn doch, dann aber niemals zuviel, besser aber immer nur darauf bedacht ist, dass es anderen Gutes tut und nie an sich selbst denkt usw., usw., dann – ja dann wird ein braves Mädchen am Ende belohnt: Es bekommt seinen Märchenprinzen – nein, schöner: Er, der Märchenprinz – nachdem er lange, lange nach ihr gesucht hat, und selbst viele, viele gefährliche Abenteuer überstehen musste, kommt und rettet sie. Und alles ist dann gut! Brave Mädchen kommen in den Himmel – zumindest aber, wenn sie auch noch ein bisschen schlau sind, nicht in den Backofen der bösen Hexe …

Schulzeit: Was das Lernen anbetraf, problemlos. Als Mädchen der damaligen Zeit war man ja darauf „trainiert", es ja allen Recht zu machen und die Anforderungen und Wünsche anderer zu erfüllen! Ab der 7. oder 8. Klasse Gymnasium wurde es aber öde und langweilig, ich hatte keine Lust mehr auf Schule …

> „Don't know much about history ..." singt Sam Cooke in *Wonderful World.*

Unglückliche erste Liebe (klar, was sonst?). Alle nachfolgenden natürlich auch (klar, was sonst?) – hierzu Tony Attwood:

> „Vor allem Frauen mit Asperger-Syndrom sind bei ihrer Partnerwahl nicht immer sehr klug […] Die Partnerwahl kann auch durch ein geringes Selbstwertgefühl beeinflusst werden" (Attwood, 2008, S. 362).

Ja, auch das hätte anders verlaufen können … Zu dieser Zeit habe ich dann auch mit dem Rauchen angefangen (klar, was sonst?). Und was wohl auch sehr belastend und anstrengend war, da ich eher eine „Eule" bin oder zumindest war in meiner Jungendzeit, war der frühe Schulbeginn bei uns: 7.45 Uhr. Das hieß nämlich für uns hier „auf dem Land", dass bereits um 6.35 Uhr der Bus abfuhr, und wir erst einmal eine halbe Stunde unterwegs waren „über Land". (Anmerkung: Unsere Nebenbahnlinie hat dann aber netterweise einen Extra-Bus eingesetzt für uns Schüler – Abfahrtszeit: 7.05 Uhr! Luxus pur!).

Zum Glück hatten wir damals noch nicht oft 6. Stunde und auch so gut wie keinen Nachmittagsunterricht. Ja, das ging tatsächlich noch damals!

Nach der 10. Klasse ging ich also erst einmal ab von der Schule und absolvierte eine Lehre im Bürobereich. Und dann kam das große Bedauern – darüber, nicht studieren zu können, weil der nötige Schulabschluss fehlte! Also – die Lösung: 2. Bildungsweg. Fachhochschulreife

(Telekolleg II). Neben Vollzeit-Berufstätigkeit. Ich denke, dass ich in dieser Zeit mein Nervenkostüm sehr beansprucht habe: Zwei Jahre ständige Anspannung. Immer wissen, dass nach drei Monaten wieder Prüfungen kommen … Prüfungen, Hilfe!

Aber: Geschafft! Dann Studium. Das heiß ersehnte Studium! Betriebswirtschaft. Aber nicht wegen Buchführung, Bilanzen, Gewinn- und Verlustrechnungen. Nein, das war nicht mein Ziel. Mein Ziel war von Anfang an, diesen FH-Abschluss zu bekommen und damit die Uni-Zugangsberechtigung. Und dann wollte ich Psychologie studieren. Mein Interesse galt von Anfang an ganz besonders der Betriebspsychologie. Natürlich nicht ohne Grund: Ich hatte ja selbst – gerade im Bürobereich – erlebt und hautnah erfahren, wie die Realität aussieht – und dass man hier wirklich vieles besser, anders machen könnte, sollte … und das hätte ich gerne machen wollen, versuchen wollen.

Während des Studiums hatte ich dann meinen schon erwähnten ersten „Total-Crash". Das große „Erstarren". Und „Zementieren", wie ich es heute nenne. „Medikamentöses Zementieren" … Nur ein Jahr später, auch noch während des Studiums, kam dann der zweite „Crash" … All die Angst, die ich hatte, hätte ich nicht haben müssen …

> „Ich wünschte bloß, ich hätte all dies viel, viel früher erfahren; es hätte mir eine Menge Schlimmes ersparen können. Verdammt, ich wär' fast verreckt daran!" (Schäfer, 2006, S. 143).

> „Das Leben hätte soviel leichter sein können; ich hätte mehr Kapazität für anderes als nur das ‚nackte Überleben' übrig gehabt …" (ebd.).

Was mir nämlich geholfen hätte …

> „Die ‚Verbindungen' zwischen vergangenen Erfahrungen und aktuellen Gefühlen und Verhalten müssen ‚gekappt' werden, damit sie nicht länger „funktionieren" – und damit niemand mehr – ob nun mutwillig oder unbeabsichtigt – diese ‚Knöpfe' drücken und damit mächtige Gefühle auslösen kann" (in Anlehnung an: Moskovitz, 2001, S. 137).

Diese Zusammenhänge sind mir inzwischen auch klar geworden – ich weiß jetzt um meine „Angst-Knöpfe". Und ich hoffe sehr, dass mich dieses Wissen künftig vor weiteren „Erstarrungen" bewahren wird – wie es auch Alice Miller hier beschreibt im Zusammenhang mit Franz Kafka:

> „Ich zweifle aber nicht daran, dass Kafkas Schlaflosigkeit und die unerbittlichen Ängste nachgelassen oder sogar ganz verschwunden wären, wenn es ihm in einer Analyse möglich gewesen wäre, seine frühkindlichen Gefühle,

vor allem den Zorn über das Nichtverstandensein, das Alleingelassenwerden, die ständige Bedrohung durch Ablehnung und Manipulierung zuzulassen, zu erleben und sie mit den ursprünglichen Bezugspersonen zu verknüpfen“ (Miller, 1981, S. 309).

Aus meinem Psychologie-Studium (mein „Spezialinteresse“!), das ich im Anschluss an mein Betriebswirtschafts-Studium absolvieren wollte, wurde so natürlich nichts mehr. Stattdessen habe ich geheiratet und einen Sohn bekommen. Meine „Familienphase“ war (und ist) insofern eine schöne Zeit für mich, als ich neben Haushalt und Familie viel Zeit für meine diversen „Spezialinteressen“ habe. Meinen Wiedereinstieg ins Berufsleben hatte ich auch gut geplant – es wäre natürlich etwas mit „Psychologie“ gewesen; ich bin aber an der mündlichen Prüfung gescheitert. Und um alles noch einmal zu versuchen – auch den schriftlichen Teil müsste ich wiederholen – fehlt mir der Mut ...

Seit etwa einem Jahr weiß ich, dass ich das „Asperger-Syndrom“ habe. Der Beginn meines „neuen Lebens“, das ich mir seither versuche, Stück für Stück neu „einzurichten“, „zu erobern“: Mich selbst positiv sehen – sehen dürfen! Ein ganz wunderbares, schönes Gefühl!

> „Denn ich will euch nicht in die Welt hinausschicken, bevor ihr nicht tief innerlich davon überzeugt seid, dass ihr wertvolle Menschen seid“ (Bettelheim; Karlin, 1983, S. 119).

Meine Eltern

Wenn ich hier nicht viel über meine Eltern berichte, so liegt das daran, dass ich nicht viele Erinnerungen an meine Kindheit allgemein und an meine Eltern in dieser Zeit habe. Ich habe aber jeweils ein Bild abgespeichert, eine kurze Szene. Auch von mir selbst habe ich ein Bild – eine Figur aus einem Märchen. Es ist aber nicht die „Gretel“; ich war ein Einzelkind.

Als ich etwa 16 Jahre alt war, ging meine Mutter einige Zeit zur „Gruppentherapie“ – bei einem wohl sehr guten Psychotherapeuten in der Nähe. Sie hat mir dann immer ein bisschen erzählt über das Geschehen dort. Und damit hat sie wohl mein Interesse an der Psychologie geweckt. Mir damit auch das Denken, Nachdenken, Querdenken beigebracht – und meine wissenschaftliche Neugier geweckt ...

> „Ich bin immer ein kleiner ‚Wissenschaftler‘ gewesen, und ein solcher sucht nach der Wahrheit“ (Schäfer, 2006, S. 142).

Ja, das bin ich wohl auch. Und ich denke, dass mich diese „wissenschaftliche Ader“ letztlich davor bewahrt hat und auch immer wieder davor bewahrt, zu verzweifeln, aufzugeben. Die Neugier war immer stärker, und sie hat mich aus jeweils anderen Blickwinkeln auf Probleme blicken lassen …

Und was mir meine Mutter v.a. auch noch beigebracht hat, ist etwas sehr Wichtiges, wie ich finde: Andere Menschen nicht auszulachen. Nicht minderwertig von oder über einen anderen Menschen zu denken. Schon gar nicht angesichts vorhandener Schwächen oder Defekte, seien sie nun körperlicher oder auch geistiger Art. Danke.

Meine neuen Begleiter: Autistenkarte und Sonnenbrille!

Beim Verein *Aspies e.V.* habe ich mir inzwischen eine Autistenkarte besorgt; ohne diese gehe ich nicht mehr aus dem Haus. Auf dieser Karte werden wichtige ‚autistische Besonderheiten' ganz gut erklärt:

> Besonderheiten im sozialen Miteinander, im Gespräch
> Besonderheiten in der Wahrnehmung

Auch ich kann von sozialen Situationen, Körpersprache oder von Reizen (Lärm, Neonlichter) überfordert sein und manchmal auf eine für Außenstehende unvorhersehbare Art und Weise reagieren (Stichworte: Overload, Angst- oder Panikattacke, schlimmstenfalls psychoseähnliche Verwirrtheits- und Chaoszustände).

Ich bin sehr direkt in meinen Aussagen, habe Probleme mit Small-Talk, vermeide oft sogenannte „Floskeln" – und dies hat nichts mit Unhöflichkeit oder Respektlosigkeit zu tun – was aber leider oft so ausgelegt wird …

Ich habe oft Probleme mit Blickkontakt und vermeide manchmal im Gespräch Augenkontakt, v.a., damit ich mich besser konzentrieren kann …

Ich kann Körpersprache oft nicht (oder nicht richtig?) verstehen, interpretieren, selbst anwenden …

Ich bin sehr sensibel …

Insbesondere wird auf dieser „Autistenkarte" auf die andere Art der Kommunikation hingewiesen, und dass Autisten manchmal Schwierigkeiten damit haben, sich zu äußern (als Patient, als Opfer, als Zeuge). Es kann sogar zu einem regelrechten „Einfrieren" kommen! Hier erfolgt die Bitte, dass dies unbedingt berücksichtigt werden sollte in einer entsprechenden Situation, und dass dann möglichst eine Vertrauensperson hinzugezogen wird. (Anmerkung: Auf meiner Autistenkarte habe ich zwei Ärzte als „Notfall-Nummern" angegeben.)

Dies sind nur ein paar Punkte. Aber sehr wichtige Punkte.

Ich denke, wenn man nur allein hierüber Bescheid weiß, ist das sehr hilfreich. – Auf alle Fälle jedenfalls für mich!

„Angst essen Seele auf …“

> „Menschen mit Autismus haben oft dort Angst, wo sie sich nicht sicher fühlen oder das Chaos wahrnehmen, wo ‚Normale‘ dies gar nicht nachvollziehen können“ (Schäfer, 2006, S. 33).

Ja, das kann ich bestätigen …

> „fast innerhalb einer minute passierten für mich wichtige dinge die kein erzieher wirklich richtig registrierte unter der oberfläche der realität innerhalb kurzer zeit war die atmosphäre verwandelt [...] ich schrie weil ich angst bekam verrückt aber ich konnte mich nicht beherrschen“ (Sellin, 2006, S. 129).

Zuviel Angst und Stress – von Kindheit an …?

Angst ist Stress! Stress führt zur Überproduktion von Cortisol. Cortisol hemmt die Freisetzung von Wachstumshormonen. Wenn Wachstumshormone nicht ausreichend vorhanden sind, kann Panik entstehen. Vor allem eine mangelnde Zuordnung im sozialen Umfeld – ein großes Thema – führe zu Stress pur, schreiben Margot und Michael Schmitz in ihrem Buch *Seelenfraß*[1]. Und Stress könne zu einer Überaktivität des Mandelkerns führen und damit zu einem ständigen inneren Alarmzustand.

Theorie zu meinem Gehirn …

> „All brains have equal rights, but all brains are not constructed the same“ (Kutscher, 2005, S. 135).

Wie schon erwähnt: Von Geburt an habe ich geschielt, auf beiden Augen. Ich habe kein räumliches Sehen/Wahrnehmen. Ich schaue wohl nie mit beiden Augen zusammen/gleichzeitig, sondern mit meinem rechten Auge (das inzwischen sehr schwach ist) hauptsächlich in die Nähe, mit dem linken Auge in die Ferne. Und das heißt für mich (als Laie), dass – zumindest beim visuellen Wahrnehmen – nie beide Gehirnhälften gleichzeitig aktiv sind, sondern immer abwechselnd, schnell hintereinander hin- und herschaltend sozusagen. Manchmal nehme ich es sogar wahr, wie sich meine Augen abwechseln: Rechts-Links-Rechts-Links …

---

1 Schmitz, Margot; Schmitz, Michael (2005): Seelenfraß. Wien: Verlag Carl Ueberreuter, S. 171.

Dies wäre vielleicht eine Erklärung dafür, warum ich oft einfach ein bisschen langsam bin, sei es beim Erkennen von Personen, oder sogar beim Erinnern oder Abfragen von Daten etc. Um einen Gegenstand benennen zu können und um zu wissen, wie man ihn benutzt, braucht man beide Gehirnhälften. (Und ich frage mich, ob meine Gehirnhälften vielleicht auch sonst nicht gleichzeitig aktiv sind – also nicht nur beim Sehen, sondern allgemein?) Das erklärt jedenfalls ganz gut, warum ich manchmal eine Person nicht bzw. erst nach einiger Zeit erkennen kann. Manchmal erkenne ich sogar jemanden überhaupt nicht – vielleicht, weil ich vergesse, zwischen meinen Augen bzw. Gehirnhälften kurz hin- und herzuschalten ... oder weil ich gerade zu beschäftigt bin ...? – Fragen, Fragen, Fragen ...

Interessant in diesem Zusammenhang ist, dass ich weniger Probleme damit habe, ein Gesicht zu erkennen, wenn ich mich selbst gerade bewege ... Und das, was Susanne Schäfer beschreibt, kenne ich auch nur zu gut:

> „dass man an meinem Arbeitsplatz nichts durcheinanderbringen sollte – weil ich dann, wie ein Mensch, der blind ist, mich kaum noch orientieren kann" (Schäfer, 2006, S. 217).

Wenn etwas nicht an dem Platz steht, an dem es eigentlich stehen sollte, dann muss ich auch erst mühsam danach suchen: Ich muss dann das Umfeld dazu regelrecht abscannen – wie der *Terminator* ... Ich bin also auch fast wie ein Blinder – und bei Blinden weiß man, dass dafür andere Sinne umso stärker ausgebildet sind!

Mein visuelles Wahrnehmen/Sehen ist also wohl nicht so, wie es „normal" ist. Aber da ich nicht weiß, was „normal" ist, weiß ich auch nicht, inwieweit ich „eingeschränkt" bin, was ich alles nicht wahrnehme oder nicht schnell genug wahrnehme – oder wie auch immer. Und ich weiß v.a. auch nicht, wie ich damit in meiner ganzen Art, wie ich bin, nach außen hin wirke ... Jedenfalls kann ich an meiner – wie auch immer – „eingeschränkten" oder „anderen" Wahrnehmung nichts ändern, und wenn ich noch so sehr all meine Willenskraft aufbiete!

Fazit

> „Du bist zerbrechlich. Du wirst zerbrechlich sein, solange Du lebst, wenn Du auch lernen kannst, ein starker Kämpfer zu sein" (Übersetzt aus O'Neill, 1998, S. 65).

Ja. Ich bin zerbrechlich. Immer noch. Und ich werde es auch immer sein. Aber jetzt weiß ich wenigstens, dass ich mich schützen kann: Ich muss zum Beispiel nicht mehr krampfhaft versuchen, irgendwo dazuzugehören. Oder meinen, dass ich das, was andere so einfach mit links machen, auch können muss. Und ich muss lernen, meine persönlichen Grenzen zu definieren und einzufordern, dass sie respektiert werden. Auch von Psychiatern!

Literatur

Attwood, Tony (2008): Ein ganzes Leben mit dem Asperger-Syndrom. Stuttgart: Trias-Verlag.

Bettelheim, Bruno; Karlin, Daniel (1983): Liebe als Therapie. München: Piper & Co Verlag.

Kutscher, Martin L. (2005): Kids in the Syndrome Mix. London and Philadelphia: Jessica Kingsley Publishers.

Miller, Alice (1981): Du sollst nicht merken. Frankfurt am Main: Suhrkamp Verlag.

Moskovitz, Richard A. (2001): Lost in the Mirror. 2nd rev. ed. Lanham: Taylor Trade Publishing.

O'Neill, Jasmine Lee (1998): Through the Eyes of Aliens. Jessica Kingsley Publishers.

Schäfer, Susanne (2006): Sterne, Äpfel und rundes Glas. Mein Leben mit Autismus. 2. Aufl. der Neuausgabe. Stuttgart: Verlag Freies Geistesleben.

Schmitz, Margot; Schmitz, Michael (2005): Seelenfraß. Wien: Verlag Carl Ueberreuter.

Sellin, Birger (2006): ich will kein inmich mehr sein. 9. Aufl. Köln: Verlag Kiepenheuer & Witsch.

HAJO

Finger

In den Jahren 1988 bis 1995 arbeitete ich immer wieder als Betreuer auf Freizeiten für behinderte Kinder und Jugendliche; in der Regel mehrmals im Jahr. Dabei hatte ich es auch manchmal mit autistischen Kindern oder Jugendlichen zu tun. Zu dieser Zeit hatte ich noch nicht den Gedanken, selbst autistisch zu sein. Solche Gedanken kamen erst gegen Ende dieser Zeit, bis sie sich Ende 1995 zur Erkenntnis, autistisch zu sein, verdichteten. Dieses „autistische Coming out" hatte aber auch mit meiner Arbeit zu tun. Ich bekam nicht nur von meinen Mitarbeitern oder Bekannten immer wieder Anspielungen zu hören, dass ich ihnen „irgendwie autistisch" vorkam. Es war auch unübersehbar, dass ich auf diesen Freizeiten immer ein besonderes Verhältnis zu autistischen Kindern hatte, wenn welche dabei waren. Ich mochte sie nicht nur gerne, sondern hatte auch das Gefühl, sie besser zu verstehen und mich besser in sie hinein versetzen zu können als in andere Kinder. So konnte ich immer sehr gut ihre Empfindlichkeiten gegenüber bestimmten Geräuschen oder ihre Abneigungen gegen unüberschaubare Situationen nachvollziehen. Viel besser als beispielsweise meine Kolleginnen und Kollegen. Sie waren meistens froh, dass ich mich um die autistischen Kinder kümmerte, die oft eher unbeliebt (weil „irgendwie" abwesend oder gar abweisend) waren. Umgekehrt war es aber meistens ähnlich: Die autistischen Kinder mochten mich deutlich lieber als andere Betreuer. Wir fühlten uns zueinander hingezogen, was nicht nur ich damals als eher merkwürdig empfand. Eigenartigerweise hatte es sich dann auch so ergeben, dass ungefähr zu der Zeit, als mir dann wirklich klar wurde, selbst autistisch zu sein, auch ich meine Arbeit wechselte – hauptsächlich bedingt durch mein Mathematik-Diplom, das in dieser Zeit viel Aufmerksamkeit forderte. Ich hatte dann nicht mehr mit autistischen Kindern zu tun. Ich fand das ziemlich schade – es hatte in meinem Leben wirklich etwas gefehlt dadurch. Es gab damals sehr selten Gelegenheiten, in denen ich das Gefühl hatte, meine Welt mit anderen wenigstens ein wenig teilen zu können. Die Arbeit mit autistischen Kindern waren manchmal solche Gelegenheiten gewesen. Von einer davon möchte ich hier erzählen.

Im Spätsommer 1992 war ich Betreuer auf einer Freizeit an der Nordsee, die ich bestimmt nie vergessen werde. Diese Freizeit gehört so ziemlich zu den skurrilsten Dingen, die ich erlebt habe. Es war eine kleine Gruppe, sechs Kinder und Jugendliche und sechs Betreuerinnen und Betreuer. Wir fuhren zusammen mit einem Rollstuhl und reichlich Spielsachen in einem alten VW-Bus zu dem Ort, an dem die Freizeit stattfand, ein altes Haus in einem winzigen Dorf, das unter Naturschutz stand, weil im Dachstuhl seltene Fledermausarten lebten. Das Dorf war so klein, dass es von weitem in einem kleinen Wald verschwand, aus dem lediglich die Kirchturmspitze herausragte und zu sehen war. Die Kinder lernte ich erst während der Fahrt kennen. Ein Teil der anderen Betreuer kannte sie bereits von früheren Freizeiten. Die Freizeit hatte von Anfang an etwas sehr unwirkliches an sich, die Fahrt zu zwölft in dem VW-Bus, das abgelegene Dorf und die Fledermäuse im Dachstuhl. Eines der Kinder, ein Mädchen mit Down-Syndrom, hatte ein Kinderbuch über Vampire dabei („Der kleine Vampir“). Sie war mit ihren Versuchen, auch andere von ihrer Meinung, dass die Geschichten in dem Buch alle wahr sind, zu überzeugen, sehr erfolgreich. Von den ersten Tagen an waren Vampire und ihr nächtliches Treiben ein Hauptthema der Freizeit. Das passte schließlich auch gut zu den Fledermäusen im Dachstuhl.

Bevor wir losfuhren wurden wir ausdrücklich gemahnt, während der Freizeit nicht allzu sehr zu „randalieren“. Offenbar war so etwas schon öfter vorgekommen, dass in dem Haus nicht unerhebliche Schäden entstanden waren. Aber schon während der Fahrt, als wir unterwegs an einer Autobahn Raststätte eine Pause machten, wurde deutlich, dass dies eine echte Herausforderung werden würde. Vor allen Dingen wegen zwei von den Kindern und Jugendlichen, die auch autistisch waren. Der eine von den beiden war 15 Jahre alt und zusätzlich zum Autismus auch (unspezifisch) mehrfach behindert; ich nenne ihn hier einmal Jannis. Der andere war jünger, zehn Jahre alt, und hatte neben dem Autismus das Down-Syndrom, ihn nenne ich hier Finn. Er ist der einzige mit Down-Syndrom und Autismus, den ich überhaupt kennen gelernt habe – es ist eine sehr eigene Kombination. Beide Autisten sprachen nicht. Jannis war sehr kräftig und obendrein hyperaktiv; er mochte es überhaupt nicht, wenn ihm Leute zu nahe kamen, und trat oder schlug dann meistens um sich. Oft mit gezielten Tritten oder Schlägen. Finn äußerte sich meistens, indem er in einer kurzen und meist plötzlichen Bewegung etwas nahm und an eine Wand pfefferte. Das war seine Weise, seine Bedürfnisse und Befindlichkeiten deutlich zu machen. Die Fahrt in dem überfüllten VW-Bus war natürlich für alle eine Strapaze, sodass es nicht weiter verwunderlich war, dass gerade auch die beiden Autisten ihren Unmut über die Situation kundtaten. Und das kam geballt, als wir in der Raststätte waren, wo dann die Gläser, Teller und Tabletts nur so durch die Gegend flogen. Uns, den Betreuern und Betreuerinnen, war spätestens danach klar, dass es kaum gelingen würde, das Randalierverbot einzuhalten. Nach den drei Wochen Freizeit war es erwartungsgemäß auch so, dass wir das Haus, in dem wir waren, von Grund auf renovieren mussten, inklusive neuer Tapeten.

Finn mochte ich vom ersten Tag an; ganz besonders seine direkte Art der Kommunikation hatte mich irgendwie angesprochen. Nach ein paar Tagen gelang es auch zunehmend, ihn zu verstehen, dass er z.B. das Nutella wollte, wenn der eine Tasse durch die Küche warf. Und dadurch, dass er zunehmend das Gefühl bekam, verstanden zu werden, verwendete er zumindest teilweise auch dezentere Formen der Kommunikation. Anders als Jannis mochte er körperliche Berührungen und kuschelte gerne und ausgiebig, was ihn trotz der Berge zertrümmerten Geschirrs bei allen recht beliebt machte. Jannis dagegen fand Berührungen offensichtlich unangenehm; er reagierte manchmal schon mit Abwehr, wenn Leute ihm zu nahe kamen, selbst wenn sie ihn nicht berührten. Ich kam mit beiden gut klar, und – um ehrlich zu sein – die in der Regel sehr chaotischen Unternehmungen mit den beiden gefielen mir. Besonders spektakulär war der Besuch eines Gottesdienstes anlässlich des hundertjährigen Bestehens der Gemeinde, in der die Freizeit stattfand. Da ging die gesamte Gruppe hin und ich hatte den Job, auf die beiden Autisten in der Kirche aufzupassen. Obwohl die Kirche sehr voll war, war das an sich kein Problem, denn beide waren sehr an dem Gottesdienst interessiert und fanden ihn am Anfang auch recht spannend. Wir hatten einen Platz gefunden, der weit hinten und am Rand war und wo sich die Leute nicht gegenseitig auf die Füße traten; Jannis hatte genügend Platz um sich herum und Finn schmiegte sich an mich, während er das Geschehen aufmerksam beobachtete. Dabei imitierte er die Gestiken und Mimiken des Pastors, was ich ziemlich witzig fand. Dummerweise wurde aber bereits zu Beginn des Gottesdienstes der Kirchendiener auf uns aufmerksam, wahrscheinlich weil Jannis den Gottesdienst immer wieder mit Geräuschen kommentierte. Er stellte sich ausgerechnet direkt vor ihn, um die Gemeinde vor uns abzuschirmen, wie ich vermute. Ich sagte ihm, dass er sich besser von Jannis fernhalten sollte, aber das schien ihn nicht zu interessierten. So dauerte es auch nicht lange, bis er einen kräftigen Tritt in den Hintern bekam und uns alle drei aus der Kirche heraus schob. Da standen wir drei Autisten vor der Kirche, während wohl die gesamte restliche Gemeinde sich drinnen aufhielt. Wir spazierten über den Friedhof und warteten, bis der Gottesdienst zu Ende war und wir wieder mit den anderen unserer Freizeitgruppe zum Haus zurückkehrten, um uns dem Mittagessen zu widmen.

Gleich an einem der ersten Tage entzündeten sich zwei Kratzwunden an meinen Fingern so stark, dass ich damit in ein nahe gelegenes Krankenhaus ging. Am Daumen und am Ringfinger meiner rechten Hand hatte ich über Nacht jeweils eine richtig dicke Eiterblase bekommen. Es fühlte sich schon etwas dramatisch an; ich wachte am frühen Morgen auf, weil ich von Eiterblasen träumte, die dicker und dicker wurden, und als ich dann wach war, sah meine Hand tatsächlich so wie im Traum aus. Ich fuhr gleich nach dem Frühstück in ein nahe gelegenes Krankenhaus, um dort die eiternden Wunden behandeln zu lassen. Dazu nahm ich jedes Mal Finn mit, zum einen, damit die Gruppe um einen „Störenfried" entlastet war, zum anderen, weil er gerne bei mir war. Nach der ersten Behandlung war klar, dass ich von da an jeden Tag in das Krankenhaus fahren musste, um die beiden Finger behandeln zu lassen. Finn war jedes Mal dabei. Er fand das Krankenhaus natürlich sehr spannend, vor allen Dingen die medizinischen Geräte, die es dort gab. Er saß während der Behandlungen meisten auf meinem Schoß und beobachtete sehr genau, wie der Arzt meine Wunden auskratzte und desinfizierte. Auch der Arzt im Krankenhaus gewöhnte sich daran, dass ich in Begleitung kam; er gab dem Jungen Verbandssachen zum Spielen und zeigte ihm auch das eine oder andere Gerät, für das er sich interessierte. Die beiden Entzündungen an den Fingern wurden immer stärker und fraßen sich schließlich bis zu den Knochen durch. Bei einem der beiden Finger ging es so weit, dass ich ihn fast verloren hatte. Der Arzt glaubte am Ende nicht mehr, dass er noch zu retten war. Zusammen mit einer schweren Sinusitis, die ich ein Jahr zuvor hatte, wurde dadurch eine Immunschwäche medizinisch „aktenkundig", die ich wahrscheinlich von Geburt an habe und die bis heute dafür sorgt, dass entzündliche und tendenziell chronische Erkrankungen einen dominanten Faktor in meinem Leben bilden. Doch hatte ich mit dem Finger schließlich doch Glück und die Entzündung bildete sich allmählich zurück. Ich hatte etwa zwei Monate lang zwei dicke Verbände an meiner rechten Hand; es kostete mich auch eine gewisse Überwindung, sie abzunehmen. Unter ihnen hatte sich während dieser Zeit eine Art Kokon um jeden der beiden Finger gebildet, aus abgestorbener Haut, Schorf und verkrustetem Eiter. Die Haut darunter war dann wie neu, sehr weich und auch noch eine ganze Zeit lang sehr empfindlich.

Für Finn war die tägliche Fahrt ins Krankenhaus eindeutig das Highlight der Freizeit und auch mir fiel es leichter, die schmerzhaften Prozeduren zu überstehen, wenn er währenddessen auf meinem Schoß saß und mit Verbandszeug spielte. Auch wenn es merkwürdig klingt, aber die Tatsache, dass er genau zusah, wie der Arzt die Wunden auskratzte und die Hautfetzen abschnitt, beruhigte mich und gab mir ein Gefühl der Sicherheit. Selbst konnte ich meistens nicht dabei zusehen. Finn war aber offensichtlich sehr daran interessiert; er begutachtete auch jedes Mal die frischen Verbände sehr eingehend. Diese täglichen Krankenhaus-Besuche gaben unserem Verhältnis etwas Besonderes, ich würde sagen, sogar etwas Intimes. Es war auf jeden Fall mehr als ein übliches Verhältnis von Betreuer und Betreutem.

Ein paar Wochen nach der Freizeit gab es ein Nachtreffen, bei dem Kinder, Eltern, Betreuer und Betreuerinnen bei Kaffee und Kuchen Bilder und Geschichten austauschen konnten. Als ich dort ankam, rannte mir gleich Finn entgegen, um mich zu begrüßen. Zu meinem Erstaunen hatte er wie ich einen dicken Verband an seinem Finger, den er mir entgegen streckte. Dabei rief er immer wieder laut „Finger". Das war das erste und bis dahin einzige Wort, das er in seinem Leben gesprochen hatte. Seine Mutter erzählte mir, dass er gleich, nachdem er von der Freizeit zurück gekommen war, eine Nagelbettentzündung bekam, die so heftig war, dass der Nagel gezogen werden musste. Finn wich mir auch bei dem Nachtreffen nicht von der Seite; mit unseren dick verbundenen Fingern gaben wir da bestimmt ein witziges Bild ab. Seitdem haben wir uns nicht wieder getroffen, aber ich denke bis heute gerne an diese Freizeit und besonders an diesen Jungen zurück. Dieses Erlebnis mit Finn zeigte mir, dass es etwas besonderes sein konnte, wenn zwei Autisten sich begegneten. Die Tatsache, auf ähnliche Weise eine ähnliche Welt wahrzunehmen, kann etwas wirklich verbindendes sein und Kontakte möglich machen, die wirklich besonders sind.

Im Nachhinein gesehen war die Arbeit mit behinderten Kindern für mich schon sehr anstrengend; ich befand mich eigentlich dabei immer an der Grenze zur Überforderung und oft auch darüber, vor allem auch in sensorischer Hinsicht. Ich konnte das auch nur leisten, weil es immer zeitlich begrenzt war, in der Regel auf drei Wochen, manchmal aber auch länger. Nach solchen Freizeiten wurde ich regelmäßig krank und brauchte ein bis zwei Wochen Bettruhe, um mich wieder zu erholen. Unter anderem deswegen hatte ich damit später auch aufgehört. Aber diese Arbeit hat mir auch sehr viel gegeben. Nicht nur, dass ich mich in einer Welt, die von ungewöhnlichen Menschen geprägt war, heimisch fühlen konnte. Ich glaube auch bis heute, dass ich, was den Umgang mit Menschen angeht, das meiste und wichtigste von den Kindern und Jugendlichen gelernt habe, die ich damals betreute.

Autism Aware
oder
So nah und doch so fern ...

Mein erstes Erlebnis, was es mir ermöglichte, einen persönlichen Bezug zum Phänomen Autismus herzustellen, hatte ich eines Abends beim Fernsehen. Ich zappte mich gerade etwas unmotiviert durch die Programme und blieb bei einem Beitrag über den Alltag einer Studentin mit Autismus-Spektrum-Störung hängen. Anders als vielleicht zu erwarten gewesen wäre, empfand ich die Schilderungen der Protagonistin alles andere als befremdlich. Vielmehr konnte ich ihre Probleme bezüglich sozialer Kontakte und gesellschaftlicher Anforderungen sehr gut nachvollziehen, um nicht zu sagen, ich sah mich fast täglich den gleichen Komplikationen ausgesetzt. Je länger ich den Bericht also verfolgte, umso mehr Parallelen zu meinem eigenen Erleben stellte ich fest. Am Ende des Films musste ich konstatieren, dass ich bis dahin keinen Lebensbericht vernommen hatte, der so viele Bezüge zu meinem eigenen aufwies. Im Übrigen war es das erste Mal, dass ein Teil meiner Persönlichkeit fassbar wurde, den ich bisher nur als Anderssein beschreiben konnte und der sich allen gängigen Einordnungen entzog. Doch diese Erkenntnis stellte sich zu einem denkbar ungünstigen Zeitpunkt ein. Ich war gerade zusammen mit meiner besten Freundin mit Vorbereitungen für einen Ortswechsel beschäftigt und so etwas will gut geplant sein. Die Untiefen und Klippen diese Vorhabens mussten schließlich erst umschifft werden, bevor ich mich einem neuen Projekt widmen konnte. Ersteres erwies sich als schwieriger als erwartet und die Umschreibung „Schiffbruch erleiden“ wäre wohl an dieser Stelle angebracht. Dies bedeutete auch, dass mein Erweckungserlebnis folgenlos blieb und damit auch zunächst in Vergessenheit geriet ...

Ich hatte Geburtstag. Dieser Tatsache war ich mir trotz meines zarten Alters von wohl drei oder vier Jahren bereits bewusst. Zu diesem freudigen Ereignis war es Sitte, Geschenke zu verteilen, auch dieser Umstand entzog sich nicht meiner Kenntnis. Doch auf das, was sich im Folgenden zutragen sollte, war ich alles andere als gefasst. Ich wurde also in einen Raum geführt, der abgedunkelt war und sich als Schlafzimmer meiner Eltern identifizieren ließ. Neben meinen Eltern waren auch meine Großeltern anwesend. Ich begann mich gerade mit der ungewöhnlichen Situation anzufreunden, da betätigte mein Vater einen Schalter und das Verhängnis nahm seinen Lauf. Von einem Moment auf den anderen wurde die Dunkelheit und Stille durchbrochen. Meine ganze Aufmerksamkeit konzentrierte sich auf ein kleines, lautes Etwas was allem Überfuß sich auch noch blinkend auf mich zu bewegte. Alles was recht war und Geburtstag hin oder her – das war eindeutig zu viel. Ich verließ fluchtartig den Raum und versuchte mich in Sicherheit zu bringen ...

Das weitere Geschehen habe ich bis heute erfolgreich verdrängt. Das Ereignis als solches wäre wohl auch dem Vergessen anheim gefallen, wäre ich nicht bei Familienzusammenkünften zu diversen Anlässen beständig daran erinnert worden. Als nachhaltig erwies sich seit dieser Begegnung mit dem Roboter eine innere Abneigung gegenüber allem Technischen. Bis heute ziehe ich analog digital vor.

Die Vorliebe für alles Technische konnte ich mit meinem Vater nicht teilen. Jedoch trug sich in jenen jungen Jahren ein weiteres sehr einschneidendes Ereignis zu und zum Leidwesen meiner Mutter lernte ich die Natur lieben, wie es auch die Eigenart meines Vaters war. Wir machten in meiner frühen Kindheit viele Familienausflüge in die Umgebung, ob nun zum Angeln, Grillen oder einfach nur zum Spazierengehen. An jenem folgenschweren Tag hatte ich mich vom Grillplatz meiner Eltern entfernt, um das Gebiet eigenständig zu erkunden. Die Gegend war übersät mit Bombentrichtern und den Resten eines Militärflughafens, dem die Alliierten den Garaus gemacht hatten. Auch viele Steine lagen überall verstreut – also ein optimales Habitat für Reptilien. Dieser Tatsache war ich mir zu diesem Zeitpunkt allerdings nicht wirklich bewusst. Ich begann damit, Steine umzudrehen. Neben einer Vielzahl Ameisen und Asseln traf ich auf weitere Kerbtiere und Regenwürmer. Das kannte ich bereits und ich wollte schon von meiner Beschäftigung ablassen, als ich eines großen Steins ansichtig wurde, der mein Interesse aufs Neue weckte. Als ich diesen ebenfalls verrückte, erblickte ich ein Lebewesen mit einem lang gestreckten Körper, auf dem sich eine Zickzack-Linie abzeichnete. Im nächsten Moment schon durchzuckten mich zwei Erkenntnisse. Das ist eine Schlange und Schlangen sind giftig. Letzteres musste ich irgendwo mal aufgeschnappt haben. Mein Gedankengang war noch nicht abgeschlossen, schon setzte mein Fluchtreflex ein, der inzwischen auch gut trainiert war, und ich strebte mit dem Wort Schlange auf den Lippen meinen Eltern zu. Im Gegensatz zu meiner Mutter schien mein Vater nur wenig beeindruckt. Tatsächlich suchte er seinerseits den Stein auf, um ihn umzudrehen und des Übeltäters habhaft zu werden. Der hatte inzwischen das Weite gesucht. Darauf erklärte mir mein Vater, dass es sich um eine Blindschleiche handelte, die nicht giftig und völlig ungefährlich sei. Neugier folgte auf Schrecken und ich hatte ein (weiteres) Spezialinteresse gefunden, das mich die nächsten Jahre beschäftigen und meine Mutter fast zur Verzweiflung treiben sollte.

Dass auch ein gesundes Maß an Eigensinn seit frühester Kindheit zu meinen herausragenden Charaktereigenschaften gehört, mag folgende Begebenheit aufzeigen. Meine Mutter hatte ein eigenes Ritual. Um dieses zu praktizieren, traf sie sich einmal die Woche mit Gleichgesinnten zu einer Zusammenkunft. Eingeweihten besser bekannt als Kegelabend.

Meinem Vater oblag dabei die wichtige Aufgabe des Geleitschutzes, bei der ich ihn nach Kräften unterstützte. An den Zusammenkünften selbst nahmen er und ich nicht teil. Nachdem das rituelle Treffen ein weiteres Mal erfolgreich abgehalten wurde, geschahen merkwürdige Dinge. Entgegen der Regel scharten sich weitere Personen um unser Auto. Dem Gespräch war zu entnehmen, dass sie auch noch mitfahren wollten. Schlimm genug, doch es kam noch ärger. Um den Abtransport zu gewährleisten, sollte ich meinen Stammplatz räumen und stattdessen mit dem Schoß meiner Mutter vorlieb nehmen. Das ging eindeutig zu weit. Ich weigerte mich standhaft dem Begehren nachzugeben. Schließlich trug auch mein zweiter Vorname dieser Eigenschaft Rechnung. Da zog mein Vater seinen letzten Trumpf. Er drohte mir an, mich ins Bett zu schicken, ohne vorher meine Lieblingszeichentrickserie sehen zu dürfen, wenn ich weiter auf meiner Haltung bestehen würde. Was mir in etwa so reizvoll erschien, wie sich zwischen Kreuzigung oder Steinigung entscheiden zu müssen. Schließlich entschied ich mich für das einzig Richtige, die Steinigung und ging nach Ankunft unverrichteter Dinge ins Bett ...

Anfangs freute ich mich darauf, eingeschult zu werden – nur durch die Intervention meiner Mutter blieb mir ein weiteres Jahr Kindergarten nicht erspart. Diese Begeisterung sollte jedoch zunehmender Ernüchterung folgen. Als wenig ergiebig stellte sich insbesondere der Religionsunterricht heraus. Ich zog Fassbares, wie die Wissenschaft vor. Außerdem war das, was als katholisch gelehrt wurde, alles andere als frei von Widersprüchen. Insbesondere zwei Begebenheiten waren es, die mir diesbezüglich die Augen öffneten. Unmittelbar wurde es mir, als im Unterricht ein Gleichnis zum Besten gegeben wurde, wonach man das Haus des Herrn in seinen festlichsten Kleidern betreten sollte. Tatsächlich warfen sich die Kirchgänger für den Sonntagsgottesdienst richtig in Schale. Da es sich jedoch um ein Gleichnis handelte, war es nicht wörtlich zu verstehen (das hatte ich damals schon verstanden), sondern bezog sich auf die sogenannten christlichen Werte, die nach meinen Eindrücken weniger Beachtung fanden. Was für mich die Frage aufwarf: Welchen Sinn hat die Festtagskluft, wenn die eigentliche Aussage nicht umgesetzt wird? Doch ich schwieg und nährte weiter den Zweifel.

In einer weiteren Unterrichtsstunde stand die Gegenüberstellung von Schöpfung und Evolution auf dem Lehrplan. Das Fazit sollte sein, dass beide Konzepte nebeneinander bestehen können. Denn die Schöpfung beschäftigt sich mit dem Warum und die Evolutionstheorie mit dem Wie. War keinem dieser Widerspruch klar? Evolutionsprozesse unterliegen dem Zufallsprinzip und schließen Gott als handelnde Person aus. Die Schöpfung hingegen impliziert einen planvoll handelnden Gott. Beides geht nicht. Diese Einsichten stürzen mich in eine tiefe Glaubenskrise und ich suchte von nun an mein Heil ausschließlich in der Wissenschaft. Bis zum endgültigen Bruch mit Kirche und Glauben sollte allerdings noch einige Zeit ins Land gehen.

Trotzdem sich einige meiner Grundschullehrer dagegen aussprachen, wurde ich auf Betreiben meiner Mutter auf ein altsprachliches Gymnasium geschickt. Es war die Zeit, in der ich mich zunehmend zurückzog, was sich bis zum Ende der Schulzeit fortsetzen sollte. Mit Beginn der Mittelstufe stand im Deutschunterricht das Buch *Damals war es Friedrich* auf dem Lehrplan, was das Leben eines jüdischen Jungen zur NS-Zeit thematisierte. Dieses Buch sollte als Nächstes gelesen werden. Auf dem Schutzumschlag war die Zeichnung eines Gesichts dargestellt. Das Lesen von Romanen empfand ich in diesem Alter als Quälerei, ich kam nur langsam voran und viele Zusammenhänge der Geschichte entzogen sich meinem Verständnis. Wirkliches Interesse zeigte ich nur für Sachbücher. Unvermittelt riss der Lehrkörper mich aus meinen Gedanken und fragte ausgerechnet nach der Emotion des dargestellten Gesichts. Ein Verhängnis nahm wiederum seinen Lauf. Nach kurzem Überlegen fasste ich mir ein Herz und bezeichnete diese als Neugier. Der Aufruhr, der sich danach in der Klasse regte, machte auch mir klar, dass ich falsch geraten hatte. Alle anderen waren sicher, dass die dargestellte Reaktion nur Angst sein konnte. Zu diesem Zeitpunkt hatte ich längst Gefühle hassen gelernt.

Während der weiteren Schulzeit entwickelte ich ein zunehmendes Interesse an Phantasy-Rollenspielen. Es ermöglichte mir zumindest meine wenigen verbliebenen Sozialkontakte zu pflegen und dem Spiel lagen feste Regeln zugrunde. Nach etwas holprigem Beginn fand ich zusehends ins Spiel und ich konnte mich mit dem von mir gewählten Charakter, einem Zwerg mit ausgeprägter „hoppla, jetzt komm ich"-

Mentalität identifizieren. Wir spielten oft bis tief in die Nacht und fieberten den jeweils nächsten Treffen entgegen. Dies ging so lange gut, bis unser Spielleiter auf die wenig erfreuliche Idee kam, das Spielsystem zu wechseln. Das war der Anfang vom Ende, denn keiner der Mitspieler konnte dem neuen System etwas abgewinnen.

Was für mich blieb, war, dass ich, wenn sich die Gelegenheit ergab, ausschließlich rothaarige Kampfzwerge mit nachhaltigem ADHS-Anteil spielte. Darüber hinaus hätte ich die Schule lieber heute als morgen verlassen, doch ich hielt bis zum Abitur durch.

Ein neuer Lebensabschnitt sollte beginnen. Ich wollte neu anfangen und ein Umzug stand ins Haus. Doch meine Probleme nahm ich mit und mir blieb weiterhin schleierhaft, wie es die Anderen vermochten, Kontakte zu knüpfen, aufrecht zu erhalten und auch noch zu genießen. Ein Studienversuch scheiterte und ich suchte erstmals professionelle Hilfe auf. Die Ursache war schnell gefunden. Mir wurden eine soziale Phobie und Depressionen konstatiert.

Ich begann ein Studium der Biologie. Mir kam dabei entgegen, dass der Studiengang in den ersten vier Semestern mit Pflichtveranstaltungen gespickt ist und die Anzahl der zu haltenden Referate sich in Grenzen hielt. Ich ging anfangs sehr in meinem Studium auf und hatte sogar einige soziale Kontakte, die ich durchaus zu genießen wusste. Dennoch blieb ich Außenseiter und mir wurde auch zunehmend klarer, dass die gestellte Diagnose nur Teile meines Problems beschrieb. Doch ich schob den Gedanken beiseite und kümmerte mich weiter um mein Studium, welches ich zunehmend als anstrengend und Kräfte raubend empfand.

Ich hatte während des Studiums begonnen, abends auszugehen. Zwar ging ich zumeist so, wie ich gekommen bin, nämlich allein, dennoch gaben mir diese Termine etwas. Ich entwickelte eine Vorliebe für Gothic- und Alternative-Musik. Bei einer dieser Exkursionen in das Nachtleben passierte etwas Merkwürdiges. Ich wurde von einem weiblichen Wesen angesprochen und wir kamen auch noch ins Gespräch. Letzteres war absolut unüblich, denn die Regeln des Smalltalks waren mir nicht bekannt. Zwei Wochen später waren wir zusammen. Doch es entwickelte sich alles andere als eine harmonische Beziehung. Einerseits empfanden wir eine Art von Vertrautheit, die uns unbekannt war – Seelenverwandtschaft ist an dieser Stelle sicher nicht zu hoch gegriffen –, andererseits waren unsere Bedürfnisse zu unterschiedlich. Es kam wie es kommen musste. Studium und Beziehung überforderten mich und ich rutschte in meine zweite schwere Lebenskrise. Nach langem Hin und her, Reunion und erneuter Trennung endete auch die Beziehung nach vier Jahren und ich blieb allein zurück. Seitdem konnte ich mich trotz einiger kurzer Techtelmechtel nicht mehr ernsthaft auf eine Partnerschaft einlassen.

Ich begab mich erneut in Therapie – natürlich kognitive Verhaltenstherapie. Man ist halt ein Gewohnheitstier. Da ich mit der Thematik vertraut war, konnte ich recht eloquent über Phobie und Depression theoretisieren. Neue Einsichten kamen allerdings anfangs nicht zu Tage. Die Therapeutin arbeitete im Laufe der Zeit zwar die Diagnosekriterien für eine Autismus-Spektrum-Störung heraus, konnte sie aber nicht in Beziehung dazu setzen. Bis sie zu Ende der Therapie zu einer überraschenden und fundamental neuen Erkenntnis kam. Ich hatte zuvor eine Bemerkung gemacht, auf deren Inhalt ich mich nicht mehr besinne. Diese kommentierte die Therapeutin mit den Worten: „Sie haben ja Humor!". Und ihre Überraschung entging selbst mir nicht. Ergebnis der Therapie war im Wesentlichen, dass ich mein Studium nicht mehr aufnehmen und einen Ortswechsel in Angriff nehmen würde, um mein Glück woanders zu suchen. Bemerkenswert war, dass auch meine Ex-Freundin fast zeitgleich, aber unabhängig von mir Hilfe bei derselben Therapeutin suchte, obwohl einige hundert Fachkräfte sich als Alternative angeboten hätten. Es war nicht die erste schicksalhafte Begegnung und es sollte auch nicht die letzte bleiben. An dieser Stelle sollte ich vielleicht bemerken, dass ich nicht an Schicksal glaube. Aber wenn es funktioniert, dann auch, wenn man nicht dran glaubt.

Meine Ex wurde schließlich zu meiner besten Freundin und wir wollten den Umzug gemeinsam in Angriff nehmen. Allerdings wollten wir in unserer neuen Heimat getrennte Wohnungen beziehen. Das Zusammensein sollte man schließlich nicht übertreiben.

Nachdem ich in meiner neuen Heimat begonnen hatte, die Herausforderungen anzugehen, vor die mich der Ortswechsel stellte, konfrontierte mich eine weitere Begegnung mit dem Phänomen des Andersseins. Es war Spätfrühling des folgenden Jahres und der Fernsehbericht über Autismus lag bereits ein dreiviertel Jahr zurück. Das Wetter war angenehm. So ließ ich mich auf einer Parkbank nieder, um ein Fachbuch über das Spätmittelalter zu lesen. Kurze Zeit später sprach mich unvermittelt eine Person an, ob sie sich ebenfalls setzen könne. Ich muss nicht weiter ausführen, dass diese Art von spontanen sozialen Kontakten in der Regel von mir nicht sehr geschätzt wird. Dennoch erklärte ich mich einverstanden – man will ja höflich bleiben. Bereits nach kurzem Gespräch sprach mich mein Gegenüber direkt auf Autismus an.

Diese erneute Erfahrung bewog mich, der Sache auf den Grund zu gehen. Was sich allerdings anfangs schwierig gestaltete, da mir noch viele Behördengänge für meine Existenzsicherung bevorstanden und die Metropole, in der ich mich erst allmählich begann einzuleben, mir noch weitgehend fremd war. So dauerte es auch bis zum Spätsommer, bevor ich ernsthaft mit Nachforschungen begann. Ich entschied mich für eine zweigleisige Strategie. Zum einen wollte ich durch den Kontakt zu einer Selbsthilfegruppe mehr Informationen über Autismus bekommen, auf der anderen Seite wollte ich eine Abklärung durch eine kompetente Fachkraft in die Wege leiten. Da sich in der Nähe meiner neuen Bleibe ein Tageszentrum befand, war dies meine erste Anlaufstelle. Insbesondere die nicht immer positiven Erfahrungen mit Psychiatern und Neurologen bewogen mich, zunächst Informationen einzuholen. Diese Befürchtungen sollten sich aufs Neue bestätigen.

Der Leiter der Tagesstätte erwies sich als sehr aufgeschlossen und vermittelte mich an eine Psychiaterin. Darüber hinaus gab er mir die Adresse der lokalen Krisenintervention, wo eine Mitarbeiterin mit Kenntnissen über das Autismus-Spektrum arbeiten würde. Der Besuch der Krisenintervention war allerdings wenig ergiebig, sodass ich um einen zeitnahen Termin bei der Psychiaterin ersuchte. Dabei erwies sich der Kontakt zum Leiter des Tageszentrums als Türöffner.

Bis zum Erstgespräch nutzte ich die Zeit, mich auf die Suche nach einer Selbsthilfegruppe zu machen. Aus Gewohnheit wollte ich auch eine zur sozialen Phobie aufsuchen. Schließlich war seit über zehn Jahren Angststörung meine primäre Diagnose.

Bei der Kontaktstelle für SHGs sprach ich zunächst die soziale Phobie an, da es mir als die einfachere Aufgabe erschien. Neben Phobien gehören Panikattacken und Depressionen schließlich zu den häufigsten „Zivilisationskrankheiten“. Meine Erwartung wurde nicht enttäuscht. Danach fragte ich auch nach Autismus. In diesem Moment erschien unvermittelt der Leiter der örtlichen Autismus-SHG und ich konnte das nächste Treffen besuchen.

Der regelmäßige Besuch der Gruppe bekräftigte meinen Anfangsverdacht, selbst ein Teil des Autismus-Spektrums zu sein. Die SHG zur sozialen Phobie besuchte ich nur wenige Male. Insbesondere der Ansatz, angstbezogene Situationen mittels spontanen Rollenspielen anzugehen – da hatte ich schließlich nur rothaarige Kampfzwerge mit ausgeprägtem ADHS-Aspekt anzubieten – schreckte mich nachhaltig ab.

Anders verliefen meine Bemühungen um eine Diagnose. Nach drei Sitzungen, in denen meine bisherige Vita aufgearbeitet wurde, drückte mir die Psychiaterin eine Überweisung zur Abklärung bei einem Kollegen in die Hand. Auf meine Nachfrage, welchen Eindruck sie habe, äußerte sie sich dahingehend, dass ihr zwar die diesbezügliche Erfahrung fehle, dennoch glaube sie nicht, dass Autismus bei mir vorläge. Ich sei zu präsent. Nochmals bekräftigte die Psychiaterin die diesbezügliche Fachkompetenz ihres Kollegen.

Den Kollegen traf ich wenige Wochen später, diesmal in einer Klinik für Psychiatrie. Das Gespräch dauerte nur eine halbe Stunde. Mir fiel es schwer, auf Anhieb alle Verdachtsmomente zu schildern, die mich bewogen, den Autismusverdacht zu äußern. Meine äußere Erscheinung – als Goth hat man eine Vorliebe für schwarz und szenetypische Accessoires – schien mein Gegenüber nachhaltig zu interessieren und wurde mit der Bemerkung gewürdigt, ob es sich dabei um eine Einstellung handele. Eine Replik verkniff ich mir glücklicherweise, obwohl der Nachname meines Gegenübers ebenfalls einen Bezug zum Tod aufwies. Dennoch sollte sich dieses Intermezzo noch nachteilig auf den Befund auswirken. Zum Abschluss bat er mich, eventuelle Grundschulzeugnisse beim nächsten Treffen – diesmal beim Leiter der Klinik – mitzubringen. Darüber hinaus sollte ich die mir in den nächsten Tagen zugehenden Fragebögen ausfüllen.

Ich nahm mir vor, zur nächsten Sitzung besser vorbereitet zu erscheinen und schrieb mir Stichworte zu den autistischen Aspekten meiner Persönlichkeit auf. Darüber hinaus suchte ich meine Grundschulzeugnisse und füllte die zugesandten Fragebögen aus, bei denen neben Phobien seltsamerweise Glaubensinhalte und Wahnvorstellungen im Vordergrund standen. Einen Bezug zum Autismus konnte ich bei keinem der Schriftstücke herstellen. Mir kamen Zweifel.

Zur Verabredung beim Leiter der Klinik erschien ich mit allen mir aufgetragenen Aufgaben. Der Psychiater machte einen etwas fahrigen Eindruck. Die von mir gemachten Angaben wurden trotz wiederholter Richtigstellungen nur zum Teil wahrheitsgemäß aufgenommen. Sowohl der von mir mitgebrachte Stichwortzettel als auch dem Einwand, die Fragebögen hätten keinen Bezug zum Autismus-Spektrum, wurden keinerlei Beachtung geschenkt. Stattdessen wurde ich aufgefordert, einen weiteren Test zu machen, diesmal am Computer. Im Anschluss wurde ich aufgefordert, um einen neuen Termin – wiederum beim Kollegen – zu ersuchen, wo der Befund besprochen werden sollte.

Als ich zur Besprechung erschien – es war inzwischen Winter – wusste die Fachkraft nicht recht, wie sie mir den Befund nahe bringen sollte und bezeichnete mich als „sehr schweren Fall“. Seiner Meinung nach erfülle ich die Autismus-Kriterien nicht zur Gänze, dennoch würde er mich nah am Spektrum einordnen und nahm Bezug auf eine veraltete Theorie, wonach eine komplexe Persönlichkeitsstörung fließend in das Autismus-Spektrum übergehen würde. Schließlich versuchte er mich noch auf das Ergebnis des schriftlichen Befundes von seinem Vorgesetzten vorzubereiten.

Meine Ratlosigkeit wich Unmut als ich zu Hause eben dieses Schriftstück durcharbeitete. Zunächst wurde jeglicher Autismus-Bezug ohne weitere Begründung kategorisch ausgeschlossen. Stattdessen wurden mir merkwürdige Glaubensinhalte und Psychosenähe unterstellt. Angestrebt war die Diagnose Schizotypie, doch das gaben auch die diesbezüglichen Tests nicht wirklich her. So blieben die Formulierungen vage und unbestimmt ...

Es dauerte einige Zeit, mich mit dem Befund intensiv auseinander zu setzen und mich dazu durchzuringen, einen neuen Diagnoseversuch in Angriff zu nehmen. Dazu holte ich mir Rat in der SHG und im April ersuchte ich um einen Termin, bei einer weiteren mir empfohlenen Psychiaterin. Die Ironie war, dass ihre Praxis nur wenige hundert Meter Luftlinie von der meiner Hausärztin entfernt lag. Da ihr Terminplan zum Bersten voll war, konnte ich keinen vor September erhalten. Es hieß mal wieder warten und die Monate gingen ins Land. Ich begab mich also aufs Neue zu einer Diagnose-Sitzung. Doch diese verlief anders als die vorherigen.

Die Psychiaterin verstand es, durch gezielte Fragen der Ursache auf die Spur zu kommen. Nur meine Vorliebe für Selbstanalysen begann ihr zunehmend auf den Keks zu gehen. Nachdem das Gespräch beendet war – es mag eine Stunde gedauert haben – kam sie auch zu einem klaren Ergebnis: Sie sind ein Autist. Die vorherigen Diagnosen stellte sie dagegen in Abrede. Mangels psychotischen Geschehens käme *Schizotypie* nicht in Frage und die *soziale Phobie* wäre eine Komorbidität.

FLORIAN P.

Das Leben eines Anderen

Ich bin mir ziemlich sicher, es muss der 205. Abend des Jahres 2007 gewesen sein. Es war ein Dienstag, als nach dem ZDF heute-journal eine lang gehegte, vage Ahnung meiner Andersartigkeit ihre erste Bestätigung erfuhr. Die Dokumentation *Meine Welt hat 1000 Rätsel* der Reihe *37 Grad* zum Thema *Asperger-Autismus* hatte etwas nahezu Unmögliches geschafft. Ein Großteil all meiner Fragen, welche sich im Laufe der vergangenen zwei Dekaden angesammelt hatten, wurde mir innerhalb der Rekordzeit von nur 30 Minuten restlos beantwortet. Um 22:45 Uhr des besagten Abends war mir dann alles klar.

Jetzt war mir klar, weshalb ich einen Tag zuvor ein Betriebsessen unter einem Vorwand abgesagt hatte. Jetzt war mir klar, weshalb ich eine Woche zuvor eine Geburtstagsfeier panisch verlassen hatte. Jetzt war mir klar, weshalb man mir einen Monat zuvor wieder einmal unsoziales Verhalten vorgeworfen hatte. Jetzt war mir klar, weshalb ich mir ein Jahr zuvor geschworen hatte, nie wieder eine Diskothek zu betreten. Und mir war klar, warum ich eine Dekade zuvor mit so derart großen Problemen mit Lehrern, Eltern und Mitschülern zu kämpfen hatte.

Eine kleine genetische Unstimmigkeit im Chromosom 5 zwischen dem 9. und 10. Cadherin-Gen soll nach wissenschaftlichen Erkenntnissen der Grund dafür sein, dass andere mich anders wahrnehmen und es mir umgekehrt auch nicht anders geht.

Das Asperger-Syndrom war es also, was mich im Leben allzu oft an meine Grenzen brachte, mich in manchen Dingen so kläglich scheitern ließ, mich nicht selten aus der Bahn warf und in mir so große Hilflosigkeit, Verzweiflung, Traurigkeit und Hoffnungslosigkeit zugleich erzeugte. Gerade ich, der alles verstehen wollte, der für alles eine Erklärung benötigte, erhielt die wesentlichste aller Erklärungen ziemlich spät – indes doch noch rechtzeitig, um all die bisherigen Jahre meines ungewöhnlichen Lebens reflektieren zu können.

Bereits frühzeitig sprachen meine Eltern davon, mit mir einen „ganz besonderen Fang“ gemacht zu haben. Hatten sie in den ersten Jahren meines Lebens noch ihre Freude an dem mustergültigen Vorzeigekind, so sollte ich mich schon einige Jahre später zu einem ganz und gar außergewöhnlichen Kind entwickeln. Wie so oft bei Autisten, verzögerte sich anfangs auch meine Sprachentwicklung. Vermutlich erschien es mir nicht erstrebenswert, die deutsche Sprache zu erlernen, da ich in meinen frühen Jahren eine eigene „Sprache“ erfunden hatte, die zu verstehen außer mir niemand in der Lage war. Von Sprache zu reden, ist gleichwohl übertrieben, da ich lediglich einzelnen Begriffen Fantasienamen zuordnete. Nur mühsam und mit viel Übung erlernte ich nach und nach meine Muttersprache. Bereits im Kindergarten und auch später in der Grundschule fiel ich durch meine Introvertiertheit auf. Mein Umfeld nahm ein in sich gekehrtes Kind wahr, das – insbesondere von Gleichaltrigen – isoliert agierte und scheinbar in seiner eigenen Welt lebte. Erst in der Grundschule richtete sich mein Blick zunehmend auf meine Altersgenossen. So beobachtete ich in den Schulpausen immer erstaunt ihre seltsam anmutenden Spielrituale. Meistens handelte es sich hierbei um Rollenspiele, und schon damals erschien es mir unmöglich, auch nur für kurze Zeit daran teilzunehmen. Wenn mir ein Mitschüler gegenübertrat und behauptete, er sei Superman und könne fliegen, glaubte ich das genauso, als wenn eine Mitschülerin vorgab, eine berühmte Prinzessin zu sein. Den Sinn dieser „So-tun-als-ob-Spiele" verstand ich schlichtweg nicht. Es erschien mir genauso fremd wie unzählig anderes im Leben auch. Deshalb trat ich meinen geliebten Rückzug an, um meinen Lieblingsbeschäftigungen nachzugehen.

Im Alter von sechs Jahren war ich, wie viele andere Jungen auch, von Autos fasziniert. Allerdings ging ich dieser Leidenschaft etwas energischer nach als die anderen. Ich sammelte sämtliche Modellautos, Autozeitungen, Autobücher und Autokartenspiele – aber auch Autoradkappen. Diese Leidenschaft ging so weit, dass ich mein gesamtes Taschengeld sparte, um mir beim nahe gelegenen Gebrauchtwagenhändler einen echten alten 500er Fiat, der natürlich nicht mehr fahrbereit war, für 200 DM zu kaufen. Mein Plan war, ihn in den elterlichen Garten zu stellen, um mich fortan an seiner einzigartigen Schönheit zu erfreuen. Wer meine Pläne schließlich zu Fall brachte, brauche ich nicht näher zu erläutern ...

Meine zweite frühe Leidenschaft bestand im Lesen und Sammeln sämtlicher Comics. Vor allem das reine Sammeln dieser Heftchen und Bücher war für mich wichtig. Rückblickend betrachtet, ging es mir vordergründig darum, diese Dinge einfach zu besitzen, das alleine machte mich bereits glücklich. Meine Sammelleidenschaft wurde zunehmend skurriler. So waren bald leere Getränkedosen die Objekte meiner Begierde. Ich wollte auch hier so viele wie nur möglich besitzen. Dass mit den sich darin befindlichen süßen Getränkeresten so allerlei Tiere kleinerer und kleinster Art mit einhergingen, nahm ich billigend in Kauf. Wichtig erschien mir nur mein Ziel, nämlich diese leeren Dosen in einer bestimmten Reihenfolge (Coca-Cola, Fanta, Sprite, Pepsi, Coca-Cola light ...) an meinen Zimmerwänden fixierend zu stapeln, um die mir unangenehm erscheinenden weißen Wände mit diesen Dosen „verzierend zu tapezieren“. Um mein gesamtes Zimmer mit diesen Dosenwänden auszustatten, berechnete ich einen Dosenbedarf von 1.500 Stück, was in der Beschaffung keinerlei Probleme dargestellt hätte. Probleme bereiteten mir auch hier wieder meine „kreativitätsverderbenden“ häuslichen Mitbewohner, die meine Pläne schon nach ca. 800 Dosen durchkreuzten und ihnen ein jähes Ende bereiteten. Momente wie diese waren für mich die schlimmsten, hieß es doch von einer lieb gewonnenen Beschäftigung Abschied zu nehmen. Die Kommentierungen meiner Eltern gegenüber Verwandten und Bekannten dazu sind mir noch heute in bester Erinnerung: „Stellt euch vor, unser Ältester – über 1000(!) Dosen bunkerte er in seinem Zimmer, dazwischen Ameisen, Silberfische und jede Menge Fruchtfliegen. Uns traf fast der Schlag! Manchmal glauben wir echt, er tickt nicht ganz richtig.“ Dieser Eindruck erhärtete sich bei ihnen, als ich bald einer ganz ungewöhnlichen Betätigung nachging. Toiletten waren es, die meine Aufmerksamkeit weckten. So wie der ADAC Autobahntunnels und Campingplätze bewertete, so habe ich es mir zur Aufgabe gemacht, Toiletten zu bewerten. Ich entwickelte ein Scoringsystem und vergab dann eine Bewertung in Form von Schulnoten. Meine Brüder hatten an meinem Treiben großen Spaß und fragten mich nach jeder meiner Toilettenbegehungen: „Und, Note?“ Bei Restaurantbesuchen war es meinen Eltern sehr unangenehm, wenn ich die längste Zeit auf den Toiletten und nicht am Tisch zubrachte. Aber ich argumentierte, dass meine Aufgabe enorm wichtig sei, da man doch wisse, dass ein untrennbarer Zusammenhang zwischen Toilettenqualität und Küchenqualität bestünde.

All diese Dinge haben mir sehr viel Freude bereitet, was man von meiner Schulzeit hingegen nicht behaupten konnte. Meinen Zeugnissen ist zu entnehmen, dass ich ein stiller, eigenwilliger, unkonzentrierter und stark abgelenkter Schüler gewesen sein muss, den das schulische Geschehen nicht persönlich zu betreffen schien. Wenn ich an meine frühe Schulzeit zurückdenke, fallen mir stets nur Arbeit, Anstrengung, Angst und Demütigung ein. Ich fühlte mich in dieser Institution extrem unwohl und bedroht. Große Angst hatte ich insbesondere vor den Lehrern, die mir unberechenbarer erschienen als alle Schüler zusammen. Ich empfand es immer als demütigend, Dinge tun zu müssen, die mir so sehr widerstrebten. Dazu gehörten vor allem das Vortragen eines Gedichtes, das Vorlesen von Textabschnitten, das ständige Aufrufen, das Vortragen der Hausaufgaben oder das Aufgabenlösen an der Tafel vor der gesamten Klasse. Unbeschreiblich war ebenfalls die Angst, „öffentlich“ vor der Klasse sprechen zu müssen. Das Jahreszeugnis der 2.

Klasse vermerkte diesbezüglich: „Wenn der Schüler überhaupt spricht, dann sehr leise und nur in Versatzstücken." Klare, eindeutige, nach den Gesetzmäßigkeiten deutscher Grammatik geformte Sätze wollten mir anfangs einfach nicht über die Lippen gehen. Ich wusste schlichtweg überhaupt nicht, worüber ich sprechen sollte, auch dann nicht, wenn mir eine Frage gestellt wurde. Da meine Leistungen fächerübergreifend nicht befriedigend schienen, vertraten Eltern und Lehrer die Ideologie, dass man mir nur genügend Zusatzübungen auftragen müsse, damit sich der schulische Erfolg einstellt. Besonders schlimm war, dass meine Eltern mit den Lehrern „kollaborierten" und ich mich zunehmend einem enormen Leistungsdruck und Drill ausgesetzt sah.

Erschwerend kam hinzu, dass mich meine Eltern – vermutlich zur Verbesserung meiner defizitären Sozialkompetenz und meiner ungeschickten Motorik – in sämtlichen Vereinen anmeldeten. Sie kannten diesbezüglich kein Pardon. Der Besuch von Sportverein, Musikschule, Pfadfindergruppe war genauso Pflicht wie die Teilnahme an Ski- und Tenniskursen. Das war die Höchststrafe. Entgegen der Natur meines Wesens begann ich massiv zu rebellieren, sodass ich aus einigen Vereinen bereits nach kurzer Zeit wieder rausgeworfen wurde. Erfolgreicher war ich lediglich beim Gitarrenspiel. Trotz Freudlosigkeit am Musizieren brachte ich es hier zum bayerischen Meister meiner Altersklasse.

In meinen frühen Jahren wurde in meinem leistungsorientierten Elternhaus mit großer Strenge versucht, mich den Normen entsprechend zu formen, was jedoch nicht oder nur unzureichend gelang. Ich kann mich an zahlreiche Gegebenheiten erinnern, die zu großen Missverständnissen zwischen mir und meinen Eltern führten. Heute ist erklärbar, weshalb ich viele Interaktionen nicht verstand und es so infolgedessen oftmals zu verbalen Auseinandersetzungen, insbesondere mit meinem Vater kam. Ich galt als ungezogen, aufmüpfig, frech und provokant. Dies zu hören, tat weh, da es nicht meine Absicht war, einen innerfamiliären Revoluzzer zu mimen. Verstärkt wurde dieser Eindruck durch mein Selbstverständnis, Dinge zu hinterfragen. Je unsinniger mir etwas erschien, umso intensiver fragte ich nach und scheute auch keine klärenden Diskussionen. So kam es vor, dass ich Anweisungen (sofern ich sie als solche überhaupt auffasste) meiner Eltern erst dann Folge leisten wollte, wenn sie mich von der Sinnhaftigkeit ihres Ansinnens überzeugen konnten. Ich widersprach offen, legte meine Standpunkte dar, entkräftete Argumente, wog ab. Ihre Geduld diesbezüglich schien immer relativ bald aufgebraucht zu sein, sodass meine Eltern daraufhin nicht selten wütend auf mich waren und unsachlich reagierten. Einer der stark betonten Standardsätze am Ende der Diskussionen lautete dann oft: „Jetzt ist Ende der Diskussion. Mach das jetzt, weil wir es dir gesagt haben!“ Diesem Problem mit Autoritätspersonen sollte ich auch später noch öfter in Schule und Beruf begegnen.

Noch während der Hauptschulzeit spitzte sich die schulische und familiäre Lage zu. Es wurde ernsthaft die Überlegung angestellt, mich von der Hauptschule zu nehmen und in eine Sonderschule zu stecken. Die Lehrer befürworteten diesen Schritt ausdrücklich. Nur ein zuvor abgelegter „intelligenzähnlicher“ Test vermochte dies schließlich zu verhindern.

Hatte ich auch schon zuvor nur einen schwachen Bezug zu meiner Familie, so entfremdeten wir uns in dieser Zeit nahezu gänzlich voneinander. Mein Vater berichtete einmal, dass er zu mir keine Beziehung hatte aufbauen können, ich sei ihm bis heute fremd geblieben, fremder als meine Brüder sowieso, aber auch fremder als die Nachbarskinder. Da war es mir mit ihm indes nicht anders ergangen. Bis zum heutigen Tag kenne auch ich meine Eltern nicht richtig. Wir sind uns auf eine eigentümliche Art und Weise fremd geblieben.

Als eine der besten Entscheidungen meiner Eltern, insbesondere meiner Mutter, erwies sich der Schulwechsel auf eine private Wirtschaftsschule. Meine Mutter war die Einzige, die daran glaubte, dass ich dem erhöhten Leistungsniveau gewachsen wäre. Ich selbst war nicht dieser Meinung, doch sie sollte Recht behalten. Wie ich es bisher nur aus Träumen kannte, wurde auf einmal aus einem vormals miserablen Hauptschüler ein insgesamt doch recht guter Mittelschüler. Während ich in sprachlichen Fächern lediglich wenig Talent besaß, so blühte ich in Fächern wie Mathematik, Rechnungswesen etc. geradezu auf. Ich fing an, Zahlen, Formeln und mathematische Regeln zu lieben, vor allem, weil es sich hierbei um Disziplinen handelte, bei denen es – im Gegensatz zum übrigen Leben – ein eindeutiges Richtig oder Falsch gab. In den Formeln entdeckte ich die Logik, die mir im sozialen Leben und im Umgang mit Menschen so häufig fehlte. Formeln standen zudem für Beständigkeit und Unveränderlichkeit. Zum ersten Mal in meinem Leben merkte ich, dass ich so etwas wie Ausdauer und Hartnäckigkeit beim Lösen schwieriger Aufgaben an den Tag legen konnte. Keine Zeit der Welt schien mir zu lange, um der richtigen Lösung auf die Spur zu kommen. Es ließ sich nicht leugnen, dass ich regelrecht Spaß und Freude daran entwickelte. Ich halte es da wie Jean Baptiste le Rond d’Alembert, ein französischer Mathematiker des 18. Jahrhunderts, der sagte: „Die Mathematik ist eine Art Spielzeug, welches die Natur uns zuwarf zum Troste und zur Unterhaltung in der Finsternis.“[1]

Ich nutzte Zahlen und meine Merkfähigkeit, die ich mit ihnen verband, beispielsweise auch für Vokabeltests in Englisch. Englische Wörter, die ich mir aufgrund ihrer skurrilen Buchstabenanordnung nicht merken konnte, chiffrierte ich entsprechend. So ordnete ich jedem Buchstaben eine Zahl zu. Der Buchstabe A bekam die Nummer 1, der Buchstabe Z folgerichtig die Nummer 26. So lautete die Übersetzung für „erhalten, bestätigen“ zunächst nicht „obtain“ (da ich mir dies nicht merken konnte), sondern „15, 2, 20, 1, 9, 14“. Erst jetzt wurde jeder Zahl der entsprechende Buchstabe zugeordnet, was entschlüsselt „obtain“ ergab. Ein anderes Wort, welches ich mir nicht merken konnte, war das englische Wort für „bestätigen“. So lautete die Übersetzung dafür ins Englische „5, 14, 4, 15, 18, 19, 5“. Zusammenfassend muss ich feststellen: Zahlen waren ein Fels in der Brandung meines Lebens, sie gaben mir Sicherheit und Selbstvertrauen zurück, wofür ich ihnen bis heute ausgesprochen dankbar bin.

Obwohl ich Mathematik nicht studiere und sie auch kein ausgeprägtes Spezialinteresse von mir verkörpert, schlägt erstaunlicherweise gerade heute die Mathematik eine Brücke zwischen mir und anderen Menschen. Bis heute gebe ich in einem Nachhilfeinstitut Realschülern, Fachoberschülern und Gymnasiasten Nachhilfeunterricht in verschiedenen Fächern. Diese Tätigkeit bereitet mir große Freude. Hier erfahre ich, dass ich gebraucht werde und durch meine Arbeit anderen helfen kann. Wie weggeblasen sind dann ebenfalls die sonst auffallenden Defizite im sozialen Umgang mit anderen. Der sonst allgegenwärtigen Ängste, Unsicherheiten und Selbstzweifel entledige ich mich dann auch auf eine merkwürdige Art und Weise. Vermutlich liegt dies daran, dass ich den Rahmen selbst gestalten und die Abläufe lenken kann, weshalb sich Unvorhergesehenes vermeiden lässt. Besonders freut es mich, von Schülern – die oftmals noch von anderen Nachhilfe erhalten – zu hören, dass ihnen meine Stunden aufgrund meines unkonventionellen Verhaltens sowie der Andersartigkeit der Wissensvermittlung besonders gut gefallen. Erst jetzt, zum Schulende 2009, hat mir ein Schüler per SMS mitgeteilt, in der Abschlussprüfung seiner damaligen 5er- und 6er-Fächer Mathematik und Rechnungswesen eine 2 und eine 3 geschrie-

1 „C'est une espèce de hochet que la nature nous a jeté pour nous conseler et nous amuser dans les ténèbres“ (wobei sie d'Alembert streng genommen auf die Geometrie, nicht auf die Mathematik bezieht). In: Œuvres Complètes de d'Alembert“ Band V, Teil 1 (Correspondance Particulière – Correspondance avec Voltaire), 1822, Paris: Verlag A. Belin, S. 254 (in d'Alemberts Brief an König Friedrich II. von Preußen vom 17.9.1764).

ben zu haben. Es sind Momente wie diese, die mich mit Stolz erfüllen und mich von der Sinnhaftigkeit meiner Arbeit überzeugen.

Als ich im Alter meiner heutigen Nachhilfeschüler war, also zwischen 14 und 18 Jahre, spürte ich meine Andersartigkeit am deutlichsten. Das Verhalten meiner Mitschüler veränderte sich. Die Pubertät und die damit einhergehenden Veränderungen physischer und psychischer Art stellten für mich das größte Rätsel dar, welches ich aufgrund seiner Komplexität bis heute noch nicht ganz durchschaue. Meine eigene Pubertät lässt sich in einem Satz beschreiben: Ich wurde etwas größer, sah etwas jugendlicher aus, hatte stellenweise Pickel und Gesichtshaare. Das war es auch schon. Die testosteronbedingten Stimmungsschwankungen, Launenhaftigkeiten, Aufmüpfigkeiten und chronischen Angebereien, wie sie sich bei meinen Altersgenossen offenbarten, konnte ich nur schwer verstehen, da ich im Wesentlichen der blieb, der ich schon immer war. Eben keiner, der zusammen mit noch einem Dutzend anderer trinkerprobter und feierwütiger Zeitgenossen, bestückt mit Augustiner-Bierflaschen, Wodka Gorbatschow, American-Spirit-Drehtabak, OCB-Paper, Zick-Zack-Filtern sowie einer Baghira-Wasserpfeife unterm Arm, in den nächstbesten Park zum *Abchillen* und *Downcoolen* geht. Mit diesen jugendlichen Gelageszenen, die auch meinem Bruder sehr vertraut sind, kann ich mich nicht identifizieren. Auch den jugendlich-cool anmutenden Teenie-Jargon – eine für mich oberflächliche, unsaubere und ungenaue Sprache – beherrsche ich nicht wirklich. Mein Bruder ist beispielsweise in der Lage, sich problemlos mit wenigen Worten wie „cool“, „geil“, „krass“, „crazy“, „strunselig“, „Homies“, „stylisch“, „flashig“, „viehisch“ etc. mitzuteilen. Selbst ein harmloses „cool“ will mir nicht über die Lippen gehen. Es beschreibt nichts, es sagt nichts aus, es ist beliebig. Oder anders gesagt, dieses Wort passt einfach nicht zu mir.

Eine bei Jugendlichen beliebte und häufig aufgesuchte Stätte, ihrer Lebensfreude ungezügelt Ausdruck zu verleihen, sind Diskotheken. Dort tummeln sich eine Menge gleichgesinnter, einer Peergroup angehöriger Menschen, um sich unter Zuhilfenahme sinnbetäubender Substanzen ihrem Hauptziel, der Partnerfindung, ein Stück näher zu bringen.

Für einen Autisten wie mich sind diese Orte die schlimmsten, die lautesten, die engsten, die unangenehmsten, die stickigsten sowie die bedrohlichsten, die ich jemals kennengelernt habe. Meine sensorischen Überempfindlichkeiten sorgten dafür, dass die laute Musik und die Bässe massive Ohrenschmerzen verursachten. Noch Tage später vernahm ich ein lautes, unangenehmes Rauschen in den Ohren. Die neonartigen, blitzenden Lichter erschreckten und verstörten mich zugleich. Die Enge der zusammengedrängten Menschen löste panische Reaktionen und Fluchtreflexe in mir aus, was stets dazu führte, dass ich die Diskothek im 15-Minuten-Takt regelmäßig verlassen musste. Hinzu kamen die Menschen, die sich noch eigentümlicher benahmen als sonst. Sie soffen, brüllten und grölten umher. Nicht wenige exerzierten dies fast bis zur Bewusstlosigkeit.

Bei allen Anpassungsbemühungen, die ich während meiner Jugendzeit unternahm, stellte ich ohne Wehmut fest, dass ich dieser Partygesellschaft niemals auch nur ansatzweise angehören kann und will. Erst später war es mir besser möglich, mich gelegentlich mit Schulfreunden in ruhigerer Umgebung zu treffen. Mein Glück war, dass mich nahezu alle Mitschüler so akzeptierten, wie ich war, und dass ich nicht, wie es vielen anderen Asperger-Autisten widerfährt, Opfer von Mobbing wurde. So wurde ich vor allem wegen meiner Leistungen in manchen Fächern, in denen ich immer Klassenbester war, geschätzt. Obwohl sich der „Professor", wie man mich nannte, in der Klassengemeinschaft nie ganz heimisch fühlte, so war ich doch froh, dort einige „Freunde" gefunden zu haben. Wobei ich später erkannte, dass ich „Freundschaft" ganz anders definierte und darunter auch etwas anderes verstand als meine Mitmenschen. Jeder, mit dem ich gut auskam und von dem ich den Eindruck hatte, dass er es gut mit mir meinte, war für mich ein Freund. So zählten zu meinen Freunden neben der Hälfte der Klasse auch die Bäckereiverkäuferin, die Nachbarin, der Postbote und noch jede Menge weiterer Leute, mit denen ich irgendwie in aktuellem Bezug stand. Aber Freundschaften im üblich definierten Sinne, dass ein Freund also jemand ist, der Freud und Leid mit dir teilt, dir beisteht und zuhört, sind mir unbekannt. Demzufolge bleibt mir nur übrig, zu konstatieren, niemals wirklich einen Freund gehabt zu haben. Vor allem meine Eltern haben mir dies oft zum Vorwurf gemacht und sich darüber beklagt, einen stubenhockenden Sohn zu haben, der keinerlei Interesse am sozialen Leben zeigt. Ganz gleichgültig war mir ihre Einschätzung nicht, da in mir die elterliche Erwartungshaltung großen Druck erzeugte und ich an mir zu zweifeln begann.

Noch gut ist mir mein 16. Geburtstag im Gedächtnis, an dem in mir die Angst aufkeimte, in zwei Jahren schon den 18. feiern zu müssen und ich allerspätestens dann eine Freundin griffbereit würde vorzeigen müssen, wie dies mein soziales Umfeld von mir erwartete. Und tatsächlich stellte man mir diesbezüglich unangenehme Fragen. „Wie schaut es jetzt aus mit einer Freundin?", erkundigte sich jeden Monat aufs Neue meine Mutter. „Hast du schon eine Freundin?", wurde ich von

Bekannten, Verwandten und Nachbarn neugierig gefragt. „Such‘ dir doch eine Freundin, Florian!“, lautete die flehentlich vorgetragene Bitte meiner Großeltern. Diese Hartnäckigkeit meiner werten Familienmitglieder war mir neu, da sie sonst eher schnell „einknickten“. Also musste es sich hier um etwas besonders „Großes“ handeln. Für mich war es jedenfalls erst einmal ein besonders großes Rätsel. Was ist überhaupt eine Freundin, und wofür braucht man die überhaupt? Und warum ausgerechnet eine Freundin und keinen Freund? Seit Beginn der Auseinandersetzung mit diesem Thema fühlte ich mich zunehmend in die Ecke gedrängt und spürte eine absolute Fremdheit den Menschen gegenüber, die mich damit ständig unter Druck setzten. Entgegen meiner Art, brachten mich die Fragereien und die gewünschten Diskussionen mit mir darüber zunehmend in Wallung. Erstmals stieß ich mit meinen Anpassungsstrategien an meine Grenzen. Das Thema *Freundin* erwies sich tatsächlich als ein paar Nummern zu groß für mich, da ich etwas erfüllen musste, was ich so nicht zu leisten imstande war. Bei mir entwickelte sich kein Drang, kein Bedürfnis, eine Lebenspartnerschaft, welcher Form auch immer, einzugehen. Die dadurch entstehende Intimität und Nähe schreckt mich ab und würde mich extrem belasten. Ein weiterer Grund, weshalb ich für Beziehungen nicht geschaffen bin, ist die Unkenntnis über die subtile „Geheimsprache“, deren Mix aus besonderen mimischen Ausdrucksweisen und extravaganter Liebesrhetorik ich nicht zu sprechen vermag. Als ich später die Berufsoberschule besuchte, gab es einen Jungen in der Klasse, mit dem ich mich ganz gut verstand und der ähnliche Interessen hatte wie ich. Später berichteten mir Mitschülerinnen, dass eben besagter Junge von mir etwas „gewollt“ hätte, dies sei geradezu offensichtlich gewesen, meinten sie. Ich war völlig überrascht, er ist mir vielmehr als ein interessierter Gesprächspartner in Erinnerung geblieben. Alle anderen Zeichen und Andeutungen, die er mir gegenüber gemacht haben soll, sind mir entweder nicht aufgefallen, oder aber ich konnte sie nicht entsprechend deuten.

Ich bezweifle, dass es mir jemals gelingen wird, eine langfristig andauernde Partnerschaft eingehen zu können. Doch dies stimmt mich nicht traurig, da ich mir ein Leben mit portionierten Sozialkontakten ohnehin viel besser vorstellen kann.

Während ich zu Menschen oft nur schwer Zugang finde, fällt mir dies bei Tieren dafür umso leichter. Insbesondere Hunde gehören zu meinen besten Freunden. Bei Tieren finde ich diese Reinheit wieder. Sie wollen nichts von einem, außer dass man ihr Freund ist. Das ist etwas Wunderbares.

Das Komplizierte an meinen Mitmenschen ist mitunter auch die Tatsache, dass sie nie richtig sagen, was sie meinen und umgekehrt auch nie richtig meinen, was sie sagen. Das macht es für einen Autisten besonders schwer. Mit Zynismus und anderen flapsigen Sprüchen konnte ich nur schwer umgehen. Nicht selten fühlte ich mich dadurch angegriffen.

Besonders substanzzehrend waren auch die Schauspielereien, die ich im Alltag zunehmend aufzuführen gezwungen war. Da ich die Geschehnisse um mich herum immer ganz genau beobachtete, lernte ich langsam, welche Reaktionen und welche Verhaltensweisen richtig und welche falsch zu sein schienen. Bald verstand ich, bestimmte Rollen spielen zu müssen, um nicht anzuecken. Zuhause war es die Rolle eines folgsamen Jugendlichen, in der Schule und in der Universität die Rolle des intelligenten Schülers, in der Bank die Rolle des souveränen und selbstbewussten Angestellten. Besondere Rollen hatte ich an Weihnachten oder Geburtstagen zu spielen. Dann spielte ich ein zutiefst glückliches, seliges und absolut dankbares Kind. Anfangs mussten mir meine Brüder noch immer zuflüstern, mich für ein Geschenk zu bedanken, welches mir wenig dankenswert erschien. Bei Geschenken, die mir völlig unbrauchbar anmuteten, bedankte ich mich deshalb besonders häufig und unterstrich auch noch einmal die absolute Notwendigkeit der Gabe. Ganz so, wie es von mir verlangt wurde.

Gleichsam schwer fiel es mir, bestimmte Dinge – meistens die, die der Wahrheit entsprachen – nicht zu äußern. In Erinnerung ist mir beispielsweise noch, als meine Tante im Beisein von Verwandten ihre Tochter in den höchsten Tönen lobte. Mit einer 1,7 habe sie ihren Schulabschluss gemacht und werde jetzt zur Patentanwältin ausgebildet, trichterte man den verdutzten Zuhörern ein. Allgemeines Erstaunen machte sich breit, welches sich in einer heiteren Stimmung zu entladen drohte. Dies wurde allerdings dadurch verhindert, da ich ein paar Kleinigkeiten korrigierte. Erstens war ihre Abschlussnote nicht eine 1,7, sondern eine 2,4, und zweitens, so fuhr ich fort, würde sie nicht zur Anwältin ausgebildet, sondern lediglich zur Anwaltsgehilfin. Ein gefolgter Schienbeintritt meines Bruders bedeutete mir, fortan über weitere Einzelheiten diesbezüglich zu schweigen, um meine Tante nicht weiter zu brüskieren.

Früher ist mir die Welt häufig falsch und verlogen vorgekommen. Auch heute ist sie das noch, wenngleich ich mittlerweile der Meinung bin, dass im Lügen auch eine ausgleichende Gerechtigkeit liegt. Jeder, aber wirklich jeder Lügner wird selbst mal zum Belogenen und jeder

Belogene selbst zum Lügner. Anders ausgedrückt, jedes Opfer ist Täter zugleich.

Große Überwindung und Kraft haben mich auch die entwickelten Kompensationsstrategien im Bereich Sprache und Kommunikation gekostet. Ich erinnere mich noch gut daran, in einer Gruppe Mitschüler zu sitzen, um teilnahmslos ihren Gesprächen zu lauschen. Ich spürte in mir das Bedürfnis, mich auch in Form eines Redebeitrages an dieser Diskussion zu beteiligen. Aber ich wusste nicht, wie ich das anstellen sollte. Erstens galt es zu klären, wann ich überhaupt einen Redebeitrag abgeben könnte, und wenn dies geklärt war, musste ich in etwa auch wissen, wie lange ich denn nun reden könnte - und vor allem über was. Dies galt vor allem für Small Talk. Ich schrieb es der Intelligenz anderer Menschen zu, Richtiges immer genau im richtigen Augenblick von sich zu geben. Bewundernd hörte ich anderen Gesprächen zu, bei denen innerhalb kurzer Zeit Dutzende verschiedene Themen angesprochen wurden (Fußball, Wetter, Frauen, Urlaub, Fernsehsendungen, Computerspiele).

Für mich war und ist es immer noch schwierig, über Dinge zu sprechen, bei denen ich nicht zu 100 % Bescheid weiß. Also begann ich, mich in viele Small-Talk-Themen einzulesen. Entgegen meiner Überzeugung las ich fortan auch die Bild-Zeitung sowie sämtliche Frauen- und Lifestylezeitschriften, aber auch die „Königsblätter" ließ ich nicht links liegen. Bald besaß ich ein Standardwissen über diese allgemeinen Themen. Die wichtigste Kompensationsstrategie, die ich bis heute anwende, besteht in einer „interessierten" Fragestellung. Das strengt mich zwar sehr an, lässt mich aber nur noch selten sprachlos erscheinen. Die Fragestellung ist für mich deshalb als „Rettungsanker" in der Gesprächsführung unverzichtbar geworden. Wer fragt, der führt das Gespräch! Um einen kleinen Einblick zu gewähren, welche Denkschritte ich schon bei einem harmlosen Small-Talk-Gespräch vollziehen muss, stelle ich nachstehend einen simplen Beispieldialog dar und erläutere grob meine damit verbundenen Denkschritte.

A: Hallo Florian, wie geht's?

ICH: Gut, und selbst? *(Diese mehrheitlich angewandte Standardaussage habe ich einfach übernommen.)*

A: Ja, wie soll es einem bei diesem Wetter schon gehen!?

ICH: *(Noch während A spricht, überlege ich mir meinen nächsten Satz. Das Stichwort, das er mir gegeben hat, lautet: „Wetter". Ein Glück! Hätte er gesagt: „Wie soll es mir nach dem 2:0 von gestern Abend schon ge-*

hen?" wäre es für mich deutlich schwieriger geworden. Es muss nun blitzschnell ein Satz meines – im Laufe der Jahre angeeigneten Wetterrepertoires – folgen. Zugleich soll dieser Satz auf eine flapsige Art kommuniziert werden, also nicht in meiner sonst eher pedantisch anmutenden Sprache.)

„Ja, aber schau, die Meteorologen sagen doch schon für übermorgen strahlend schönes Wetter mit bis zu 30 Grad im Schatten vorher. Besser geht's doch nicht ..." *(Dieser Satz genügt jedoch noch nicht, da meine Aufgabe nun darin besteht, das Gespräch vom Wetter weg hin zu einem mir „sicher erscheinenden" Thema zu lenken. Deshalb muss ich mich nun bemühen, eine möglichst passende Frage folgen zu lassen. Mein großes Detailwissen über die meisten der mir bekannten Menschen hilft da weiter).*

„...und wie ich dich kenne, packst du dann sofort dein Fahrrad aus und radelst wieder den Donauradweg von Passau nach Wien. Ja, wie hat es dir denn eigentlich in Wien gefallen?" *(Wien ist nun das Stichwort! Darauf muss er jetzt antworten, er kann eigentlich gar nicht anders. Wien ist zudem ein Stichwort, mit dem es mir problemlos möglich wäre, die Konversation weiterzuführen.)*

A: „Wien war einfach gigantisch. Die Wiener Altstadt, herrlich. Gut gefallen hat mir auch der Stephansdom. Nur vom Prater war ich ein bisschen enttäuscht."

ICH: *(Erst jetzt wird die Konversation leichter. Meinem relativ großen Allgemeinwissen habe ich es zu verdanken, dass mir zu vielen Themen, so auch zu Wien, eine Menge einfällt.)* „Auch wenn der Prater langweilig ist, die Hofburg, das Schloss Schönbrunn, das Obere Belvedere und das Burgtheater entschädigen dafür doch umso mehr!"

(Jetzt versuche ich, das gewählte Thema bis zum Gesprächsende beizubehalten. Gelingt mir dies nicht, muss ich meine Fragestrategie weiter anwenden, um wieder ein neues „sicheres" Thema einzuflechten.)

Ich bewundere die meisten Menschen, die die Fähigkeit haben, solche „seichten" Gespräche rein intuitiv zu meistern. Mir gelingt dies nur mithilfe meines Intellekts. Meine Gesprächspartner ahnen dabei nicht, wie hart ich während jeder Unterhaltung am Arbeiten bin.

Leichter hingegen fällt mir das Halten von Referaten oder Vorträgen. Obwohl ich im Allgemeinen kein „Sprachmensch" bin, bereitet es mir komischerweise dort besondere Freude, mit Wörtern zu arbeiten, ja manchmal sogar mit ihnen zu spielen. Viele bescheinigten mir eine außergewöhnliche Eloquenz und sprachen von einem Redetalent, das später einmal in die Politik gehen sollte. Diese übertriebene Einschätzung deckt sich jedoch nicht mit meiner Wahrnehmung. Als ungewöhnlich wird vor allem meine Stimmintonation beschrieben. Noch gut kann ich mich an einen kurzen Radiobeitrag erinnern. Es ging um den Braunbären Bruno, welcher in unserer oberbayerischen Gemeinde nach langer Jagd erschossen wurde. Ein im Ort anwesendes Bayern-3-Team fragte mich deshalb nach meiner Meinung zu Brunos vorzeitigem Ableben. Als meine Bürgermeinung dann später im Radio zu vernehmen war, konnte ich nur aufgrund des Inhaltes darauf schließen, dass das eben Gesprochene von mir stammen musste. Alle anderen Familienmitglieder erkannten meine Stimme sofort, nur mir kam sie eigentümlich fremd vor.

Obwohl mir in der Kommunikation mittlerweile das meiste gelingt, stelle ich immer wieder fest, dass Sprechen für mich Arbeit ist, die an meinen Kräften zehrt, mich anstrengt und belastet. Die Fähigkeit zur Kommunikation ist für mich keine Selbstverständlichkeit, ich muss sie immer wieder trainieren, um mich ihrer nicht zu entwöhnen. Im Allgemeinen muss ich gleichwohl anführen, dass mir meine überdurchschnittliche Merkfähigkeit bezogen auf viele Einzelheiten in Konversationen, aber auch im restlichen Leben enorm weiterhilft.

Ich brauchte etwas Zeit, um zu begreifen, einen scheinbar anderen „Prozessor" im Gehirn zu tragen. Er nimmt Informationen anders, meist ungefilterter, auf und verarbeitet sie auch anders als üblich. Ich dachte lange, es sei das Normalste der Welt, sich problemlos eine Vielzahl von Autokennzeichen und -marken sowie Details all der Menschen, die man ein paar Mal gesehen hat, zu merken. Ich dachte, es sei völlig üblich, sich daran zu erinnern, welchen Pullover, welche Schuhe, welche Uhr jemand getragen hat, und dass es zudem völlig normal sei, sich genau an Sätze einer Konversation, die bereits Jahre zurück liegt, zu erinnern. Beispielhaft möchte ich Folgendes nennen: Bis heute kann ich mich noch genau an Kundendaten, die ich mir während meiner Bankausbildung gemerkt habe, erinnern. So sah ich erst vor einigen Tagen beim Einkaufen im Edeka-Center einen ehemaligen Kunden. In diesem Moment weiß ich sofort, wie es finanziell um ihn bestellt ist. Manche seiner ehemaligen Kontodaten sehe ich dann vor meinem inneren Auge. So kann ich sagen, dass er seinen silbergrauen 525er BMW mit dem Kennzeichen XXX durch die BMW-Bank finanziert hat und ihn nun monatlich mit ca. 450 Euro abstottert. Weiter fällt mir ein, dass er in das Fitnessstudio XY geht und dafür ca. 60 Euro im Monat aufbringt. Auch die Alimente an seine Frau sind mir noch präsent, und zudem kann ich mich noch genau an einen von ihm gestellten Kreditantrag über 15.000 Euro erinnern, der jedoch abgelehnt wurde. Minuten später sah ich an der Kasse noch eine ehemalige Kundin, und auch hier könnte ich, wenn ich denn dürfte, jede Menge sagen. Ich glaube, ich habe mehrere Hundert Kunden samt ihrer Daten noch im Gedächtnis. Obwohl ich mir diese Dinge aufgrund ihrer Nutzlosigkeit gar nicht merken möchte, sind sie doch ungewollt auf meiner „gottgegebenen" Festplatte gespeichert. In einem anderen Zusammenhang sagte einmal eine Therapeutin zu mir, sie wünsche mir die Fähigkeit, Dinge auch mal wieder vergessen zu können. Auch ich hege manchmal diesen Wunsch, da so etwas nicht nur Vorteile mit sich bringt.

Vielen Asperger-Autisten soll es Schwierigkeiten bereiten, sich Gesichter zu merken. Ich kann diese Erfahrung nicht teilen. Ganz im Gegenteil. Zwar ist es richtig, dass ich Menschen während des Gesprächs nicht oder nur selten direkt ansehe. Stehe ich aber nicht in Interaktion mit ihnen, so blicke ich sehr wohl in ihre Gesichter. Wie ein Scanner nehme ich jedes vorbeihuschende Gesicht auf. Und so passiert es mir nahezu täglich, dass ich plötzlich wieder ein bekanntes Gesicht eines mir sonst völlig unbekannten Menschen, den ich in der Vergangenheit maximal ein paar Sekunden gesehen habe, wiedererkenne. In den meisten Fällen kann ich auch noch sagen, wo ich das Gesicht das letzte Mal gesehen habe und auch, wie lange dies ungefähr her ist. Mein Bruder, dem ich das als einem der wenigen erzählt habe, sagte: „Da täuscht du dich bestimmt, es gibt so viele Menschen, die sich ähnlich sehen. So etwas behaupten Paranoide und vom Verfolgungswahn Geplagte auch oft, dass sie diesen oder jenen Menschen ganz, ganz sicher schon einmal wo gesehen haben." Vielleicht hat er wirklich recht und ich bilde mir das alles nur ein. Aber es hat sich eine Situation ergeben, in der ich ihm zumindest in einem Fall das Gegenteil beweisen konnte. Gemeinsam saßen wir in der U-Bahn, als mir am Platz gegenüber plötzlich wieder ein bekanntes Gesicht eines mir unbekannten Mannes ins Auge fiel. Ich sagte meinem Bruder, dass dieser Mann vor ca. sechs Wochen im Rossmann am Partnachplatz in München einkaufen war und wartend an der Kasse stand. Natürlich glaubte er mir diesen „Quatsch" nicht. „Du täuscht dich mit Sicherheit, München ist soo groß …", waren seine üblichen Worte. Trotzdem schlug er mir vor, diesen Mann doch einfach mal zu fragen, ob meine Beobachtungen denn stimmten. Nur weil ich mir absolut sicher war, überwand ich mich und stellte dem Mann diese idiotische Frage. Aber ohne zu zögern antwortete er mir, dass er im besagten Geschäft jede Woche einkaufe. Volltreffer! Obwohl ich meinem Bruder einmal zeigen konnte, dass ich recht hatte, bin ich auch davon überzeugt, dass ich mich in diesem Kontext sicherlich öfter mal täusche und schlichtweg daneben liege. Ich bin ja schließlich keine „Rasterfahndungsmaschine" …

Das absolut Wichtigste in meinem Leben sind Bücher. Fach- und Sachbücher zu Geschichts-, Wirtschafts- oder Politikthemen. Das sind meine wahren Leidenschaften, alles andere stelle ich dann hintan. Wenn es mir schlecht geht, gehe ich nicht in die Apotheke, sondern in eine Buchhandlung. Auch hänge ich keine Bilder in meinem Zimmer auf, da meine großen Buchbestände die Wände zieren. Oft fällt mir dazu ein Zitat von Seume ein, der einmal sagte: „Wer sich beständig ausschlussweise mit Büchern beschäftigt, ist für das praktische Leben schon halb verloren“ (Seume, 1811, S. 134). Und wer dazu auch noch Autist ist, der ist für das praktische Leben ganz verloren. Jeden frei verfügbaren Cent gebe ich für Bücher aus. Erst vor wenigen Wochen habe ich in meinem Kaufrausch wieder Geschichtsbücher für 700 Euro eingekauft. Darunter waren die neue Himmler-Biografie von Peter Longerich, eine Heydrich-Biografie, der große dreiteilige Band über Kaiser Wilhelm II. von John C.G. Röhl sowie ein Duzend anderer Bücher und Biografien über Friedrich den Großen, Lenin, Stalin, die Waffen-SS …

Meine Mutter bemerkte in diesem Zusammenhang einmal besorgt, dass ich zu sehr in der Vergangenheit lebe und auf dem besten Wege sei, die Gegenwart völlig zu verschlafen. Aber ich glaube, sie versteht nicht, dass mir die Beschäftigung mit diesen Themen das absolut Wichtigste verkörpert. Alleine zum Thema *Drittes Reich* lese ich monatlich bis zu 20 neue Bücher. Zudem widme ich mich seit einem Jahr ganz der Erforschung der regionalen Gegebenheiten unseres Landkreises während der Zeit von 1933-1945. Diese Aufgabe ist bisher eine der schönsten für mich. Sie macht mich glücklich und zufrieden. Die Besuche in Staatsarchiven und Staatsbibliotheken, das Studieren von Büchern und privaten Aufzeichnungen, die Treffen und Gespräche mit Zeitzeugen haben sich zu unverzichtbaren, Sinn gebenden Tätigkeiten entwickelt, die hoffentlich noch lange andauern werden. Mein Ziel ist es, irgendwann einmal meine gesammelten Erkenntnisse dazu – in welcher Form auch immer – zu veröffentlichen.

Ähnlich in den Bann zieht mich alles, was mit Politik und Wirtschaft zu tun hat. Mein großes Wissen darüber habe ich, wie soll es anders sein, aus Büchern, Zeitungen, Zeitschriften und meinem BWL-Studium. Vor allem die FAZ sowie der Spiegel sind unverzichtbare Suchtlektüren. Es mag zynisch klingen, aber die aktuelle Wirtschaftskrise erleichtert mir das Leben manchmal sogar. Vormals von vielen als sperriges „Wirtschaftsgedöns“ abgetan, entwickelte es sich sogar zum Small-Talk-Thema, was mir natürlich sehr entgegenkommt. Ich bin dann froh, wenn man sich mal nicht übers Wetter unterhalten muss, sondern über den amerikanischen Hypothekenmarkt, über die Hypo Real Estate, über Credit Default Swaps, über Richard Fuld, Hank Paulson, Ben Bernanke und seine „Fed", über Deutschland 1929, über Bretton Woods, über den Sinn oder Unsinn von „Sale-and-lease-back-Verträgen" sprechen kann, um schließlich auch noch unterschiedliche wirtschaftswissenschaftliche Theorieansätze von Adam Smith und Karl Marx miteinander zu vergleichen. Das Problem bei solchen Fachgesprächen besteht darin, dass ich nicht mehr aufhören kann, darüber zu referieren. Aber dann geht es meinen Gesprächspartnern auch einmal so, wie es sonst nur mir in Gesprächen mit ihnen geht ...

Obwohl mein Autismus zweifellos auch positive Seiten hat, muss festgestellt werden, dass er auch mindestens genauso viele negative Seiten beherbergt. Das, was andere gemeinhin als *leben* bezeichnen, misslingt mir nicht selten. Hätte ich nicht meine Brüder, Verwandte oder andere Menschen, wie Psychologen, die mich helfend unterstützen, wäre ich in dieser Welt wohl vollständig isoliert. Obwohl ich gerne allein bin, wünsche ich mir schon Kontakte zu anderen Menschen, die meine Interessen teilen. Diese zu finden, ist für mich als Autist jedoch gleich doppelt schwer. Manchmal fühle auch ich mich so einsam, dass ich nachts umherspaziere und hoffe, jemanden wie mich zu treffen.

Aber nicht nur Sozialkontakte bereiten mir Schwierigkeiten. Auch selbstverständlich erscheinende Tätigkeiten der Haushaltsführung, wie Putzen, Abwaschen und Einkaufen, überfordern mich ganz erheblich. Es fällt mir bis heute schwer, meine Defizite offen zuzugeben, weswegen ich stets darauf bedacht war, meine „Fehler" zu kaschieren. Dies sowie die substanzzehrenden Anpassungsversuche an meine Umwelt führten vor ein paar Jahren schließlich zu schwerwiegenden gesundheitlichen Problemen. Ich litt unter Schlafproblemen und Depressionen. Letztere wurden von vielen Psychologen erfolglos zu behandeln versucht. Einzelgespräche erwiesen sich als genauso wirkungslos wie Gruppentherapien. Erst nach vier Therapeutenwechseln wurde schließlich das Asperger-Syndrom diagnostiziert. Jetzt endlich erhielt ich die abschließenden Erklärungen auf viele Fragen meines absonderlichen Lebens. Auch lernte ich im Laufe der Zeit viele Andersartigkeiten an mir, die ich vorher so hasste, zu akzeptieren. Ganz indes ist auch dieser Prozess noch nicht abgeschlossen. Eine andere Autistin bemerkte einmal, sie müsse jeden Tag aufs Neue „ja" zu sich und ihrem Autismus sagen. Mir geht es da sehr ähnlich, da ich in dieser Welt noch nicht angekommen bin und es vermutlich auch nie ganz werde. Autistische Tage können wunderbare, freudvolle und Sinn gebende Tage sein. Ich erlebe diese, wenn ich neue Dinge entdecke und erforsche, wenn ich meinen Interessen vollkommene Aufmerksamkeit schenken darf, in ihnen aufgehe kann und dabei alles andere um mich herum vergesse. Dann erscheint mir der Autismus als eine geniale Erfindung des Schöpfers.

Manchmal aber gibt es Tage, an denen es mir weh tut, Autist zu sein. Es sind Tage, in denen mir mein autistisches Leben die Grenzen aufzeigt und mich trotz anstrengender Kämpfe verlieren lässt. Ich weiß, dass in Zukunft noch viele Hindernisse meinen Lebensweg säumen werden, aber ich hoffe, dass ich immer die notwendige Kraft aufbringen kann, sie zu bewältigen. Im Großen und Ganzen bin ich aber jetzt zufrieden mit meinem Leben.

Obwohl ich am Abend meist restlos erschöpft ins Bett falle, lassen mich die Geschehnisse des Tages nicht los. Jede mir noch bekannte Einzelheit ruft sich dann wieder in mein Gedächtnis, und so fällt mir beispielsweise wieder die schwarzhaarige Frau mit der roten Tasche und dem kleinen Hund ein, die vor mir am Fahrkartenautomaten eine Karte löste. Auch die anderen Menschen am Bahnsteig habe ich dann genau vor meinem inneren Auge. Mir fällt der Mann ein, der mit seiner beigefarbenen *Ahmadinedschad-Windjacke* so grimmig guckte. Noch genau weiß ich, wie die junge Frau mit ihrem Baby aussah. Der ältere Herr, der den neuen Roman *Ruhm* von Daniel Kehlmann las, erscheint mir gedanklich wieder. Auch die Spaniengespräche drei Sitzreihen vor mir sind mir noch allgegenwärtig – genauso wie die schiefe Krawatte des Schaffners. Und, und, und ... Auch ich schlafe dann irgendwann erschöpft ein, um am nächsten Tag vor allem wieder Kraft für eines zu haben: zu denken. Denn schon dann könnte es sein, dass gleich in der Früh in mir die völlig zusammenhanglose Frage aufkeimt, wann genau noch mal die Varus-Schlacht im Teutoburger Wald stattgefunden hat. War es wirklich der 11. September, 9 nach Christus?

So ist es nicht ungewöhnlich, dass mein „autistischer Tag“ mit einer Datumsüberprüfung eines bedeutsamen geschichtlichen Ereignisses beginnt.

Normaler können Tage nicht beginnen, finde ich jedenfalls.

Literatur

Seume, Johann Gottfried (1811): Apokryphen. Leipzig: Hartknoch.

Rainer

Schneckenmensch

Die längste Zeit meines Lebens ahnte ich nicht, dass meine Denkmaschine ein anderes Design hatte als die anderer Menschen. Nur von Ferne hörte ich hier und da einmal das Wort *autistisch*, ohne auf die Idee zu kommen, es könnte ein passendes Adjektiv für mich selbst sein. Ich war ein Fremdling, dem in all den Jahren niemand einen Spiegel vorhielt und der darum nicht begriff, was es war, das ihn so fremdartig erschienen ließ und warum die Floskelmenschen ihn instinktiv nicht als einen der ihren betrachteten. Ich verhielt mich anders als sie, benutzte dieselben Wörter und dachte und redete doch in einer anderen Sprache.

Die Biologie hat es vorgesehen, dass auch Autisten einen Vater und eine Mutter haben. Mir erschien das immer ein wenig als überflüssige Komplikation; eine *creatio ex nihilo*, so dachte ich, wäre mir in meinem Fall angemessener gewesen, aber ich hatte auch sonst in Bezug auf die Natur so meine eigenen Vorstellungen. Mein Körper etwa war mir auch nie wirklich vertraut und schon als Kind fragte ich mich, Gedankenmensch, der ich immer war, warum ich nicht gleich ganz ohne Körper zur Welt gekommen bin. Ich musste mich damit abfinden, dass ich ein Wesen aus Fleisch und Blut und Nerven war und dass sich mein sonderbarer Geist sein Zuhause in einem recht komplex aus hundert Billionen Zellen zusammengesetzten Organismus gesucht hat. Ein Organismus, der sich zunächst recht langsam entwickelte: In der Grundschule war ich der Kleinste in der Klasse. Arme und Beine gehorchten meinen Befehlen eher widerwillig, ich konnte es im Sportunterricht den anderen nicht verdenken, dass sie mich nur ungern in ihrer Mannschaft haben wollten. Ich war zudem recht schmerzunempfindlich und wenn ich mir einmal das Knie aufschlug, bestaunte ich meist eher mit wissenschaftlicher Neugier die Schorfbildung oder erkundete den Geschmack des Blutes mit meiner Zunge statt vor Schmerzen aufzuschreien; meine Nerven waren irgendwie in der Lage, die Schmerzreize auszublenden und ich war ihnen dankbar dafür.

Auch die Temperaturfühler in meiner Haut waren offenbar defekt. Ob es kalt oder warm war, war für mich meist eher nebensächlich und die Wahl der Kleidungsstücke erfolgte denn auch eher nach pragmatisch-rationalen Überlegungen als nach den unzuverlässigen Meldungen der Sensoren in meiner Haut.

Dafür war mein Gehör besonders gut ausgeprägt. Ich erlauschte durch Wände die Stimmen im Nachbarzimmer, prägte mir Melodien schnell ein, ebenso Stimmfärbungen, Dialekte. Bis heute erkenne ich Menschen am ehesten an ihrer Stimme, an bestimmten Wendungen und Begriffen, die sie häufig verwenden, wieder. Meine Augen dagegen sind oft auf Autopilot-Modus eingestellt. Ich bin ohnehin etwas kurzsichtig – auch wenn ich mir einbilde, als Kind deutlich mehr Sterne gesehen zu haben als heute. Dazu kommt meine notorische Verträumtheit. Man sagt mir nach, ich sähe oft durch andere hindurch. Tatsächlich schaue ich nur selten etwas wirklich an, bin Ohren-, kein Augenmensch.

Die Zellen meiner Denkmaschine dagegen entwickelten sich vergleichsweise ungehemmt, probierten in jeder Sekunde tausende neue Verknüpfungen aus und sorgten dafür, dass das Denken, insbesondere das Querdenken, für mich bis heute mit Abstand die lustvollste Beschäftigung ist, weit vor Essen und Trinken und anderen Genüssen. Mein Kopf brauchte ständigen Input, sonst machte sich Unzufriedenheit breit in meinem Schädel. Da waren diese geographischen Muster, die ich mit den Augen aufsog als seien sie kostbare Gemälde großer Meister. Ich studierte mit Leidenschaft Bus- und U-Bahnfahrpläne, fuhr mit dem Finger über den Stadtplan, prägte mir Linien- und Straßenverläufe ein und war glücklich, wenn ich *in natura* überprüfen konnte, dass die Arbeit der Kartographen auf den Meter genau der Wirklichkeit entsprach. Das Muster rastete ein, alles passte, und ich hatte meine Orientierung. Bekomme ich einen alten Berliner Stadtplan etwa aus dem Jahr 1876 in die Finger, kann es sein, dass ich nicht eher davon loskomme, bis ich den Verlauf jeder einzelnen Straße nachverfolgt habe. Und als ich später Zugang zum Internet bekommen und die Welt von Google Earth entdecken sollte, musste ich mich immer wieder regelrecht dazu zwingen, von meiner Stadtplan- und Landkartensucht loszukommen, um nicht den ganzen Tag ausschließlich vor dem Bildschirm zu verbringen und mich nach New York, Kairo oder Kuala Lumpur hineinzuzoomen.

Da waren diese Wörter. In der Schule im tiefsten Neuköllner Kiez waren häufig von den anderen Schülern Brocken von Serbokroatisch, Türkisch, Italienisch oder Spanisch zu hören. Das ließ mich nicht los. Mich faszinierte die Geschichte von Champollion, wie er akribisch den Stein von Rosetta untersuchte, um Zeichen für Zeichen die alten Hieroglyphen zu entschlüsseln. So packte mich auch die Neugier, als ich die englische Sprache für mich entdeckte. Das eher belanglose Alltagstreiben von Peter, Paul und Mary reichte mir bald nicht mehr aus. Es schien mir eine ungeheure Verschwendung zu sein, dass etwas so kostbares wie Buchstaben und Wörter zur Kommunikation von Trivialitäten verwendet wurden. Chinese im Abendland, der ich war, hatte ich im

Übrigen zwar die Floskelsprache der anderen gelernt, gab mir auch Mühe, nicht gar zu altklug daherzureden, aber man hielt Abstand von mir und so beschränkte sich der verbale Austausch mit meinen Mitmenschen auf geschätzte zwanzig oder dreißig Sätze am Tag. Man ließ mich ansonsten einfach in Ruhe und ich war's zufrieden. Gespräche waren anstrengend, Bücher lesen dagegen deutlich einfacher. Vielleicht strahlte das eine Art intellektuellen Dünkel aus, kann sein. Geburtstagspartys gab es nicht, vermutlich wäre ich damit auch überfordert gewesen. Und wenn auf Klassenreisen das einzige Einzelzimmer zu vergeben war, meldete ich mich wie selbstverständlich dafür. Im Zug setzte ich mich dann auf einen möglichst ruhigen Einzelplatz, der Blick ging aufs Fenster, ich schaltete auf Nahsicht und machte mir, die Spur der langsam im Fahrtwind am Fenster hinabzitternden Regentropfen verfolgend, Gedanken über die Oberflächenspannung von Wasser und über die Allgegenwart von Symbolen der Melancholie in der mich umgebenden Welt. Ich fing an, Kafka zu lesen und von grauen Himmeln zu träumen und von Jungen, die sich in endlosen Labyrinthen verirren. Es gab einen Bruch zwischen mir und dem Universum, einen Bruch, den ich nicht fassen konnte, einen Bruch ohne Namen.

Meine Eltern waren mit Sicherheit keine Chinesen. Sie ließen sich scheiden als ich noch klein war. Mir bleiben Erinnerungen an archaische Ausbrüche meines Erzeugers, an *Zumdonnerwetternochmal* und *Ichhabdirschontausendmalgesagt* und *Gleichschnackeltsaber*. Wenn er mich oder meinen fünf Jahre älteren Bruder schlug, hieß es nachher immer, ihm sei die Hand ausgerutscht. Er war in den Vierzigern als ich zur Schule ging und ich dachte bei ausrutschenden Händen an eine Art altersbedingten Tremor. Meine Mutter, eine eher unscheinbare Sekretärin, suchte mich vor den Ausbrüchen zu schützen, so gut sie konnte. Sie wusste nichts von den eingeschränkt arbeitenden Schmerzfühlern in meiner Haut und machte sich daher mehr Sorgen als nötig, wenn es rote Striemen an den Wangen gab oder ein Zahn herausbrach und sich Blut in meinem Mund sammelte. Ihre Umarmungen lehnte ich ab; sie führte das vermutlich auf eine Art Traumatisierung zurück. Ansonsten ließ sie mich mit meinen Büchern in Ruhe und ich war ihr dafür von Herzen dankbar. Wahrscheinlich wünschte sie sich öfter mal auch für mich bunte und laute Geburtstagsfeiern, machte sich unnötige Schuldgefühle, war aber, im Gegensatz zu meinem Erzeuger, der eher meinte, ich sollte mir nicht zuviel darauf einbilden, auch stolz auf meine Hochbegabung. Der immer wiederkehrende Satz in den Zeugnissen: „Rainer findet keinen Zugang zur Klassengemeinschaft" wird sie enttäuscht haben. Dabei war der Satz nicht einmal völlig korrekt. Finden kann man nur etwas, was man auch sucht und auf die Suche nach einem solchen Zugang habe ich mich so gut wie nie begeben. Was ich suchte, war eher jemand, der mir erklärte, was es heißt, ein Chinese zu sein, aber dazu hätte ich erst einmal wissen müssen, dass ich ein Chinese war. Es gab dann auf dem Gymnasium einen Deutschlehrer, der dem Problem recht nahe gekommen war. Er meinte einmal: „Ich weiß genau, dass du ein intelligenter Junge bist, aber leider kann ich intelligentes Schweigen nicht benoten" – meine mündlichen Noten waren immer deutlich schlechter als die Noten für meine Aufsätze, in denen ich mich ganz meiner Lust an der Sprache hingeben konnte; vor versammelter Klasse aber ein mündliches Referat zu halten führte regelmäßig zu großer Unsicherheit, zu Stottern und Schweißausbrüchen.

Irgendwann zog mein Bruder aus, machte eine Lehre als Bankangestellter und hatte bald eine Freundin. Ich selbst blieb ein Sonderling, Nesthäkchen kann man nicht wirklich sagen, aber die Mutter nahm mir Gymnasiasten eingedenk der roten Striemen und des Blutes im Mund mehr Verantwortung ab als mir gut tat, wenn denn schon die Tröstung durch Umarmung nicht glücken wollte. Einen neuen Partner hatte sie seit der Scheidung ebenso wenig gesucht wie mein Erzeuger. Sie tat mir leid, aber so recht wusste ich auch nicht, wie ich sie trösten sollte. Stattdessen löste ich Kreuzworträtsel. Meine grauen Zellen brauchten stetigen Nachschub. Bald konnte ich alle Großstädte der Welt sofort auf der Landkarte identifizieren, ich prägte mir Regententabellen ein, kannte die Regierungsdaten aller deutschen Kaiser und die Hauptstädte der 50 US-Bundesstaaten, und was die Kreuzwörter angeht, wusste ich bald, dass Egk ein Komponist, Dalk eine Derwischkutte, Ambo ein Begriff aus dem Lotto und Dodo ein ausgestorbener Vogel war. Ich wurde regelrecht zum Datenjunkie. Auch hier die Befriedigung, wenn ein Muster „passte", wenn ein Rätsel komplett gelöst war und keine Lücke mehr blieb. Formeln dagegen waren nicht so mein Fall, Mathematik, Chemie, Quintenzirkel und Grammatik waren eine Kost, die meine Denkmaschine eher lustlos verdaute. Ich dachte eher assoziativ, kam leicht vom Hundertsten ins Tausendste und wenn ich heimlich Kurzgeschichten schrieb, dann waren das auch eher Abfolgen spontaner Einfälle als wohlgeordnete Kompositionen; ich hielt es da mehr mit Jean Paul und Lawrence Sterne als mit Lessing oder Fontane. Außerdem hatte ich oft mehr Gefallen an dem Schicksal der Wörter als an dem der Hauptpersonen; mit detaillierten Schilderungen eines Menschengesichts konnte ich nie etwas anfangen, ich brachte schon in meinem realen Leben Gesichter oft genug durcheinander. Wortspiele dagegen hatten etwas.

Ein vertauschter Buchstabe als Zeichen eines genialen Gedankenblitzes, damit konnte ich etwas anfangen. Wenn große Gefühle eingefangen wurden, bewunderte ich meist eher die Bildersprache, mit der das geschah als diese Gefühle selbst. Meine eigenen Gefühle erschienen mir dagegen oft nebulös. Sie gaben sich mehr in meinen Träumen in Metaphern zu erkennen als in Form so nüchterner Begriffe wie *Zufriedenheit*, *Einsamkeit*, *Traurigkeit*, *Hoffnung* oder *Melancholie*. Das ging alles diffus ineinander über und außerdem fehlte mir der Spiegel, jemand, mit dem ich über meine Seelenlagen hätte reden können und wollen. Ich begriff bald, dass es für jemanden wie mich leichter wäre, sechs Richtige im Lotto zu haben als jemanden zu finden, der auch nur annähernd mit mir seelenverwandt gewesen wäre. Es musste also auch ohne Freundschaft gehen, ohne Liebe sowieso. Das Leben ist kein Wunschkonzert, in dem Punkt hatte mein Erzeuger ausnahmsweise Recht. Ich wirkte ansonsten vergleichsweise normal und war doch auf irgendeine Weise völlig anders. „Spock, dieser Junge sieht vollkommen aus wie ein Erdenmensch, aber er hat das grüne Blut eines Vulkaniers." „Faszinierend, Captain Kirk, offenbar ist er versehentlich auf dem falschen Planeten gelandet. Wirklich faszinierend."

Es kam die Pubertät, das nötige Wissen über die körperlichen Veränderungen holte ich mir, natürlich, aus Büchern; der Bezug zur Lebenspraxis war allerdings minimal. Ich wusste, dass Liebe für einen Eremiten wie mich ein furchtbar kompliziertes Thema werden musste und verdrängte es daher, so gut es ging. Ich war alles andere als ein Adonis, meine Sozialkompetenz war nahe null, sie reichte gerade dazu aus, dass ich mir realistischerweise eingestand, dass es utopisch war, anzunehmen, ein Mädchen könne sich ernsthaft für mich interessieren. Und so, wie ich mich auf Klassenreisen für die Einzelzimmer zur Verfügung stellte, so sagte ich auch ja, als mich ein Pärchen bat, an der Tür Wache zu schieben, damit sie gemeinsam unter die Dusche gehen und dort ungestört ihren Spaß haben konnten. Einmal gab es eine Diskussion darüber, ob es angebracht sei, wenn sich Pärchen auf dem Schulhof küssten; ein Lehrer meinte, man müsse da doch auch auf Kinder wie mich Rücksicht nehmen. Dabei war mir diese Art der Rücksichtnahme dann doch unangenehm – ich wollte nicht von anderen auf meine zölibatäre Lebensweise gestoßen werden und ich wollte auch nicht, dass sich andere deswegen Zwänge auferlegen sollten. Die konnten ja nichts dafür, dass ich Chinese war. Ich lernte unterdessen weiter und brachte am Ende auch ein ganz passables Abitur zustande. Einen Abschied von den Klassenkameraden gab es nicht, irgendwer hatte noch eine Art Poesiealbum herumgehen lassen und ich schrieb darin etwas von einem Jungen, der wie unter einer Tarnkappe lebte. Immerhin, von Hänseleien blieb ich verschont, muss also auch unauffällig gewirkt haben. Zu Wiedersehensfeiern bin ich nie gegangen, vermutlich hätte sich kaum einer an mich, den Jungen ohne Eigenschaften, erinnert. Ich will bei so etwas ja auch nicht fehl am Platz erscheinen. Meine Kindheit jedenfalls war weitgehend anekdotenlos. *Unglücklich* wäre ein zu großes Wort. Aber doch leblos, mit einem Ernst aufgeladen, der nicht zu meinem Alter passen wollte. Und es hat mich noch nicht einmal frühreif gemacht. Ich verlor mich zu oft in Gedanken, die nur mühsam ihre Kreisbahnen verließen. Träume und Phantasien waren eher trauriger Trost als treibende Kräfte. Sie ließen sich kaum ausleben, das nagte in mir. Nach Ausweis der Lebenslinien in meiner Hand müsste ich wohl hundert Jahre alt werden, aber in Esoterik war ich nie besonders gut. Ich hielt mich an den Rationalismus und bei sorgfältiger Abwägung aller Umstände lag die Schlussfolgerung nahe, dass ich nicht besonders alt werden würde.

Die Frage war, wie es nach der Schule weitergehen sollte. Ich bewarb mich in verschiedenen Reisebüros, weil ich mir einredete, das entspräche am ehesten meinem Interesse für fremde Länder, aber am Ende bin ich dann doch bei einer Rentenversicherungsanstalt untergekommen. Ich weiß nicht, ob es der Wunsch meines Erzeugers war, der selbst Beamter war und der meinte, als solcher habe man ein sicheres Einkommen und es könne einem nichts passieren, oder ob es mehr eine Art Trägheit meinerseits war, dass ich eben das erstbeste Angebot gewählt hatte, um meine Ruhe zu haben. Also lernte ich wieder fleißig, Zivil- und Strafrecht, BWL, VWL, Versicherungsrecht. Wieder hatte ich Schwierigkeiten, „Zugang zur Klassengemeinschaft" zu finden, besonders schwer fiel mir aber die Aktenarbeit im Büro. Das Verfassen von Schreiben an Versicherte oder an andere Behörden, das Prüfen von Versicherungsverläufen, das ewige Knicken, Lochen, Abheften, das Reiten auf Paragraphen und Verordnungen, all das widersprach dann doch meinem Naturell. Und der sprachwitzsüchtige Kobold in meinem Kopf bekam Langeweile und verhungerte zusehends, weil ich immer weniger Gelegenheit fand, mich von originellen Gedanken inspirieren zu lassen. Die Tage schleppten sich dahin. Draußen veränderten sich ganze Weltordnungen, an einem kalten Novemberabend stieg ich vor dem Brandenburger Tor auf die dichtgefüllte Mauer und man bot mir Sekt an, aber all die Menschen blieben mir fremd und es fiel mir von Tag zu Tag schwerer, ein Lächeln aufzusetzen. Vermutlich war ich doch etwas einsam. Ich war immer wieder derart in Gedanken versunken, dass ich meine Umwelt gar nicht mehr wahrnahm. Einmal bin ich vor ein Auto gelaufen, man brachte mich mit einer Gehirnerschütterung und einem angeknacksten Bein, das geschient werden musste, ins Krankenhaus. Auch ein Stück von meinem rechten oberen Schneidezahn fehlt mir seither; ich war mit dem Gesicht auf das Straßenpflaster aufgeschlagen, war eine Zeit lang bewusstlos, träumte dabei, ich würde durch eine offene Tür gehe und in eine endlose Tiefe stürzen. Ich wünschte mir mehr Lebendigkeit in mir und wusste beim besten Willen nicht, wie ich sie erreichen konnte. Die Arbeit wurde mir immer mehr zuwider, bis ich mehr oder weniger mit Absicht durch die Abschlussprüfung rasselte. Die Aussicht, auch die nächsten 40 Jahre Rentenversicherungsakten abzuarbeiten, war doch zu abschreckend, als dass ich mich darauf hätte einlassen können. Immerhin, der Job hatte mir einiges an Geld eingebracht, ich leistete mir eine eigene Wohnung, aber der einzige, der sie mit mir teilte, blieb mein schwarz-weiß getigerter Kater.

Mein Bruder war derweil zu seiner Freundin nach Niedersachsen gezogen, sie heirateten und hatten bald zwei Kinder. Ich schlug mich mit Aushilfsjobs durch, trug Zeitungen aus, gab Nachhilfe, fing dann ein Studium an, ich probierte es mit den Fächern Anglistik, Französisch und Neuerer Geschichte, doch verlor ich mich allzu oft in autistischen Ritualen, die mir eine Beruhigung vor einem ungreifbaren Ich-weiß-nicht-was verschaffen sollten; es gab keinen Kontakt zu Kommilitonen, ich verzettelte mich, lernte noch tausend andere Sachen nebenher, wurde Bummelstudent und wusste nichts Rechtes mit mir anzufangen. Irgendwann vergaß ich die Rückmeldung und ließ es geschehen, dass ich exmatrikuliert wurde. Es folgten 15 Monate Zivildienst in der Altenpflege und der Psychiatrie. Ich lernte wieder einiges dazu, gelangte oft genug als Mädchen für alles an meine Belastungsgrenze, versuchte hier und da in dem kühl-routinierten Pflegebetrieb den persönlichen Kontakt zu den betreuten Sonderlingen, wobei ich mich gerade zu den extremsten Käuzen irgendwie besonders hingezogen fühlte, aber dazu blieb wenig Zeit und ausgebrannt, wie ich schließlich war, war ich dann doch froh, als der Zivildienst vorbei war. Mein Geld ging dann irgendwann zur Neige, die eigene Wohnung wurde zu teuer, ich zog zur Untermiete bei einer Ost-Berliner Lehrerin ein, irgendwann konnte ich mir auch das nicht mehr leisten. Auf die Idee, Sozialhilfe zu beantragen, war ich lange Zeit gar nicht gekommen, ich wollte den Ämtern aus dem Weg gehen. So klopfte ich notgedrungen wieder bei meiner Mutter an. Ich war Mitte zwanzig, ohne Antrieb und Perspektive, Selbstmitleid machte sich breit und immer noch war niemandem aufgefallen, dass ich ein Autist war.

Ab und an gab ich Kontaktanzeigen in Stadtmagazinen auf. Die Damen verschreckte ich regelmäßig, als ich ihnen ahnungslos meine

Macken und Eigenarten gestand. Ich verzeichnete es schon als Erfolg, wenn sich eine dazu herabließ, sich ein zweites Mal mit mir zu treffen. Viel mehr erschien mir selbst völlig illusorisch. Ich schrieb halbherzig Bewerbungen und verbrachte die meiste Zeit damit, zu Hause Lexika zu studieren und meine autistischen Rituale zu pflegen. Meine Dauerdepression war offensichtlich. Schließlich raffte ich mich dazu auf, zu einem Psychologen zu gehen, denn so konnte es kaum weitergehen. Ich versuchte es mit einer Gruppentherapie. So saß ich dann einmal in der Woche mit Abendländern zusammen, die sich über ihr Alkoholproblem, über verständnislose Ehegatten, über arrogante Vorgesetzte austauschten. Ich kannte natürlich die Theorien von Freud, Jung und Adler, fand sie auch einigermaßen spannend und originell, auch wenn ich mir zu ihnen ein Verhältnis ironischer Distanziertheit aufgebaut habe. Wie gesagt, das ist wohl meiner popperianisch-kritischen Mentalität zu verdanken, aber ich bin andererseits auch kein Aufklärungsdogmatiker. Mit tiefenpsychologischer Traumdeutung, Minderwertigkeits- und Ödipuskomplexen halte ich es wie mit der Bibel, der Esoterik oder einem guten Roman – es ist eine sehr anregende Unterhaltung, fördert die Phantasie und erweitert den Horizont, solange man nicht den Fehler macht, das alles für bare Münze zu nehmen. Jedenfalls ließen sich diese tiefenpsychologischen Theorien beim besten Willen schwer auf meinen Fall anwenden. Der Therapeut grub nach den Ursachen meiner Neurose, denn nur um eine solche konnte es sich in seinen Augen handeln. Ich hatte mir eine Art Standardversion meiner schweren Kindheit zurechtgelegt und spulte meinen Text ab; ich bekam ein Gespür dafür, was er hören wollte und ließ ihn graben. Ich hatte ansonsten nicht den Eindruck, dass er etwas mit Kafka, mit Rissen im Universum, mit den geographischen Mustern und den Millionen Daten in meinem Kopf hätte anfangen können; für ihn wären das sehr wahrscheinlich nur Ablenkungsversuche meinerseits gewesen, um von meinen eigentlichen Traumata abzulenken. Vielleicht witterte er eine gestörte Mutter-Kind-Beziehung, die für meine Schwierigkeiten mit dem anderen Geschlecht verantwortlich war. Dabei hatte ich mit Sexualität an sich keine großen Probleme, ich war nicht prüde und mein innerer Freudscher Zensor war weitgehend arbeitslos – so etwas wie eine moralische Erziehung, die zu Schuldgefühlen und einem unterdrückten Es geführt hätten, gab es bei mir nicht; ich hatte mich ja weitgehend selbst erzogen. Ich verstand nun etwas besser, wieso mein Erzeuger so war wie er war, weil bei ihm, der die Kindheit noch im Nationalsozialismus erlebt hatte, die Zwangsmuster gewirkt haben mussten, die dazu geführt hatten, dass er zu einem derart autoritären und engstirnigen Charakter geworden ist. Ich würde ihn nicht mehr ändern und das war auch kaum meine Aufgabe; für mich war er immer ein Fremder, ein Abendländer eben. Gut möglich, dass sein Verhalten bei mir einiges verschlimmert hatte. Nur hatte ich den Eindruck, dass all das Nachgraben am eigentlichen Problem völlig vorbeiging. In der Gruppe wartete man wohl darauf, dass ich mich öffnete, doch bin ich mir ziemlich sicher, dass ich sowohl die Neurotiker und Neurotikerinnen als auch den Therapeuten mit wirklichen Seelengeständnissen hoffnungslos überfordert hätte. Umgekehrt fanden meine zweifellos vorhandenen Helfer-Instinkte bei ihnen zu wenig Ansatzflächen, um echten Gefühlsaustausch zu wagen. Zur Floskelsprache kam noch eine Infizierung durch Therapeutendeutsch hinzu. Vielleicht waren diese Menschen aber tatsächlich authentisch, dann war mir das Maß an Originalität jedenfalls definitiv zu gering. Oder ich suchte an der falschen Stelle. Konventionelle Therapien dienen meist dazu, den Leuten ihre Verrücktheit auszutreiben. Dabei ist es vielleicht gerade sie, die den Menschen halbwegs gesund bleiben lässt. Künstler, Kinder, Narren, das wäre vermutlich die richtige Gesellschaft für mich gewesen. Ich war so viele Jahre so furchtbar ernst gewesen; es hätte jemanden mit einer gesunden Prise Humor und Selbstironie gebraucht. Von so einem Menschen hätte ich mir auch in den Hintern treten lassen, denn sicher habe ich einen solchen Tritt gebraucht. In Psychologenpraxen sind solche Menschen aber, fürchte immer, noch immer eher die Ausnahme als die Regel.

Die Wende kam dann, als ich Zugang zum Internet bekam. Das war im Jahr 2001, ich war Anfang dreißig, noch immer ohne Job, noch immer depressiv. Ich hatte den Film *Rain Man* gesehen und fühlte mich mit der Hauptfigur Raymond merkwürdig verwandt, nicht nur des Namensanklangs an meinen eigenen Namen, Rainer, wegen. Charlie Babbitt, gespielt vom smarten Tom Cruise, hatte einige Ähnlichkeit mit meinem eigenen Bruder, ebenfalls ein erfolgreicher Sonnyboy. Ich aber konzentrierte mich auf Raymond, seine monotone Sprache, seine Tics, seine Panikattacken, seine Rituale. All das erinnerte mich an Dinge, die ich bei mir selbst wahrnahm, nur dass es bei Raymond um ein Vielfaches deutlicher sichtbar war. Ich sah eine Art Karikatur meiner selbst vor mir auf der Leinwand. Hätte ich das seinerzeit irgendwem erzählt, hätte ich wohl Unverständnis geerntet. Tatsächlich fühlte ich mich diesem Telefonbuch lesenden, Abbott-und-Costello-süchtigen Mann näher verbunden als den Abendländern, den normalen Menschen – später nannte ich sie *NTs*, ein Begriff aus dem Autisten-Slang, er steht für *neurologisch typische Menschen.* Raymond befand sich offensichtlich auf der hiesigen Seite des Bruchs durch das Universum. Das war erstaunlich. Dennoch gab es noch zu viele Unterschiede, als dass ich mich ohne Weiteres mit ihm hätte gleichsetzen und sagen wollen, dass ich auch autistisch sei. Aber meine Neugier war geweckt. In Büchereien fand ich nur zwei, drei Bücher zum Thema Autismus, die sich vor allem mit besonders schwer beeinträchtigten Kindern befassten. Interessant und auch hier wieder eine gewisse Verwandtschaft, aber doch nicht ganz das, was ich gesucht hatte. Als ich das erste Mal im Internet surfte, gab ich als ersten Suchbegriff *Autismus* ein, gespannt, was es da noch zu entdecken gäbe. Einer der ersten Treffer waren die Diagnosekriterien der von der WHO herausgegebenen ICD-10. Und ich hatte ein Kreuzworträtsel vor mir, das haargenau aufging. Bingo! Das Asperger-Syndrom, klassifiziert unter F84.5, ich ging die Punkte durch und dachte nur: Hey, das bin ja ich! Ich las die Beschreibung der Verhaltensweisen der Chinesen, ihrer Rituale und Ticks und warum sie sich so schwer damit tun, mit Abendländern zusammenzukommen. Und ich begriff, dass es noch mehr solcher Chinesen um mich herum geben musste, die nach außen sehr normal wirkten und doch massive Schwierigkeiten hatten. Noch mehr Menschen diesseits des Bruchs, die musste ich finden. Zunächst einmal sollte aber nun eine bessere Therapie her.

Ich schilderte meinem Therapeuten meinen Verdacht – die Therapie bei ihm näherte sich dem Ende und es stand die Frage im Raum, ob ich sie fortsetzen sollte. Er meinte, ich würde mich da in etwas hineinsteigern und solle mir das doch sehr genau überlegen. Die zwei Jahre Therapie bei ihm hatten mich allerdings nicht wirklich sehr viel weitergebracht, viel hatte ich bei einem Therapeutenwechsel also nicht zu verlieren. Ich suchte nach Ansprechpartnern, die vom Fach waren. Es gab die *Hilfe für das autistische Kind* mit einer Ambulanz in Friedenau. Aus dem Kindesalter war ich nun schon deutlich hinaus, aber ich wagte dennoch einen Anruf, vielleicht konnte man mir wenigstens andere, passendere Anlaufstellen nennen. Es wurde ein Gesprächstermin vereinbart und als ich dann dort beschrieb, was mit mir los war, musste ich gar nicht viel umständlich erklären. Die Spezialinteressen, die sozialen Schwierigkeiten, die sensorischen Besonderheiten, es war alles recht eindeutig. Endlich wurde mir der Spiegel vorgehalten, indem ich mein chinesisches Antlitz erblickte. Ich war erleichtert, hatte einen Namen für den Bruch und konnte neu anfangen. Man nannte mir die Namen von ein paar Spezialisten, die ich der Reihe nach abklapperte, bis ich bei einer Frau H. hängen blieb, bei der ich den Eindruck hatte, sie könne mir am ehesten weiterhelfen.

Unterdessen suchte ich im Netz nach weiteren Schneckenmenschen. Es gab immerhin zwei, drei Mailinglisten für Autisten und ein kleines Forum. Dort suchte ich nach Informationen, inwieweit es schon Selbsthilfetreffen in meiner Region gab. Die gab es nun überhaupt nicht, in ganz Ostdeutschland weit und breit kein Schneckenmenschentreff. Also machte ich mich auf nach Mülheim an der Ruhr, wo die *Hilfe für das autistische Kind* solche Treffen organisierte. Ich ließ mich dort anregen und überlegte, auch in Berlin so etwas aufzuziehen, wenn auch nicht ganz so strikt moderiert – ich erwähnte, dass ich eher zu den frei assoziierenden, leicht chaotisch veranlagten als zu den ordnungsliebenden Autisten gehöre. Ich trommelte im Netz zusammen, was an Berliner erwachsenen Autisten zusammenzutrommeln war; einer konnte glücklicherweise auch einen Raum in einer Betreuungseinrichtung zur Verfügung stellen und so begannen wir, uns einmal im Monat zu treffen, ein kleiner, tapferer Haufen von vier, fünf Schneckenmenschen und wir tauschten uns aus über unsere autismusbedingten Alltagssorgen, über Therapien, Diagnosen und über Gott und die Welt. Und es half, mindestens ebenso sehr wie die Therapie bei Frau H. Ich meldete mich zu einem Fernstudium als Übersetzer bei der AKAD an; dort würde ich nur wenig mit anderen Mitstudenten zu tun haben, stattdessen waren monatlich die Hausaufgaben einzureichen und alle sechs Monate in Stuttgart ein kurzes Seminar zu besuchen. Voraussetzung war die Vorlage eines so genannten Certificate of Proficiency der Cambridge University. Die entsprechende Prüfung wurde auch in Berlin angeboten, ich bereitete mich in einem Volkshochschulkurs darauf vor und bestand die Prüfung ohne weiteres. Dann begann das Fernstudium, das recht anspruchsvoll war, aber mit drei Semestern zeitlich überschaubar und nicht zum Dauerstudieren verleitend. Das Ausbildungsziel war *Staatlich geprüfter Übersetzer*, wobei die eigentliche Abschlussprüfung vom Oberschulamt in Karlsruhe durchgeführt wurde, weil AKAD lediglich ein privater Träger war. Dennoch bot auch AKAD eine Prüfung an, die unmittelbar vor der staatlichen Prüfung abgehalten wurde und die ich ebenfalls bestand. Die Ausbildung war also soweit absolviert, nun ging es darum, einen Einstieg in das Berufsleben als Übersetzer zu finden.

Unterdessen begleitete meine Therapeutin, Frau H., meine Entwicklung weiter. Das Graben nach Kindheitstraumata war kein Thema mehr, stattdessen gab es praktische Hilfen für die Bewältigung meines Alltags und für den Umgang mit NTs. Ich versuchte mich auch wieder an der Partnersuche, stellte mich aber dabei zunächst immer noch einigermaßen ungeschickt an. Eine erste heftige Beziehung mit einer verheirateten Frau endete schon nach wenigen Wochen, es folgten ein, zwei Affären, vor allem aber lockere Bekanntschaften über das Internet, bei denen mir entgegenkam, dass man sich zum einen recht persönlich über Mails austauschen und zugleich noch einen „Sicherheitsabstand" bewahren konnte. Mein Helfer-Syndrom durfte sich endlich austoben, ich hörte gerne den Sorgen vernachlässigter Ehefrauen und einsamer Herzen an, telefonierte mit diesen Damen auch schon mal eine ganze Nacht bis zum Sonnenaufgang durch. Dass es für die Liebe nicht reichen würde, wurde mir dabei zwar auch wieder deutlicher bewusst, sodass ich mir realistischerweise auch vornahm, keine himmelhohen Erwartungen und Hoffnungen in diese Versuche zu stecken. Dennoch wurde ich ein wenig süchtig nach dem Gefühl, gebraucht zu werden.

Das galt auch im Umgang mit meinen Schneckenmenschen: Der Treff wurde ganz allmählich immer größer, P., der sich um die Räume gekümmert hatte, stieg irgendwann aus, sodass ich mich selbst um neue Räume zu kümmern hatte; außerdem erwuchs aus dem Berliner Treff nach einiger Zeit ein Verein, der den Namen *Aspies e.V.* erhielt und der sich vornahm, bundesweit die Interessen autistischer Menschen wahrzunehmen. Auch da engagierte ich mich und knüpfte Kontakte zu Autisten in anderen Städten. So reihte sich ein Erfolgserlebnis an das nächste, auch wenn Rückschläge nicht ausblieben. Der Einstieg in den Übersetzerjob gestaltete sich schwer, ich war längere Zeit noch auf Zuschüsse durch das Arbeitsamt angewiesen, wagte aber nunmehr inzwischen überhaupt den Kontakt mit Behörden, den ich vorher nach Möglichkeit vermieden hatte. Mein Selbstbewusstsein war schließlich soweit stabilisiert, dass ich Frau H. erklären konnte, dass ich fortan wohl ganz gut ohne Therapie zurechtkäme.

Unterdessen meldete sich bei mir ein Filmteam, das eine Folge der ZDF-Sendung *37 Grad* für das ZDF zum Thema Asperger-Syndrom drehen wollte. Man war über meine Aktivitäten für *Aspies e.V.* auf mich gestoßen und bot mir an, mich eine Weile mit der Kamera zu begleiten, damit den Zuschauern ein authentisches Bild des Alltags eines autistischen Menschen gezeigt werden könne. Ich war damit sehr einverstanden, vor allem, da immer noch recht viele Klischees und Mythen zu dem Thema im Umlauf sind, auch bei Fachkräften. Ich hatte zuvor auch schon zwei, drei Interviews mit Zeitungsreportern geführt und war zum Teil etwas enttäuscht, dass sich dabei am Ende vor allem auf die besonders spektakulären und extremen Aspekte konzentriert wurde. Natürlich sind einige meiner Spezialinteressen ungewöhnlich, aber ein Großteil meines Lebens verläuft auch vergleichsweise normal und unspektakulär. Das zu zeigen war mir sehr wichtig und ich traute dem Sendeformat von *37 Grad* zu, dass es eine solche Aufgabe auch leisten würde. Frau S., die Leiterin des Filmteams, zeigte sich denn auch sehr verständnisvoll und interessiert und hörte sich meine Geschichte in Ruhe an, ohne selbst gleich zu viel an eigener Interpretation hineinzulegen oder die Darstellung in eine bestimmte Richtung zu drängen. Also ließ ich mich beobachten, wie ich mir Bücher in einer Bibliothek auslieh, wie ich zu Hause am Computer meine Fachübersetzungen anfertige, auch wie ich abends in eine Disco gehe. Außerdem hatte ich mittlerweile weitere Kontakte durch die Wikipedia geknüpft – ich hatte mich seit 2005 als Autor an dieser Online-Enzyklopädie beteiligt und seither über 30.000 Einzelbearbeitungen zu den verschiedensten Themen verfasst; einmal im Monat nehme ich in Berlin auch an einem Stammtisch der Wikipedianer teil und Frau S. schlug vor, doch mit ihrem Kamerateam dort einmal vorbeizuschauen, um mich beim Austausch mit ihnen zu filmen. Ich hatte mich in der Wikipedia noch nicht als Schneckenmensch geoutet, das war also nachzuholen, gestaltete sich aber vergleichsweise problemlos. Schließlich stand auch noch eine Fahrt nach Köln auf dem Programm, wo wir Nicole, die zweite Protagonistin der Sendung (außerdem wirkte als Dritter noch Markus mit, ein österreichischer Autist mit einer musikalischen Spezialbegabung) trafen. Nicole hielt dort an der Uni einen Vortrag über ihr autobiographisches Buch und ich war recht beeindruckt, wie selbstsicher sie dort vor der Menge der Zuschauer auftrat.

Ich konzentrierte mich schließlich wieder mehr auf meine berufliche Weiterentwicklung und es ergab sich, dass ich in Kontakt mit einem Verlag trat, der das neueste Buch von Tony Attwood, *The Complete Guide to Asperger's Syndrome* ins Deutsche übersetzen lassen wollte. Ich sei doch hierfür der ideale Mann, da ich als Übersetzer und durch mein Engagement für Aspies e.V. praktisch über eine Doppelqualifikation verfüge. Ich sagte sofort zu und ging daran, das über 400-seitige Werk für die deutschsprachige Leserschaft zu übersetzen. Daneben meldete sich schließlich auch noch ein Schnellübersetzungsbüro bei mir, ob ich nicht hin und wieder kurzfristig Texte für sie übersetzen könne. Das war vor nunmehr gut einem Jahr und seither habe ich für dieses Übersetzungsbüro weit über 100 Übersetzungen angefertigt. Auch die Attwood-Übersetzung wurde schließlich Ende 2007 fertig und kam im Februar 2008 in den Handel. Meine finanzielle Lage besserte sich dadurch deutlich, sodass ich endlich aus dem Elternhaus ausziehen konnte.

Es gibt mitunter noch Situationen, die mich überfordern. Ich bin nicht gerne „in Gesellschaft" und brauche danach regelmäßig längere Zeit, um mich zu regenerieren. Trost, Entspannung und Anregung finde ich in der Literatur, auch in der Musik. Vielleicht suche ich noch immer nach einem echten Seelenverwandten, auch wenn ich im Grunde weiß, dass ich ein Einzelstück bin. Ich hüte den Laden, unverkäuflich, schaue derweil in die Welt und bemühe mich, das Staunen nicht zu verlernen.

SIMON

Der Erbsenzähler

Die schönste Zeit des Tages ist der Morgen. Wenn ein Morgennebel über der Stadt liegt und alles unter sich bedeckt, ist es besonders schön. Auch Schnee mag ich besonders. Schnee hat die Fähigkeit, alles unter sich zu bedecken und zu verändern. Alles wird viel leiser, die scharfen Umrisse verschwinden und auch die vielen unterschiedlichen Farben werden weniger. Hier und da blitzen sie aus dem Schnee hervor, aber sie haben nichts Aufdringliches an sich wie sonst. Der Lärm und die Farben der Stadt bieten sich in diesen wenigen, kostbaren Momenten keinen Wettkampf um meine Gefühle, wie sie es sonst tun. Nicht selten werden meine Gefühle von ihnen aufgewühlt, bis sie schmerzen.

Menschen mögen mich, weil ich immer lächle. Mein Gesicht zeigt nur selten Zeichen der Trauer oder Ernsthaftigkeit. Meistens lächelt es ganz unbewusst. Jedes Mal wenn sie mich ansehen, lächle ich. Oft erhalte ich ein Lächeln zurück und meist wird mein Lächeln als freundlich angesehen. Menschen halten mich für freundlich und harmlos. Jemand, der lächelt, tut nichts Böses. Ich glaube fast, es ist das Lächeln der Unschuld. Unehrlichkeit mag ich nicht und Diplomatie auch nicht. Ich erkenne sie nicht und nehme vieles einfach wörtlich. In letzter Zeit ist mein Gesicht aber von Traurigkeit gekennzeichnet. Oft steigt sie wie warmer Sommerregen in meine Augen und beruhigt meine von Angst und Sorgen geplagte Seele. Ich mache mir Sorgen um die Zukunft und auch mit den Schmerzen der Vergangenheit umzugehen ist nicht immer einfach. Mein Gemüt, meine Gefühlswelt ist wohl eher die eines Kindes auf dem Weg zum Erwachsenwerden, welches es vielleicht nie erreichen wird. Mein Intellekt jedoch ist diesem Kind um Jahre voraus, genauso wie die Ansprüche, welche die Welt an mich hat. Teils komme ich mit diesen Ansprüchen nur schwer zurecht, weil ich einfach noch nicht soweit bin oder anders an Situationen herangehe. Ich brauche meine Zeit, dann klappt es meist. Ich bin 25, doch werde ich manchmal für 15 gehalten. Ich sehe jünger aus als ich wirklich bin.

Ich kam vor über 25 Jahren als Mädchen in einem Krankenhaus auf die Welt, aber ich habe mich nie so gefühlt. Schon sehr früh hielt ich mein Geschlecht für einen Körper, denn tief in mir drin fühlte und dachte ich seit klein auf wie ein Junge, was sich seitdem nie geändert hat. Ob es an der „extreme male brain theory" von Simon Baron Cohen liegt, die besagt, dass Autisten ein extrem männliches Gehirn hätten, oder andere Gründe hat, weiß ich nicht. Ich glaube zumindest nicht, dass die meisten Männer mit ständiger Reizüberflutung oder Ähnlichem zu kämpfen haben, wie ich es tue.

Meine Probleme und meine Stärken- und Schwächenverteilung halte ich für normal, weil ich es nicht anders kenne. Anderen muss ich mich genauso oft erklären, wie sie sich mir erklären müssen. Ich halte es somit sehr stark für ein zwischenmenschliches Problem, das anhand der Unterschiede, die zwischen den Menschen und mir bestehen, begründet ist. Manche Menschen sind mir ähnlicher und andere sind mir völlig fremd.

Kleine Kinder kann ich nur schwer verstehen, auch wenn ich sie mag. Ich mag ihr Lächeln, es erinnert mich ein bisschen an mein eigenes. Aber ich verstehe sie nicht. Ich verstehe ihr Verhalten nicht, weil ich als Kind nicht so war. Bei autistischen Kindern habe ich keine Probleme, sie zu verstehen. Ihre Gesten und ihre Art ist mir vertraut, bin ich doch genauso gewesen. Als mir das klar wurde, verstand ich meine eigenen Eltern, besonders meine Mutter besser. Muss sie doch das Gleiche empfunden haben, als ich ein kleines Kind war. Diese Verzweiflung, den anderen nicht verstehen zu können, sich keinen Reim auf sein Verhalten machen zu können, weil es so fremd ist. Das verbindet uns, bloß ist die Sichtweise eine andere.

Ich hatte eine schöne Kindheit. Eine schöne Kindheit, ja das hatte ich! Als Kind sprach ich nicht. Mir war einfach nicht klar, wie ich sprechen sollte, wie ich das anstellen sollte und niemand kam auf die Idee, mir das zu erklären. Erst nach und nach wurde mir klar, dass andere zum Sprechen den Mund bewegen und wenn ich auch sprechen will, ich das auch tun muss. Ich bewegte meinen Mund, aber keine Töne entfleuchten ihm. Mein Mund blieb stumm.

„Warum können andere sprechen, aber nicht ich?“, fragte ich mich und auch, wozu ich überhaupt sprechen sollte? Was für einen Grund sollte das haben?

Meine Eltern konnten meine Intelligenz sehr schwer einschätzen, als ich ein Kind war. Besonders meine Mutter zweifelte immer wieder an meiner Intelligenz. Sie war aber auch über manche meiner Fähigkeiten erstaunt. Als kleines Kind sprach ich zwar nicht, aber besonders im Puzzeln war ich extrem gut. Ich brauchte immer meine Ordnung und was für eine schönere Ordnung als Puzzle kann es geben, wo jedes Teil perfekt zum anderen passt und am Ende ein harmonisches Bild daraus entsteht? Alles hatte einfach seinen Platz. Meine Mutter sagt bis heute noch, dass ich ein sehr liebes Kind war, wenn man mich machen ließ, was ich wollte. Die meiste Zeit wollte ich einfach meine Ruhe. Ich beschwerte mich nie, wenn ich alleine meine Zeit verbringen konnte. Ich mochte zwar andere Menschen, schon als kleines Kind mochte ich sie, aber zu viele überforderten mich.

Doch dann, so mit drei Jahren, begann die Tortur, diese unerklärlichen Schmerzen. Ich dachte, ich müsse sterben und wusste nicht mal warum. Was hatte ich falsch gemacht? Es schien keine Antwort auf diese Frage zu geben. Meine Mutter wandte bei mir die Festhaltetherapie an, von der ich noch heute schwer traumatisiert bin. Ich kann mich nicht an alles erinnern und man hat mir auch nicht viel darüber erzählt, aber das Gefühl sterben zu müssen und das beklemmende Gefühl der Regungslosigkeit und Enge, die ich in diesen Momenten empfand, kann ich nicht vergessen. Einige Bilder davon sind wie in meinen Kopf eingebrannt und hinterlassen in mir jedes Mal dann, wenn sie mein Bewusstsein erreichen, ein Gefühl der Ohnmacht. Der einzige Trostspender in diesen Momenten war ein Fenster, aus dem ich immer schaute. Mehr als ein Fenster, das für mich Freiheit symbolisierte, hatte ich nicht. Es war mein Fenster, mein Fenster. Es war mein Grund zu leben, weiter zu leben, mein Fenster. Schön weiß gestrichen war es und man konnte bis zum Himmel sehen, ja, das konnte man. Vielleicht war meine Kindheit doch nicht immer so schön, wie ich geglaubt habe, aber sie war meine Kindheit. Sie hatte aber durchaus ihre guten Zeiten, ja das hatte sie.

Jahre später fing ich an Gedichte zu schreiben, um mit meinem Trauma und mit dem Schmerz in meiner Brust besser umgehen zu können. Dies ist eins meiner Lieblingsgedichte, weil es die traurige Schönheit, die ich oft fühle, zum Ausdruck bringt:

Das Meer

Oft bin ich am Meer gewesen
Und die Wellen ans Ufer prasseln gehört
Den Möwen, wie sie weit hinausgeflogen
vorsichtig gelauscht

Oft ein Tränenmeer geweint
und die Brandung dann verfolgt
den Gezeitenwechsel beobachtet
wie das Meer kam und ging
in seiner tosenden Gewalt

Ach, mein geliebtes Meer
wie oft bin ich schon an deinen Ufern spazieren gegangen
und mit den Fußspitzen in dem weichen Sand gegraben
und Muscheln entdeckt

jede einzelne kostbarer als ein Diamant
hielt ich sie in meinen Händen

Mit einem kleinen Häufchen Sand
in meiner geschlossenen Hand
geh ich von dir fort
mein geliebtes Meer
und höre noch ein letztes Mal
die Möwen zum Abschied rufen

Irgendwann fing ich an, täglich ein oder mehrere Gedichte zu schreiben. Danach ging es dann dazu über, dass ich mich teils auch in Gedichten unterhielt, wenn ich über meine Gefühle sprach. Dies mache ich teils bis heute. In Alltagssprache meine Gefühle auszudrücken, fällt mir sehr schwer, sodass ich sie meist in Lyrik wiedergebe, zu der ich einen wesentlich besseren Zugang habe. Die meisten Menschen glauben deswegen, dass ich mit Sprache mühelos umgehen könne, aber dies ist nicht der Fall. Wenn man mich ernsthaft fragt, wie ich mich fühle, bekommt man meist keine Antwort. Nicht, dass ich keine geben wollte, es ist eher so, dass ich keine habe, die ich so einfach in Worten formulieren könnte. Meine Gefühle sind ständig da und halten niemals still. Immer haben sie mir was mitzuteilen. Wie ein Meer breiten sie sich in mir aus, aber manchmal ist dieses ausgedörrt, was mich mit einem dumpfen Schmerz alleine lässt. Mit den normalen Mitteln der Sprache kann ich diese Gefühle jedoch nicht beschreiben. Manchmal schlagen sie auch in mir Wellen und überrennen mich. Meine Empfindungen jedoch kann ich nicht äußern. Menschen fragen mich dann meist, was nicht stimmt. Mein Gesicht wird stumpf und regungslos, doch vermag es nicht auszudrücken, was in mir vor sich geht. So sitze ich nur sprachlos da. Sprachlos. Schweigend. In Poesie jedoch kann ich mich ausdrücken. Sie hat einen Zugang zu mir, wie es Sprache sonst nicht hat. Wenn man ein Gedicht nach dem anderen runtersagt und sich in ihnen „unterhält“ wird man als Sprachgenie angesehen, jedoch ist eher das Gegenteil der Fall. Ich schreibe und benutze Poesie, weil ich mich oft anders nicht ausdrücken kann. Ich bin voller Poesie, Bilder und Musik, die nur darauf warten, zum Ausdruck gebracht zu werden.

Irgendwann fing ich an, viele Bücher zu lesen. Eines nach dem anderen. Ich war vielleicht zwölf Jahre alt. Phasenweise las ich so viel, dass man mich nur mit Buch unterwegs sah. Als Kind konnte ich sehr schlecht lesen und schreiben. Man diagnostizierte daraufhin Legasthenie aufgrund auditiver Wahrnehmungsstörungen. Später sollte dann noch die Diagnose (hochfunktionaler) Autismus folgen. Ich war als Kind nicht in der Lage, klangähnliche Laute wie d und t, b und p oder g und k zu unterscheiden. Teils wurde mir sogar wegen meiner schlechten Rechtschreibung und wegen meiner starken Introvertiertheit angedeutet, dass ich es nicht weit bringen würde. Besonders Lehrer ließen immer wieder Bemerkungen dieser Art fallen, was mich sehr frustrierte. Heute studiere ich und bin viel offener geworden, auch wenn ich ein auf Ruhe bedachter Mensch bin.

Oft möchte ich den fröhlichen Simon von früher wieder, doch er ist hinter einem Nebel von Tränen verschwunden. Dabei liebt er den Nebel doch so sehr, nur diesen Nebel nicht. Was ließ diesen Nebel entstehen? Zum einen war es mein Trauma wegen der Festhaltetherapie, das nach all den Jahren wieder hochkam, als ich wieder in das Haus meiner Kindheit zog und zum anderen war es der Verlust meines Vaters. Kein Mensch stand mir so nahe wie mein Vater. Am meisten vermisse ich die Unterhaltungen mit ihm und seine Güte. Er war wie ein Fels in der Brandung. Er konnte niemals auf einen wütend sein, egal was geschah. Zumindest habe ich ihn nie wütend erlebt. Mein Vater starb vor sechs Jahren. Verkraftet habe ich es bis heute nicht. Ich hänge sehr an anderen Menschen, die mir wichtig sind, auch wenn ich nicht immer weiß, wie ich mich mitteilen kann. Nach seinem Tod habe ich ihn noch oft gesehen. Oft stand er in der Bücherei oder an einem anderen Ort. Erst nach einer Weile realisierte ich dann, dass ich nicht ihn sah, sondern ihn nur mit anderen Menschen verwechselt habe und er schon lange tot war. Ich habe ihn jetzt schon seit mehreren Wochen nicht mehr gesehen.

Als Kind lief ich immer auf Zehenspitzen. Es gibt sogar Photos aus meiner Kindheit, wo ich auf Zehenspitzen laufe. Auch heute laufe ich noch gerne auf Zehenspitzen, tue es aber nur noch selten, weil es nicht „normal“ ist. Ich habe mich nach außen hin angepasst, nach innen hin jedoch nicht. Das ruft oft erheblichen Leidensdruck in mir hervor, dieses „normal“ spielen, obwohl man es nicht ist. Als Kind lief ich auch nach innen, weshalb mir meine Mutter leichte Schuhe kaufte und ich nicht mehr nach innen lief. Ich kam mit einer Hüftdysplasie auf die Welt und ich bin auch mit einer Narbe auf der Höhe des Steißbeins geboren, sodass ich vom Glück reden kann, dass ich nicht mit offenem Rücken geboren wurde.

Meine Essgewohnheiten waren, schon seit ich ein kleines Kind war, sehr speziell. Ich esse sehr vieles nicht und die Hälfte aller Lebensmittel macht mir Angst. Als ganz kleines Kind soll ich angeblich alles gegessen haben. Als dann das Unglück von Tschernobyl war, kaufte mein Vater lauter Dosennahrung und andere Nahrung, die sich mehrere Monate lang hielt, weil er Angst vor Verstrahlung hatte. Damals war ich zweieinhalb Jahre alt. Danach habe ich nie wieder normal gegessen. In der Zwischenzeit konnte ich mich aber mit ein paar Lebensmitteln wieder anfreunden, da ich es wegen meiner Essgewohnheiten am Magen bekommen habe. Sogar Feldsalat esse ich wieder, aber mein Ernährungsplan ist immer noch sehr eingeschränkt. Manchmal würde ich auch gerne mehr essen, aber ich bin sehr sensibel im Mundbereich und auch im Geschmack, sodass mir schlecht wird, wenn ich was esse, was nicht gut schmeckt. Das ist einer der Gründe, warum mir viele unbekannte Lebensmittel schon von vornherein große Angst machen. Essen habe ich nie als was Soziales gesehen. Menschen in meiner Umgebung wollten mich oft dazu zwingen, Dinge zu essen, die ich nicht mag, damit ich „sozialer" bin. Für mich ist es nicht sozial, andere dazu zu zwingen, Dinge zu essen oder zu tun, die sie nicht mögen. Ich verbrachte viele Stunden vor vollen Tellern, die ich mich weigerte zu essen und zählte die Erbsen oder andere Lebensmittel, die sich darauf befanden.

HAJO

Der Parka

Als ich ihn an jenem Tag im Herbst 2008 gesehen hatte, war eigentlich sofort klar: Ich würde ihn kaufen. Ich trug mich zu dieser Zeit schon seit fast drei Jahren mit dem Gedanken, mir einen Parka zuzulegen, einen dieser alten, grau grünen Bundeswehr-Parkas. So wie Johannes aus *Jan-Jan* (Seng, 2007) einen hatte, eben einen richtigen Bundeswehr-Parka mit Fell. Ich hatte als Jugendlicher auch einen Parka; das war damals, in den siebziger Jahren, Mode, viele Jungs in meinem Alter hatten einen Parka. Der Parka, den ich hatte, war allerdings kein echter Armee-Parka; er hatte auch kein Fell innen. Dennoch war er gefüttert und warm; und er hatte eine Kapuze, die sich gut anfühlte – mit und ohne Mütze darunter. Daher mochte ich den Parka sehr gerne tragen; abgesehen von einer Regenjacke war er mein einziges Kleidungsstück mit Kapuze. Ich mochte es, draußen zu sein und die Kapuze auf dem Kopf zu spüren, genauso wie Johannes in *Jan-Jan*. Ganz besonders natürlich über einer Mütze.

Im Winter warm eingepackt alleine im Wald zu sein oder mit dem Fahrrad durch die Gegend zu fahren, mochte ich sehr gerne. Das waren die Momente, in denen ich mich richtig gut fühlen konnte – und ganz bei mir war. Nach meiner Schulzeit verlor sich diese Kapuzen-Vorliebe. Ich hatte dann so viele Probleme, psychische wie psychosomatische, dass ich mein besonderes Verhältnis erst viele Jahre später wieder entdeckte. Da hatte ich den Parka nicht mehr, aber mir gefielen zu der Zeit Kapuzenpullover ohnehin viel besser. Dadurch, dass sie zu dieser Zeit, ab etwa Mitte der achtziger Jahre, anfingen, in Mode zu kommen, wurde es auch zunehmend einfacher, welche zu bekommen, ohne viel Geld ausgeben zu müssen. Das heißt eigentlich, kein Geld auszugeben, zu jener Zeit hatte ich meine Kleidung fast ausschließlich aus Altkleidersammlungen oder von der Straße bezogen. Aber das ist eine andere Geschichte.

Der Parka befand sich da noch im Haus meiner Eltern, wo ich ihm keine Beachtung schenkte. Als sich das ein paar Jahre später änderte und ich den Gedanken hatte, meinen alten Parka mal wieder anprobieren zu wollen, war es allerdings zu spät. Da hatten ihn meine Eltern in eine Altkleidersammlung gegeben. Er verschwand dann auch wieder aus meinem Bewusstsein, bis ich anfing, *Jan-Jan* zu schreiben. Da fing ich an, über jenen verschrobenen Jungen zu schreiben, der als Kind kaum etwas sehnlicher wünschte, als von einem jener Jungs gefesselt zu werden, die er bewunderte. Der sich heimlich selbst fesselte und dabei auch noch von seinen Eltern erwischt wurde. Und der dann, als er einen Parka bekommen hatte, sich in dieses Kleidungsstück verliebte, das Gefühl schätzen lernte, in Mütze und Kapuze eingepackt zu sein, und nur noch von diesem anderen Jungen träumte, der fast nur blaue Kleidung trug und – ja – auch eine Jacke mit Kapuze hatte, auch im Winter mit Mütze und Kapuze auf dem Kopf zu sehen war. Jenen verschrobenen Jungen, der auf diese Weise sein schwules Coming-out hatte und der ich war. Während ich über diesen Jungen geschrieben habe, über ihn nachgedacht und mich in ihn hinein gelebt habe, tauchte der Parka wieder in meinem Bewusstsein auf. Und mit ihm zunächst eine gewisse Verzweiflung darüber, dass es ihn nicht mehr gab, den Parka aus meiner Jugendzeit.

Also fing ich an, in Secondhandläden nach einem Parka zu suchen. Dabei war es von vorne herein klar, dass es einer dieser klassischen Bundeswehr-Parkas sein musste, das ergab sich eigentlich aus dem Roman, den ich geschrieben habe. Und auch daraus, dass die meisten Parkas, die in den Secondhandläden zu finden waren, genau solche Parkas waren. Ich habe mir immer wieder solche Parkas angesehen, befühlt, berochen und auch anprobiert. Meistens fand ich diese Begegnungen eher merkwürdig; beim Anprobieren fühlte es sich in erster Linie ungewohnt und eigenartig an, einen Parka zu tragen. Dazu kam noch der mir eher unangenehme Geruch von den Reinigungsmitteln, mit denen die Kleidung der Läden gewaschen war. Beim Anprobieren hatte ich die ersten Male auch darauf geachtet, dass ich dabei nicht beobachtet wurde. Mir kam die Situation doch sehr intim vor, ganz besonders natürlich, wenn ich die Kapuze aufsetzte. Zugleich bemerkte ich aber auch, dass es sich bei diesen Parkas um ausgesprochen solide und durch und durch bequeme Kleidungsstücke handelte. Sie sind recht schwer, vor allen Dingen im Vergleich zu Kunstofffaserjacken, wodurch sie ein angenehmes, geborgenes und warmes Gefühl vermittelten. Aber insgesamt fühlte es sich weder schlecht noch gut an, einen Parka zu tragen, sondern einfach nur merkwürdig. Daher war ich eine ganze Zeit lang abgeneigt, einen zu kaufen.

Die erste Begegnung mit meinem jetzigen Parka, im Herbst 2008, war aber ganz anders. Die spielte sich in einem Secondhandladen ab, den ich eigentlich sehr gerne mag, ein Laden, der ein wenig das Flair der in England und Skandinavien üblichen „Welfare“-Läden hat. Von anderen Secondhandläden unterscheidet sich dieser hauptsächlich dadurch, dass das Angebot nicht allzu groß ist – oft auch etwas „altbacken“ und manchmal auch nicht von bester Qualität. Die Leute, die da arbeiten, wirken zum Teil recht unprofessionell – es kam schon vor, dass ich beim hilflosen Zusammenrechnen der Preise an der Kasse Unterstützung leisten musste. Das Ganze strahlt eine Atmosphäre aus, die überhaupt nichts von Konsum in üblichem Sinne an sich hat, und das ist es wohl auch, was mir an diesem Laden gefällt. Es ist weniger ein Laden, in dem man gezielt etwas suchen könnte, sondern eher einer, in dem man darauf wartet, gefunden zu werden. So wie ich von meinem Parka vor drei Tagen gefunden wurde.

Es gibt in diesem Laden auch nicht sehr viele Jacken, und nur vereinzelt mal ein paar Parka-ähnliche Kleidungsstücke. An jenem Tag sah ich dann diesen Bundeswehr-Parka, original in oliv, Jahrgang 1990 (laut Etikett). Es war ein bisschen so, wie Johannes in *Jan-Jan* seinem Parka begegnet war. Er sprang mir sozusagen sofort ins Auge, als ich in dem Laden war, und als ich ihn befühlte, war auch sofort klar, ich musste ihn anprobieren. Es gab nichts anderes. Diesmal fühlte es sich allerdings überhaupt nicht merkwürdig an, sondern ausgesprochen gut. Es war ein durch und durch gutes Gefühl, diesen Parka zu tragen, und als ich mich im Spiegel in diesem Parka sah, fand ich, dass ich sehr gut darin aussah. Ich sah genau genommen jenen Johannes, wie er sich mit Parka im Flur seines Elternhauses im Spiegel betrachtet hatte. Ich sah diesen Johannes die Kapuze über den Kopf ziehen und es war augenblicklich klar, diesen Parka, genau den, in dem ich steckte, musste ich haben. Ich war ziemlich verwirrt, weil ich so etwas nicht erwartet hatte. Da ich kein Freund spontaner Entscheidungen bin, hängte ich den Parka zurück an den Ständer zu den anderen Jacken, um mir ein paar Tage Zeit zu geben, dieses Erlebnis einzuordnen. Ich dachte seitdem an nichts anderes als an diesen Parka und das Gefühl, das er mir beim Anprobieren vermittelt hatte. Ich ging den Vorgang, ihn zu kaufen, einige Mal in Gedanken durch, um dann entsprechend vorbereitet zu sein – zu groß war die Gefahr, mich dabei verwirren zu lassen. Aber die Entscheidung war klar; es gab nichts mehr zu überlegen. Zwei Tage später, am Vormittag war es dann soweit. Ich war schon besorgt, der Parka könnte vielleicht schon verkauft worden sein. Das wäre eine wirklich schwierige Situation gewesen. Aber allen Bedenken zum Trotz war ich dann recht klar und konzentriert, als ich los ging, den Parka – für nur wenige Euro – zu erstehen.

Ich ging in den Laden, zielstrebig zu dem Kleiderständer, wo der Parka genau an der Stelle hängte, an der ich ihn – in Gedanken – vermutet habe. Er hing noch genau da, wo ich ihn zwei Tage zuvor nach dem Anprobieren hin gehängt hatte. Dass ihn seither wohl niemand anderes anprobiert hatte, fand ich beruhigend. Ich machte mir schon Sorgen darüber, dass er sich von mir im Stich gelassen fühlen konnte – aber er hat, so meine Sicht, auf mich gewartet. Ich hätte ihn blind nehmen können, so gut war dieser Moment eingeübt. Ich war unglaublich aufgeregt; es war fast so, als wenn ich eine Verabredung mit jemandem, den ich liebte, gehabt hätte. Ich probierte den Parka kurz an und war dabei einen Augenblick lang versucht, die Kapuze aufzusetzen, aber das hob ich mir für zu Hause auf. Stattdessen zog ich ihn gleich wieder aus und ging damit zur Kasse, um ihn zu bezahlen. Dass er passte, wusste ich ja; es war nur zur Vergewisserung, dass ich ihn auch wirklich nicht verwechselte. An der Kasse war ich immer noch ein wenig aufgeregt, zumal diesmal jemand hinter der Kasse stand, der schon öfter Bemerkungen zu meinen Einkäufen gemacht hatte. Beispielsweise, dass mir der Kapuzenpullover sehr gut stehen würde, den ich gerade gekauft hatte, und dass ich so etwas gut tragen könnte. Ich befürchtete insgeheim, dass er zu dem Parka auch etwas anmerkte, worauf ich dann nicht angemessen reagieren konnte, aber er sagte zum Glück nichts zu meinem Kauf. Den Parka trug ich – wie einen neu gewonnenen Freund – unter dem Arm nach Hause, wo ich es ausgiebig genoss, ihn zu befühlen. Und natürlich auch die Fellkapuze auszuprobieren. Ich beobachtete mich dabei im Spiegel und sah dabei in Gedanken, wie ich als Jugendlicher im Parka durch den Wald lief und es genoss, mir die Kapuze überzuziehen. Ich erinnerte mich daran, dass das Photo, das ich in meinem ersten „richtigen" Ausweis hatte, mich im Parka zeigte; 1979, als ich gerade 16 Jahre alt geworden war und gerade mein schwules Coming-out hinter mir hatte. Ich fühlte mich sehr einsam in dieser Zeit und war obendrein noch frisch verliebt in einen für mich unerreichbaren Jungen, der fast ausschließlich blaue Kleidung trug und eine Winterjacke mit Kapuze hatte. Er war der einzige in meiner Schule, der zu jener Zeit im Winter öfter Mütze und Kapuze auf hatte – von mir abgesehen. Mein Coming-out verdichtete sich auf wenige Tage kurz vor meinem 16. Geburtstag. Das Passfoto, das wenige Monate später entstand, zeigt mich in derselben Kleidung, die ich während meiner „Coming-out-Spaziergänge" trug, auf denen ich darüber nachdachte, was es hieß, schwul zu sein und diesen Jungen in Blau zu lieben. Dasselbe Hemd, derselbe Pullover und derselbe Parka – mit Mütze und Kapuze auf, es war kalt an jenen Novembertagen. Bis dahin trug ich eher selten blaue Kleidung, aber das hat sich in der folgenden Zeit geändert. Wie sich überhaupt in der Zeit, die meinem Coming-out und der damit einhergehenden Liebe folgte, vieles in meinem Leben geändert hatte.

Der Parka kam nach dem ersten Anprobieren zu Hause gleich in die Waschmaschine, wo er, nachdem er von Etiketten und „Hoheitszeichen" befreit wurde, den Geruch des Secondhandladens ablegen sollte. Oft bedarf es mehrerer Wäschen, bis ein neu erworbenes Kleidungsstück so nach mir riecht, dass ich es als Teil von mir akzeptieren kann. Bei dem Parka war es schon nach der ersten Wäsche soweit; wir haben uns wirklich gefunden. Es dauerte dennoch noch ein paar Wochen, bis ich soweit war, den Parka auch außerhalb der Wohnung zu tragen. Zu bedeutungsvoll war sein Wiedereintritt in mein Leben, das ja auch für den Wiedereintritt des – zumindest in einigen Aspekten – verloren gegangenen jugendlichen Johannes in mein Leben stand, der ich einmal war. Er fühlte sich aber von Anfang an sehr vertraut an, der Parka, und im Winter auch wirklich warm und geborgen – vor allen Dingen mit Mütze und Kapuze. Durch ihn bin ich wieder diesem eigenartigen Jungen, der ich einmal war, wirklich näher gekommen. Es war ein langer Weg, der über das Schreiben und die Beschäftigung mit Parkas schließlich dazu führte, dass ich ihm nach langer Zeit wieder begegnet war, in mir und beide im Parka.

Nachtrag: Keine Menschen

Gegen Ende des Jahres 2003 verfolgte ich eine Fernsehsendung, in der der Autor Axel Brauns den Satz sagte: „Autismus heißt, es gibt keine Menschen."

Meine Erinnerungen deuten auf einen Bruch in meiner Biographie ca. in meinem zwölften Lebensjahr hin. Die Erinnerungen an die Zeit davor unterscheiden sich drastisch von denen danach. Lange Zeit hatte ich so gut wie keine Erinnerungen an die Zeit davor; erst meine intensiven Beschäftigungen mit meiner Kindheit ließen sie allmählich zum Vorschein kommen. Diese Erinnerungen sind charakterisiert durch mehrere Eigenheiten: Zunächst: sie sind allesamt Bilder, nichts Bewegtes, keine Geschichten, sondern einfach Bilder – wie photographiert. Diese Bilder haben obendrein alle das gleiche Motiv: sie zeigen mich – von außen gesehen; Hajo – alleine – in einem Klassenzimmer, Hajo – alleine – auf einem Spielplatz, Hajo – alleine – auf einem Haufen Pflastersteine etc.

Sie zeigen ansonsten keinen anderen Menschen, keine Kinder, keine Eltern, Lehrer etc. Eigenartigerweise mit einer Ausnahme: einem Jungen, der wohl älter war als ich, dessen Gesicht allerdings bis zur Unkenntlichkeit verschwommen erscheint. Zum Teil gibt es Bilder, die ich konkreten Anlässen zuordnen kann: Hajo beim Absolvieren des Einschulungstests (bei dem er durchgefallen war), Hajo, der sich seinen blutenden Arm ansieht, sich wundert, dass er keine Schmerzen verspürt und sich fragt, ob er jetzt weinen soll, wie es andere Kinder tun, wenn sie sich verletzt haben. Hajo auf dem dunklen und unheimlichen Weg zur Schule, auf der Suche nach dem Klassenzimmer. Hajo beim Betrachten einer Wunde eines Jungen, die den Namen „Justus“ erhält – ein Name, der eine ganze Zeit lang als Synonym für eine genähte Wunde dienen sollte. Hajo auf einem Haufen Pflastersteine sitzend und übermächtigt von einem Gefühl tiefer Traurigkeit.

Die Welt, in der ich meine Kindheit verbrachte, war menschenleer. Es machte keinen Unterschied, ob ich mit Kindern, die meiner Phantasie entsprangen, spielte oder mit „realen“; überhaupt waren die Übergänge zwischen meiner inneren Welt und der äußeren fließend und fast nicht wahrnehmbar. Die Welt, in der ich lebte, war ganz und gar meine Welt, weitgehend hermetisch abgeschlossen von äußeren Einflüssen. Ich kann nicht behaupten genau zu wissen, wie ich mich in ihr fühlte; manchmal wahrscheinlich gar nicht so unwohl. Ich vermute, diese meine Welt war Paradies und (Eis-)Hölle zugleich. Von der „Außenwelt“ wohl weitgehend unbemerkt, hatte ich mich entschlossen, Kontakt aufzunehmen zu jener äußeren Welt, in der die Menschen lebten. Das war ein längerer Prozess, der mit etwa zwölf Jahren einsetzte. Für mich hat sich dadurch sehr viel geändert, alles eigentlich: Ich gab mein abgeschlossenes Zuhause auf, um den Rest meines Lebens heimatlos zwischen den Welten zu wandeln. Ich bin nie angekommen, wohin ich damals aufbrach, und werde wohl auch nie dort ankommen. Mit diesem Weltenwechsel entstand in mir ein Befremden über etwas, was mir bis dahin scheinbar völlig selbstverständlich war: Ich lebte in einer menschenleeren Welt. All diese Wesen, die mich umgaben, schienen einer anderen Spezies anzugehören, schienen sich qualitativ nicht zu unterscheiden von Tieren, Pflanzen oder Dingen. Es gab mich, der eine innere Welt bewohnte und es gab das andere, das sich im Wesentlichen nur durch seine Bezeichnungen unterschied: Stein, Katze, Rüdiger. Als Bewohner einer inneren Welt, war ich alleine, der Einzige. Überhaupt konnte die Welt, wie sie mir nach der Kontaktaufnahme erschien, kaum befremdlicher und eigenartiger sein, als es der Fall war. Wie bin ich bloß hierher geraten, wo es hier doch keine Menschen gibt?

Die Antwort, „Autismus heißt, es gibt keine Menschen“, kannte ich damals natürlich nicht. Zunächst blieben meine Versuche, diesen eigenartigen Umstand zu erklären, theoretischer Natur. Ich knüpfte dabei an an die Faszination, die Zahlen seit meiner frühesten Kindheit auf mich ausübten, und versuchte, die „Lebendigkeit“ – sprich das Vorhandensein innerer Welten – von Gegenständen mathematisch zu berechnen.

Dies ist in der Tat der Ausgangspunkt meiner philosophischen und psychologischen Interessen.

Etwa zwei bis drei Jahre nach der Kontaktaufnahme hat diese Frage, wo und wie denn Menschen zu finden seien, für mich eine ziemliche Brisanz entwickelt. Ich wurde besessen von der Idee, nur die richtigen Merkmale, Zeichen kennen zu müssen, an denen sich „wirkliche" Menschen erkennen, um jemanden „von meiner Art" finden zu können. Auch dafür setzte ich die Mathematik ein – neben meinem „gesunden Menschenverstand", der mir sagte, dass es unmöglich sein kann, dass ich der einzige Vertreter meiner Spezies bin. Meine Antennen versuchten hoch sensibel, Zeichen zu empfangen, und umgekehrt sendete ich Zeichen aus, erkannt zu werden von einem Wesen. Meist in Form von mathematischen Rätseln; auf diese Weise entstand ein sehr eigenes mystisches System, an dem sich meine Welt ordnete.

Ende 1978, kurz vor meinem 16. Geburtstag, begegnete mir ein Gedanke, der mir zum ersten Mal zu einem Ansatz zu einer mehr „irdischen" Erklärung der Welt, in die ich geraten war, verhelfen sollte. Ich war auf der Suche nach einem Wesen, das mir glich, und erfuhr, über einen Zeitschriftenartikel, dass dies einen Namen hatte: schwul. Innerhalb von zwei bis drei Wochen vollzog ich mein schwules Coming-out in der Erwartung, dieses skurrile Problem, alleine in dieser Welt zu sein, gelöst zu haben. Eine Erwartung, die in dem Moment bitter enttäuscht wurde, als ich andere Schwule kennen lernte. Schwul blieb ich trotzdem, letztlich, weil mir nichts Besseres eingefallen war – das ist allerdings ein anderes Thema.

Die Geschichte der Suche auf eine Antwort für diesen eigenartigen Umstand, als womöglich Einziger in dieser Welt buchstäblich alleine zu sein, setzte sich durch diverse Krisen fort und fand ihren eigentlichen Durchbruch erst mit der Erkenntnis, Autist zu sein – das begann in meinen dreißiger Jahren. Parallel immer die Suche nach einem „von meiner Art", die Suche nach Zeichen, versteckten Botschaften und das stetige Verwiesen-Sein auf sich selbst: Wo immer ich den Anderen suchte, fand ich mich – ausschließlich. Dieses Suchen ist vielleicht die Triebfeder in meinem Leben schlechthin, es definiert die Perioden und Brüche in meiner Biographie, meine Sehnsüchte, Enttäuschungen und Frustrationen. Es ist die Quelle meiner Inspirationen, meiner Theorien und meiner Motivationen zu handeln. Der Versuch zu den Menschen zu kommen, die – wie ich jetzt weiß – immer unerreichbar bleiben werden; Unerreichbarkeit scheint ein Attribut des Menschlichen zu sein.

Was aber ist dieses „Menschliche", welches sind nun seine Zeichen? Ich denke, ich habe eine Antwort auf diese Frage gefunden; eine allerdings etwas nüchterne Antwort: Es ist ein logischer Trick, eine logische Konsequenz, die sich selbst begründet, in der Masse aber scheinbar aufgelöst wird. Ähnlich, wie das bei einem Kettenbrief der Fall ist. Hier möchte ich den Faden aufnehmen, dass ich die entscheidenden Hinweise darauf bei Jaques Lacan und Claude Levi-Strauss gefunden habe. Beide haben auf jeweils sehr unterschiedliche Weise eine interessante Affinität zur Mathematik. Sie ahnen sozusagen, dass in der Mathematik der Schlüssel zu dem liegt, was sie als Grundlage ihrer jeweiligen Forschung (Psychoanalyse und Anthropologie) erkannt haben: die Sprache, besser gesagt: sprachliche Struktur. Mir ist es sehr plausibel, das „Menschliche", die Funktion der menschlichen Psyche, wie auch die menschlicher Gesellschaft mathematisch darzustellen; jetzt umso mehr, da ich in der Lage bin, mit starken philosophischen Argumenten dafür aufzuwarten. Es ist allerdings jenes „Menschliche", das mir selbst fremd ist; plausibel heißt, dass ich es durch meine Beobachtung von Menschen nachvollziehen kann, aber nicht in mir selbst. Für mich macht beispielsweise das „Unbewusste" (im Sinne Freuds) keinen Sinn, da das, was ich damit „in mir" identifizieren kann, mir sehr bewusst ist: Es ist der Teil in mir, der beständig dabei ist, das Erfahrene und Wahrgenommene logisch zu analysieren und zu strukturieren. Es ist nicht der Teil in mir, der (kreativ) denkt und den ich mit *ich* bezeichnen würde. Die Psychoanalyse geht aber davon aus, dass beide Teile, das, was denkt, und das, was strukturiert, zusammenfallen. Auch Temple Grandin kommt zu dem Schluss, dass autistisches Denken sich von nicht-autistischem auch dadurch unterscheidet, dass das autistische seine sprachliche und seine bildliche Komponente scharf voneinander trennt. Durch seine zirkuläre Logik stellt dieses „Menschliche" daher etwas dar, was autistischem Denken wahrscheinlich grundsätzlich verschlossen ist.

Das liegt daran, dass es ein Menschliches ist, welches auf der Sprache, genauer gesagt, auf einem bestimmten Gebrauch der Sprache, basiert. Es setzt die Fähigkeit voraus, etwas sozusagen in eine logische Lücke zu projizieren, das die Qualität, den Realitätsgehalt einer Sinneswahrnehmung hat. Genau dazu bin ich nicht in der Lage.

Das Wort *ich* beispielsweise fällt für mich eindeutig in die Denkkategorie *sprachlich*. Es hat einen Sinn als syntaktische Struktur, die sich logisch gut händeln lässt. Mit der Erfahrung oder der Wahrnehmung, die damit verknüpft ist, wird es schwieriger. Lange Zeit hatte ich das Gefühl von etwas, was an dieser Stelle fehlt, als Manko empfunden. Dann hatte ich die Idee, dass ich ja frei definieren könnte, was dieses *ich* für mich bedeutet, und damit ein paar Jahre experimentiert. Zurzeit beziehe ich dieses *ich* hauptsächlich auf meine Körperlichkeit wie auch auf meine Umwelt, was mir im Umgang mit meinen psychosomatischen Problemen sehr hilfreich ist. Wie dem auch sei, dieses *ich* ist für mich nicht nichts, aber auch nicht das, wofür es als Begriff eigentlich vorgesehen ist. Das klingt vielleicht marginal, aber es hat weitreichende Konsequenzen, gerade in Hinblick auf die eigene Stellung in der Welt. Letztendlich bin ich durch einen langen Weg der Beschäftigung mit Philosophie und Psychologie auf die grundlegende Bedeutung dieses Unterschiedes gekommen. Es ist dieses *ich*, was gemeinhin für *das Menschliche* gehalten wird. Menschlich ist, was *ich* sagen kann – und zwar „sagen“ und nicht wie ein Papagei „nachplappern“. „Sagen“ heißt, das wahrzunehmen, was als Erfahrung hinter dieser logischen Struktur *ich* steckt. Dieses „Sagen“, das ist die Kluft, die die autistische von der nicht autistischen Welt trennt: Deshalb heißt Autismus, dass es keine Menschen gibt.

Literatur

Seng, Hajo (2007): Jan-Jan oder anders anders. Hamburg: todeszeichen e.V.

Lasse von Dingens

Die Geschichte einer anderen subjektiven Normalität

Dass irgendetwas nicht so war, wie man es gemeinhin erwartete, war schon von Anfang an klar. Die Frage nach dem *was* sollte noch zweiunddreißigeinhalb Jahre mit der Beantwortung auf sich warten lassen.

Der 8. Dezember 2008 sollte dann der Tag werden, an dem meinem Leben einer dieser Momente hinzugefügt wurde, der auf seine Weise eine tiefe Spaltung in ein *Vorher* und ein *Nachher* vornahm. In der *Brandeins* las ich von einem Mann, der mit 42 Jahren festgestellt hatte, Asperger-Autist zu sein. Seine Probleme mit seinen Kollegen glichen sehr denen, die ich mit meinen eigenen habe. An dem Abend las ich mich stundenlang in das Thema Asperger-Autismus ein. Vor Erleichterung Rotz und Wasser heulend, saß ich als Häufchen Elend vor dem Rechner.

Seither läuft mein Hirn wie bei einer Festplatten-Defragmentierung. Sehr viele Gegebenheiten aus der Vergangenheit und die meisten zwischenmenschlichen Probleme sortieren sich angesichts dieser Erkenntnis neu. Viele Dinge finden sich zusammen und ergeben ein neues Ganzes. Es bilden sich Strukturen und Gemeinsamkeiten in meinem Handeln und in dem Handeln und den Reaktionen meiner Mitmenschen, die für mich in der Vergangenheit meist ziemlich unberechenbar schienen. Immer wieder begreife ich jetzt, wenn ich von anderen Aspergern und ihren Erlebnissen lese und höre, wie meine Mitmenschen mich erleben und zu welchen Fehlschlüssen sie kommen. Heute habe ich endlich ein Muster, an dem ich mich orientieren kann, wie ich mich in unterschiedlichen Situationen anders verhalten kann, um so verstanden zu werden, wie ich verstanden werden möchte.

Seit einigen Wochen lerne ich, wie sich mein Erleben der Welt von dem unterscheidet, was sonst als „normal" gilt und wie meine Vergangenheit mich dahingehend geprägt hat. Mit anderen Menschen Umgang haben, hieß bisher für mich, mich bewusst anders zu verhalten, als mir eigentlich in der jeweiligen Situation gewesen wäre. Kommunikation, Gestik und Körperhaltung ist ein kontinuierliches und anstrengendes, Ressourcen fressendes Schauspiel, das ich kognitiv betreiben muss, statt es einfach intuitiv „laufen zu lassen". Heute traue ich mir immer mehr zu, bewusst der zu sein, der ich wirklich bin und so zu reagieren, wie ich regieren will, um endlich meinen eigenen Arbeitsspeicher von der Schauspielerei zu entlasten. Dabei lote ich vorsichtig aus, wie weit ich meine Andersartigkeit zulassen kann, ohne zu sehr bei meinen Mitmenschen deswegen anzuecken.

Umgang mit Veränderungen

Bisher dachte ich, Veränderungen in der Vergangenheit recht gut weggesteckt zu haben und mich von Kindesbeinen an Veränderungen gewöhnt zu haben. Nach Gesprächen mit meiner Mutter über dieses Thema musste ich jetzt aber feststellen, dass dem wohl nicht so war. Meine Erinnerungen an die fernere Vergangenheit scheinen verschiedene Defizite gegenüber dem aufzuweisen, was man als objektive Realität bezeichnen könnte.

Meine Eltern trennten sich, als ich zwei Jahre alt war. Seit ich mich erinnern kann, war die längste Zeit, die ich an ein und demselben Ort gelebt hatte, dreieinhalb Jahre. Auch war die Dauer der Beziehungen meiner Mutter, in der Zeit als ich noch zu Hause wohnte, nicht länger als die Zeiträume zwischen den einzelnen Wohnungswechseln. Das brachte ständige Abwechslungen im Alltag und Gesamtumfeld wie Wohnort, gesprochene Dialekte, örtliche Traditionen, Schule, Mitbewohner und nur rudimentär bis gar nicht vorhandenem Freundeskreis.

Nach größeren Veränderungen wie Umzügen „fror" ich für einige Tage regelrecht ein. Ich kapselte mich von meiner Außenwelt ab und war für niemanden mehr erreichbar. Selber habe ich diese Zeiten allerdings als eher positiv empfunden und habe diesen Lebensabschnitten gegenüber angenehme Erinnerungen. So kann die strikte Distanziertheit dazu geführt haben, den mit der Situation eigentlich verbundenen Stress zu kompensieren und auf meine Art und Weise selbst zu verarbeiten.

Eskalierte innerhalb der Familie mal Ärger, zum Beispiel mit dem jeweiligen Ersatzvater, verhielt ich mich passiv-aggressiv, bestand auf meinen Grenzen und akzeptierte kein Verhalten mir gegenüber, das mir nicht recht war oder gegen mein extremes Gerechtigkeitsempfinden verstieß. Gelegentlich gipfelte das darin, mich in meinem Zimmer auf den Boden zu legen und in wenigen Stunden Fieberschübe mit bis zu 40 °C zu entwickeln. Diverse Kinderärzte waren ratlos, da sich kein pathologischer Befund ausmachen ließ. Ein Orts- und Partnerwechsel beendete zumindest diese Episode. Häufige Migräneattacken waren möglicherweise ebenfalls eine Reaktion auf Stresssituationen. Sie haben im Laufe der Zeit nachgelassen und setzen mich mittlerweile nur noch äußerst selten außer Kraft.

Es blieb mir nichts anderes übrig, als auf das zu verzichten, was landläufig unter *Wurzeln* verstanden wird. Mir fehlt meinem Empfinden nach dadurch nichts. Im Gegenteil. Seit der Erkenntnis *Asperger* bin ich eigentlich sehr dankbar dafür, von Beginn an auf diesem Gebiet gefordert gewesen zu sein und Veränderung als einen integralen Bestandteil meines Lebens zu begreifen. Die Wurzeln, die ich im Laufe der Zeit zu einem gewissen Grad entwickelt habe, sehen nur etwas anders aus als die traditionellen Varianten. Sie stecken nicht in heimatlichem Erdreich, sondern in einem übersichtlichen emotionalen Blumentopf, den ich *mein Ich* nenne und jederzeit woanders aufstellen kann, wenn es denn nötig ist.

Feste Strukturen und Routinen haben wir in unserer Kleinstfamilie kaum etabliert, da dies für unser Bestehen oft Nachteile bedeutet hätte. Wir waren auf Grund mangelnder finanzieller Ausstattung darauf angewiesen, uns auf neue Situationen einzustellen und diese als gegeben hinzunehmen. Nur so Dinge, wie mein Faible für rote Hosen und Nutella, hielten sich konstant über längere Zeit. Seit meinem zweiten Lebensjahr bestand ich darauf, rote Hosen zu tragen. Im Alter von vier Jahren diskutierte ich das mit einer C&A-Verkäuferin aus, bis diese völlig entnervt nachgab und eine rote Mädchenhose rausrückte. Heute ist dies mit allen Fotos aus meiner Kindheit zu belegen. Meine letzte rote Hose trug ich mit knapp zwanzig. Nutella esse ich nach wie vor täglich. Ein Frühstück ohne Nutella ist eine Katastrophe und der Beginn eines schlechten Tages.

Lernen, strukturieren und Arbeitsweise

Ständig verlangt mein Hirn nach abwechslungsreichem Input. Den erhielt ich von klein auf aus Büchern. Als ich sechs Jahre alt war, kauften meine Mutter und ihr damaliger Lebensgefährte mir eine Lexikonreihe von Bertelsmann mit sechsundzwanzig riesigen Bänden. Endlich brauchte ich meiner Mutter keine Löcher mehr in den Bauch fragen, die sie gar nicht schnell genug alle wieder stopfen konnte. Weiter gab es die Themen Dinosaurier, Mineralien und Fossilien, Sonnensystem oder Natur im Allgemeinen, zu denen ich alles verschlungen hatte, was die Leihbüchereien der Umgebung so hergaben. Das wurde später nur noch vom Internet getoppt. Ein Interesse an Fernsehapparaten hatte und habe ich nicht.

Je nachdem, ob ein Text für mich eingängig ist, wandeln sich die Worte und Sinnzusammenhänge in einzelne Bilder, Grafiken, Strukturen oder Filme. Auf einer Fortbildungsmaßnahme hatten wir mal den

Tipp erhalten, uns Dinge bildlich vorzustellen, das würde das Erinnerungsvermögen verbessern. Der Dozent konnte mir im Gegenzug aber leider nicht erklären, wie man nicht in Bildern denken kann.

Von Informationen in Wortform behalte ich die geschriebenen Inhalte nicht in der Form, wie sie dort gedruckt waren. Direkt nach dem Lesen habe ich 90 % der Worte wieder vergessen. Sollte ich einen gelesenen Text rezitieren: nichts zu machen, es sei denn, er bestünde aus reiner Logik. Trotzdem habe ich den Inhalt verstanden, den Sinn, den die Worte ausdrücken sollten oder zumindest das, was und wie ich es verstanden habe. Die Bilder und imaginierten Situationen ergeben einen Zusammenhang, der sich in die bestehenden Erinnerungen einfügt.

Gelesene Typisierungen kann ich nur schwerlich in die Realität übertragen; abstrahierte Beschreibungen bringe ich auch heute noch schwer in einen Bezug zur Realität und benötige mindestens ein Beispiel zur Veranschaulichung. Ab da bereitet es dann keine Probleme mehr, dieses neue Konzept auch auf andere Bereiche anzuwenden. Ich kann nur Dinge lernen, die für mich einen Sinn ergeben, der sich beim Lesen in Bilder umsetzt. Ein Auswendiglernen von reinen Listen, Daten oder Begriffen ist für mich kaum möglich; ebenso wie mathematische Lösungswege, die ich mir nicht als Bild oder grafischen Ablauf veranschaulichen kann.

In allen möglichen Bereichen bin ich, was blankes Faktenwissen angeht, unterdurchschnittlich. Was wohl daher rührt, dass ich Wissen nicht kategorisieren kann, sondern nur als Zusammenhang behalte. Ich fühle, warum ein Sachverhalt so ist, kann das aber nicht kurz und bündig in Worte fassen und anderen verständlich machen. Im Arbeitsleben äußert sich diese Eigenart darin, dass in meiner Vorstellung bezüglich des Sachverhaltes alles Mögliche passiert; jemand äußert einen Gedanken und ich weiß sofort, ob das funktionieren kann oder nicht. Ein Gedanke oder eine Problemlösung taucht als Wahrnehmung ähnlich einer gefühlten Landschaft in Sekundenbruchteilen auf und muss dann Stück für Stück in Begriffe und Worte transformiert werden, die ich im inneren Dialog dann zu ganzen Sätzen modelliere. Der zweite Vorgang dauert seine Zeit und wird von anderen wohl als allgemeine Langsamkeit wahrgenommen. Versuche ich den Verbalisierungsprozess zu beschleunigen, fällt die Wortwahl sehr plakativ aus und meine vorgetragene Argumentation gleicht einer verbalen Brechstange. Verschiedentlich hatte ich meinen Ruf als chronischer Schwarzseher, Quertreiber oder Berufspessimist weg. Mich persönlich störte das wenig, da ich schließlich oft genug Recht behalten sollte. Die Zusammenarbeit mit den Kollegen vereinfachte das dann trotzdem nicht.

In Diskussionen stelle ich meinen Standpunkt dar, begründe den und bin nicht einfach davon abzubringen. Vielen Menschen sind die Darlegungen zu langatmig. Der Grund dafür liegt darin, dass ich nicht einschätzen kann, auf welchem Wissens- und Erkenntnisstand sich mein Gegenüber befindet. Daher möchte ich ihm lieber umfangreichere Hintergrundinformationen geben, die ihm ermöglichen, sich eine möglichst objektive Meinung über den Sachverhalt zu bilden. Verkürze ich die Darstellung und komme direkt auf meinen Punkt, wird dieser selten verstanden, da bei dem anderen wichtige und teilweise grundlegende Informationen nicht vorhanden sind.

Gibt es sachliche Einwände gegen meinen Standpunkt, kann ich die, sofern sie sich in die Strukturen meines Vorschlages fügen, berücksichtigen und einbauen. Auf Grund dieser starren und harten Vorgehensweise werden in unserem Team meine Vorschläge für gewöhnlich nicht umgesetzt oder erst mit Jahren Verzögerung, wenn es jemand anderes als seine eigene Idee verkaufen konnte. Mittlerweile weiß ich, dass es sich zumeist um Blockaden aus dem emotional bestimmten Bereich handelt oder es Dinge sind, die sich mit der regulären Vorgehensweise, den Seilschaften (äh, „interpersonellen Beziehungs- und Kommunikationsnetzwerken“) oder sonstigen ungeschriebenen Gesetzen innerhalb der Firma nicht vereinbaren lassen.

Sobald eine Sache oder ein Ziel von mir in die Hand genommen wird und dies zu meiner Sache avanciert ist, setze ich dies hartnäckig und konsequent um. Oftmals ohne diplomatische Ansätze, wenn es Hindernisse oder anderweitige Interessen anderer gibt, da mir meist das Verständnis aus der Sicht der anderen fehlt. Passieren unvorhergesehene Dinge, werden die von mir beobachtet, analysiert und falls notwendig geändert. Ein Abweichen vom Kurs ist dann inakzeptabel. Das macht die Zusammenarbeit mit mir nicht unbedingt einfach. Teamarbeit? Nein danke; im Interesse aller Beteiligten.

Kommunikation

Erste Babyworte plappern und etwas später Dinge konkret zu benennen fiel nicht aus dem Rahmen einer normalen Entwicklung. Die Phase hielt aber über den Zeitraum hinweg an, zu dem andere Kinder bereits mehrere Worte in mehr oder minder sinnvollen Zusammenhang bringen. Innerhalb kürzester Zeit sprach ich dann in vollständigen, logischen und formal korrekten ganzen Sätzen, als die anderen noch kräftig am korrekten Satzbau scheiterten. Die Bedeutung von einzelnen Wörtern war und ist sehr wichtig. Die Wortwörtlichkeit stand hier immer klar im Vordergrund. Heute ist für mich selbstverständlich, das korrekte Wort für einen Sachverhalt zu benutzen, selbst wenn es umgangssprachlich anders verwendet wird. Sobald ich missverständliche Interpretationen beim Gesprächspartner bemerke, verdeutliche ich die Bedeutung einzelner Begriffe. Vielfach wirkt das haarspalterisch und unnötig pedantisch. Wie aber soll man korrekt miteinander kommunizieren, wenn man von Anfang an mit den Wortbedeutungen schludert? Sprichwörter und Phrasen musste ich früher mit anderen ausdiskutieren, da sie für mich keinen Sinn ergaben. Großes Gefallen an Wortspielen, Mehrdeutigkeiten und übertragenem Sinn fand ich erst später.

Seit meiner Pubertät ist interpersonelle Kommunikation eines meiner Lieblingsthemen. Das fing mit Kirschners *Die Kunst ein Egoist zu sein* an und ging dann mit Carnegie, von Thun, Berne, Harries, de Mello, Gray, Fromm, etc. weiter. Zu lernen, das Handeln von Menschen vorausahnen zu können, interessierte mich. Und noch interessanter schien mir, durch bewusste Handlungen oder Kommunikation auf das Handeln der anderen gezielt Einfluss nehmen zu können.

Dabei lernte ich leider nicht, wie ich an einzelnen Merkmalen Menschen typisieren konnte, um so über „Lösung XY" mit ihnen zu kommunizieren. In den jeweiligen Situationen besteht das Problem darin, aus den situativen Verhaltensweisen zu abstrahieren und den Beschreibungen aus den Büchern zuzuordnen. In Gesprächssituationen benötige ich allerdings bereits die volle Aufmerksamkeit für das Gespräch, dessen Inhalt und die Einhaltung allgemeiner Umgangsformen.

„Normal" wäre bei sozialen Interaktionen, rein intuitiv zu erfassen, wie das Gegenüber sich fühlt, was für eine Laune es gerade hat und was es zwischen den Zeilen mitteilen möchte, das es verbal aber nicht konkret aussagt. Somit wird aus einer Anfrage „Kommst du mit, einen Kaffee trinken?" ein kognitiver Vorgang, darin eine Aufforderung zu einem Gespräch herauszulesen und nicht mit knappen Worten abzulehnen, da man eben nur Tee trinkt und selbst den Hinweis auf die eigenen Trinkgewohnheiten unterlässt, woraus das Gegenüber auf ein Missverständnis schließen könnte.

Ein Stück weit habe ich gelernt, allgemeine Grundsätze der Gesprächsführung zu beachten und mittlerweile auch aktiv anzuwenden. Weiter habe ich ein paar Grundregeln der gezielten und taktischen Gesprächsführung gelernt. Da solch ein Gespräch ebenfalls auf kognitiver Ebene abläuft, muss ich ein solches Gespräch vorher in allen Facetten im inneren Dialog durchgehen, damit es dann später flüssig und „unauffällig" von statten geht.

Gesichtsausdrücke und dadurch ausgedrückte Emotionen muss ich „lesen". Zuerst sehe ich auf die Stirn, die Falten an der Nasenwurzel und den Mund. Danach schaue ich mir die Mund- und Augenwinkel an und wie sie im Verhältnis zum Rest des Gesichts stehen. Gedanklich ergibt das Linien und Bögen, die sich quer durch das ganze Gesicht ziehen und dann tendenziell einen Eindruck vermitteln, in welcher Gefühlslage sich dieser Mensch befindet. Vergleichbar mit den Klammersymbolen der Emoticons in der Internet-Kommunikation.

Bei Menschen, die ich noch nicht oft gesehen habe, gelingt mir das Lesen von Emotionen nur bei sehr deutlichen Gefühlsregungen. Nuancen übersehe ich auch bei Menschen, mit denen ich täglich Umgang habe. Absolut verwirrend ist für mich, wenn jemand versucht, Emotionen zu verbergen oder zu überspielen. Dann sehe ich verschiedene Hinweise für Gefühlsregungen, die nicht zusammenpassen. Eine halbwegs zutreffende Einschätzung ist nur dann möglich, wenn ich Hintergrundinformationen habe, über die ich rein logisch auf den wohl herrschenden Zustand schließen kann. Fehlen mir die Informationen oder ist es eine unerwartete Situation, nehme ich schon Anlauf für den Kopfsprung ins Fettnäpfchen.

Innerer Dialog

Den inneren Dialog führe ich ständig. In meinem Bewusstsein unterhalte ich mich ständig mit mir oder mit anderen. Ohne Pause. Selbst beim Einschlafen endet er nicht, sondern geht nahtlos in einen Traum über. Durch die Wahl des Dialogthemas ist auch der Anfang meiner luziden Träume vorgegeben. So kann ich in den ersten Minuten des Einschlafens nicht zwischen innerem Dialog und Traum unterscheiden. Bewusst wird mir, eingeschlafen zu sein, wenn ich durch irgendetwas gleich wieder geweckt werde und mir fälschlicherweise sicher bin, auf die mir real gestellte Frage eine Antwort gegeben zu haben.

Bei kontemplativen Handlungen, wie zum Beispiel Unkraut jäten, kann ich diesen Dialog am effizientesten und intensivsten führen. Bei aktiven Handlungen, die volle Aufmerksamkeit verlangen, wird der Dialog kurzfristig für die reine Informationsaufnahme unterbrochen (zum Beispiel lesen, etwas ansehen oder etwas machen) und zur Verarbeitung der aufgenommenen Informationen sogleich weitergeführt. Oft geschehen Aufnahme und Verarbeitung parallel. Das sind dann die Momente, bei denen ich mich beim Lesen nicht mehr an die geschriebenen Worte erinnere, sondern nur noch den Informationsinhalt behalten habe.

Overloads

Verschiedene Situationen rufen bei mir einen *Overload* hervor. Das ist die innere Notbremse bei Überforderungen. Häufig sind das Situationen, in denen viele Dinge gleichzeitig meine Aufmerksamkeit einfordern. Zum Beispiel im Baumarkt mit seinen vielen Dingen, Menschen, Geräuschen, Werbebildschirmen, Musikuntermalungen und Kauf-mich-Schildern oder chaotische Menschenmengen großer Städte. In diesen Momenten schaltet mein Inneres auf Sparflamme und alle Einflüsse von außen nehme ich nur noch stark gedämpft wie durch eine mattierte Glasscheibe wahr. Auf Ansprache reagiere ich nur, wenn ich sie wahrnehme und mir bewusst mache, meine volle Konzentration auf eine Reaktion darauf zu verlegen. Bis vor der Diagnose hielt ich dies für massiven Unterzucker.

Ebenso können spontane Auswahl-Fragen mit mehr als drei Antwortoptionen zu einer akuten Überforderung führen. Ob es die Frage der Frau nach den zu tragenden Kleidungsstücken ist oder die Speisekarte im Restaurant.

Soziale Kontakte

Außerhalb von Kindergarten und Schule hatte ich nur selten Kontakt zu Gleichaltrigen. Im Kindergarten baute ich meist alleine etwas aus Bauklötzen oder Lego-Steinen, bei Vater-Mutter-Kind-Spielen übernahm ich die Rolle der Katze oder des Hundes. So war ich zwar an dem Spiel beteiligt, wie es die Erzieherinnen wollten, musste aber nicht übermäßig viel mit den anderen interagieren. In der Schule hatte ich fast keinen Anschluss an die Klassengemeinschaft und gemeinsame Aktivitäten außerhalb der Schule waren eher selten.

Bis zu meiner Pubertät war mir nicht klar, dass andere Menschen eine eigene Geschichte, ein eigenes Leben und eine eigene Identität besitzen. Für mich waren andere Menschen lediglich Statisten meines Lebens, die einfach nur dafür da waren, mein Leben in irgendeiner Form zu füllen, sie gehörten einfach dazu. Ich erkannte nicht, dass hinter jedem Menschen ein eigenes Individuum steckt, das gesellschaftlich den gleichen Wert besitzt wie ich und das ebenso Gefühle hat, auf die man Rücksicht nehmen sollte. Meine Wortwahl und mein Tonfall gegenüber anderen brachte dies wohl auch für diese zum Ausdruck. Besonders förderlich, unter diesen Voraussetzungen einen Freundeskreis aufzubauen, war das sicher nicht. Meist wurde mir das Etikett *distanziert*, *unterkühlt*, *arrogant* oder *herablassend* verpasst. Kombiniert mit meiner ständigen Rechthaberei ergab das für meine Mitmenschen durchaus ein stimmiges Bild. Daher blieb ich dann auch meist allein und hatte auch kein Problem damit, mich mit mir selbst zu beschäftigen. Selbst bei lockeren Gesprächen oder Rumgeblödel im Kollegenkreis wird in meinem Beisein, im Gegensatz zu anderen, nur sehr selten über mich gewitzelt.

Meine Freizeit habe ich mehr mit mir allein verbracht, als mit Gleichaltrigen zu spielen oder mich gemeinsam mit ihnen einer Beschäftigung zu widmen. Ein Versuch dies durch Mitgliedschaft in einem Sport-Verein zu „normalisieren" scheiterte recht bald. Motorische Ungeschicklichkeit verhinderte unter anderem Erfolgserlebnisse, die mir ein Fortführen der Vereinsaktivitäten vielleicht schmackhaft gemacht hätten. Auch eine spätere Mitgliedschaft in einem Sportschützenverein habe ich nicht aufrechterhalten. Anstatt wie in einem normalen Dienstleistungsverhältnis für eine Leistung (hier: Nutzung Schießstand) einen vereinbarten Betrag zu zahlen, wurde von mir, wie von allen anderen auch, verlangt, mich an den Aktivitäten des Vereinslebens zusätzlich zu beteiligen. Das widerstrebte mir zutiefst, da ich mit den anderen Vereinsmitgliedern keinen Ansatz für ein Gespräch über Themen von gemeinsamem Interesse gefunden hatte.

Außer gelegentlich mal bei einem meiner Arbeitskollegen vorbeizuschauen, habe ich keine sozialen Kontakte außerhalb des Internets. Jemanden zu finden, der sich ähnlich ernsthaft über „abseitige" Themen unterhalten möchte, ist nicht einfach, auch wenn ich in Kommunikationsdingen deutlich dazugelernt habe. Ich werde auch zukünftig keine Kompromisse eingehen und meine Zeit mit Gesprächen aus reiner Höflichkeit über Dinge verschwenden, die mich nicht interessieren oder mit denen ich bereits abgeschlossen habe. Mein Anspruch an meine Gesprächspartner ist recht hoch. Zeit mit Smalltalk zu vertrödeln, sehe ich nicht ein, solange es nicht beruflich gefordert wird, um zum Beispiel Kontakte zu anderen Firmen oder Kollegen zu pflegen.

Augenkontakt

Anderen Menschen in die Augen zu schauen ist mir unangenehm und wenn ich nicht daran denke, Augenkontakt zu halten, wende ich den Blick ab. Das ist notwendig, um meine Konzentration auf das Gespräch nicht zu verlieren. Sobald ich länger Blickkontakt halte, verliert sich das Gesprochene des Gegenübers und eine sinnvolle Antwort kann ich dann nicht mehr geben. Das Gespräch stockt und es entsteht eine Stille, die dem anderen meist sehr unangenehm ist. Selber kann ich diese entstandene Pause kaum beenden. Es dauert dann einen Moment, bis ich den verloren gegangenen Faden wieder aufnehmen kann. Dieses Verhalten wird wohl als Desinteresse gewertet. Mit meinem Vorgesetzten habe ich darüber schon gesprochen und hoffe, dass diese Eigenart zukünftig nicht mehr mit Unsicherheit, Unaufrichtigkeit oder ähnlich negativen Dingen in Verbindung gebracht wird.

Motorik

Mit dem Laufen lernen hatte ich mir etwas mehr Zeit gelassen als im Allgemeinen üblich. Meine Geschicklichkeit für Bewegungsabläufe ist heute noch unterdurchschnittlich. Trotz oder wegen der sehr vorsichtigen Bewegungsabläufe, hatte ich sehr selten Blessuren davongetragen. Die wenigen Stürze mit dem Fahrrad hinterließen lediglich die eine oder andere Hautabschürfung. Nie hatte ich Prellungen oder Knochenbrüche davongetragen.

Autistentypische Bewegungen findet man bei mir kaum und auch nur dann, wenn man gezielt darauf achtet. Ein leichtes seitliches Hin- und Herwiegen des Körpers oder auf den Fußaußenkanten zu stehen bei längeren Wartezeiten oder Gewichtsverlagerungen von der Ferse auf die Zehenspitzen und zurück bei Anspannungen fallen nicht von sich aus auf. Auch das Wedeln mit den Händen bei Stress oder Verbiegen der Finger bei starker Freude halten sich in sehr engem Rahmen und sind nicht weiter auffällig.

So-tun-als-ob

Hier sehe ich noch ein Gebiet, in dem sich mehrere Haltungen vermengen, die ich in der nächsten Zeit für mich noch weiter trennen muss. Zum einen ist mir kaum etwas so sehr zuwider, wie etwas zu tun, was nicht logisch oder zielführend erscheint oder was der mir empfundenen Wahrheit widerspricht. Andererseits bestand die Interaktion mit anderen Menschen fast ausschließlich daraus, anders zu handeln, als mir eigentlich war.

In die erste Sparte gehörten Verkleiden, Rollenspiele, auch schon im Kindergarten, Anlässe, zu denen man kalendarisch dazu verpflichtet war, eine bestimmte Stimmung an den Tag zu legen oder Situationen, die erforderten, bewusst Unwahrheiten zu erzählen. Eine fiktive Rolle einzunehmen behagt mir nicht und überfordert mich schlichtweg schon in kleinen Bereichen. Schon jemandem zum Geburtstag zu gratulieren oder Geburtstagsgratulationen entgegenzunehmen macht mich fix und fertig. Warum gratulieren? Wozu? Was wurde gemacht oder geleistet, das nach einer Gratulation verlangt? Es ist ein Jahrestag eines Ereignisses, zu dem der Betroffene nichts beigetragen hat. Ich verstehe dieses Konzept nicht. Ähnliches gilt für Karneval, Weihnachten, Ostern, sonstige religiös oder kalendarisch bedingte Ausnahmetage. In einem Internetforum einen Beitrag am 20.02.2002 um 20:02 Uhr oder am 02.02.02 um 02:02 Uhr zu hinterlassen ist dagegen ein Mordspaß, über den ich mich noch über Jahre hinweg freuen kann.

Ich lüge nicht. In der Vergangenheit hatte ich mit derlei Versuchen Schiffbruch erlitten. Anscheinend sehen andere mir das sofort an. Lügen andere, oder erzählen sie zu sehr vereinfacht komplexe Sachverhalte, kann ich kaum an mich halten, hier korrigierend oder ergänzend einzugreifen. Da dies ohne Rücksicht auf Ansehen, Notwendigkeit oder Verluste geschieht, wurde mir in der Schulzeit seitens der Lehrer die Bezeichnung *Michael Kohlhaas* verpasst.

Der gegensätzliche Aspekt ist das tägliche Schauspiel und das Nachdenken darüber, wie ich von meinen Gedanken und Gefühlen abweichend mit anderen Menschen sprechen muss, um das zu erreichen oder das mitzuteilen, was ich möchte. Sage ich, was ich denke oder meine, fühlen sich meine Gesprächspartner sehr schnell angegriffen, da sie den Unterschied in der Auseinandersetzung mit ihrer Position oder ihrer Person nur schwer erkennen. Wenn ihre Position meiner Meinung nach falsch ist, ist mir im Grunde die Person, die dahinter steht, egal. Meine Wortwahl und Ausdrucksweise muss da wohl zukünftig noch etwas distinktiver werden.

Sensorik

Mein Riechorgan ist sehr empfindlich, außer wenn es darum geht, mich selbst zu riechen. Bestimmte Gerüche können bei mir Migräne auslösen. Zigarettenrauch empfinde ich als den schlimmsten Gestank, der mir im Alltag begegnet. Meine Versuche mit zwei Jahren, meiner Mutter das Rauchen abspenstig zu machen, blieben erfolglos. Als Kleinkind habe ich eingeatmet, wenn ich an anderen Menschen vorbeigegangen bin, um sie zu riechen. Das mache ich heute nicht mehr. Lediglich die Angewohnheit ist geblieben, an Lebensmitteln zu riechen, bevor ich sie zur Zubereitung einer Mahlzeit hernehme oder sie mir zwecks Verzehrs in den Mund stecke. So suche ich auch die Gewürze für Gerichte durch Riechen aus, da ich mir nicht merken kann, zu welcher Art von Zubereitung welcher Zutaten welche Gewürze gehören.

Sehen, erkennen und unterscheiden ziehen sich wie ein roter Faden durch meine Interessen, Hobbys und beruflichen Stationen. Egal ob es das Suchen von Mineralien und Fossilien im Steinbruch, Muscheln am

Strand betrifft oder Unkraut von Blumenkeimlingen beim Jäten zu unterscheiden gilt, stets sind Fehlgriffe eine Seltenheit. Sind auf einer normalen Textseite Rechtschreibfehler enthalten, stechen die bereits hervor, wenn ich die Seite nur ansehe. Teilweise sogar Fehler, bei denen die Worte als solche zwar korrekt geschrieben sind, aber grammatikalisch in einem falschen Fall stehen. Texte in Internetforen mit zu vielen Schreibfehlern kann ich nicht lesen, da jeder einzelne Fehler zu viel Aufmerksamkeit einfordert, die zum Verstehen des Textes nicht mehr zur Verfügung steht.

Geräusche, denen ich nach Möglichkeit aus dem Weg gehe, sind Zischlaute, laute hohe Töne oder Geräusche, die einem unsteten Wandel unterliegen. Instrumentalmusik (egal ob Klassik oder Hardcore-Techno) ist sehr entspannend und wird von mir je nach Stimmungslage ausgesucht. Das Brummen von Elefanten, Meeresrauschen und andere unaufgeregte Geräusche aus der Natur wirken ungemein beruhigend. Sprache und Gesang meide ich, wenn es möglich ist. Schon als Kleinkind hielt ich mich von meinen schreienden Altersgenossen im Kindergarten und der Schule fern. In der Freizeit beschäftigte ich mich lieber mit meinen Büchern in meinem Zimmer, anstatt mit anderen zu spielen.

CASSANDRA

Gezeiten

Sonnenschein

Ein Mädchen. Nesthäkchen.

Penibel, pflichtbewusst, ernsthaft & von gewisser Frühreife, ungewöhnlich eloquent, gestochene Sprache, unempfänglich für Mehrdeutigkeiten oder Ironie, ... im Spiel in Endlosmonologe vertieft, meidet Blickkontakt, entzieht sich Berührungen, begegnet Fremden jedoch ohne Scheu, nahezu distanzlos ...

ein bild zeigt mich am strand während eines sommerurlaubs, am linken bildrand ein älteres ehepaar. Gemäß der bildunterschrift handelt es sich um „meine liebsten freunde aus wuppertal" – faktisch handelt es sich um fremde.

... zeigt kein Interesse an den Kommentaren Anderer, weist einen deutlichen Mangel an Empathie auf & wirkt oft gleichgültig gegenüber den Bedürfnissen ihres sozialen Umfelds ...

knapp dreißig jahre später wird meine schwester sagen: „das ist das erste mal, dass du auf mich eingehst. Du hast immer nur von dir gesprochen."

... motorische Defizite & Störungen des Gleichgewichtssinns, Epilepsie, Konzentrationsstörungen, auffälliges Gangbild, fotografisches Gedächtnis ...

In der stadt mit meiner schwester. Unzählige eindrücke – farbenklängegerücheassoziationen bemächtigen sich meiner. Nummernschilderplakatewerbebannertitelblättersatzbausteine brennen sich unauslöschlich in mein Gedächtnis.

... spricht viel & rasch, fällt der Umwelt damit häufiger zur Last, weint selten, selbst bei Verletzungen ...

brandblasen von 5cm durchmesser und ca. 1cm höhe, ein blauer arm, großflächig schorf an meinem hinterkopf, badetemperaturen nahe 45 °C – meine schmerzschwelle scheint hoch. Einmal verbrenne ich meinen unterarm an mutters backblech, doch ich spüre es nicht. Sie sagt: „Hier stinkt es" und ich blicke auf ein kleines graues hautareal auf meinem unterarm.

... ein gutes Kind, der Mutter „Sonnenschein".

... neigt zu Substanzmissbrauch zur Leistungssteigerung, weist ein auffälliges Schlafprofil auf – schläft oft erst zu später Stunde ein, erwacht am Morgen frühzeitig.

Des nachts. Müdigkeit verspüre ich vergleichsweise selten. Festen und raschen schrittes laufe ich durch das haus, hinab zur wohnung meiner eltern, wieder hinauf: schritte im flur, ausknipsen der flurbeleuchtung, schritte auf der treppe, geräusch des lichtschalters, für eine weile in meine wohnung, hinab zur wohnung meiner eltern – ich hätte die wasserflasche kurzerhand mit nach oben nehmen können, doch dieser gedanke kommt mir nicht in den sinn – wieder hinauf: schritte im flur, ausknipsen der flurbeleuchtung, schritte auf der treppe, geräusch des lichtschalters, für eine weile in meine wohnung. Leise vernehmen meine ohren geräusche aus dem elternschlafzimmer. Trotz der späten stunde sind meine sinne geschärft. Erholung, entspannung ist mir fremd. Meiner mutter ebenso. Sie wird im laufe dieser und manch anderer nacht mehrfach das bett verlassen, mich um ruhe bitten und schließlich – den tränen und der erschöpfung gleichermaßen nahe – resignieren. Sollte mein körper signale der müdigkeit senden, so nehme ich diese nicht wahr. Nach achtundvierzigstündiger wachphase breche ich in einer nacht im flur zusammen. Diese erfahrung wird mich jedoch nicht dazu veranlassen, meine ressourcen künftig besser einzuschätzen.

Durchwachte nächte scheinen mir ebenso zugehörig wie eine permanente innere ruhelosigkeit. Zu einem späteren zeitpunkt nutze ich meine fähigkeit, erschöpfung nicht wahrzunehmen und verschaffe mir so die möglichkeit, dem schulunterricht ansatzweise ruhig zu folgen. Zwei bis drei stunden schlaf pro nacht über einen zeitraum von zwei jahren. Meine kurskolleginnen stören sich dennoch an meiner auffälligen motorischen aktivität, meine dozenten belächeln meine temporär etwas vorlaute art: „Kommen wir nun zur nächsten Frage!“ Mein arm schnellt in die Luft. Irritierend. „Ich habe sie doch noch gar nicht gestellt.“ – „Egal, ich weiß es ohnehin.“ Meine aufzeichnungen sehe ich bildlich vor mir und ich vermag aus dem kopf zu benennen, auf welcher seite sich die antwort zu frage 10b in klausur no. 5 befindet. Die vor- und nachbereitung des stoffes nimmt einen zusehends größeren platz in meinem alltag ein. Ich steigere meine leistungsfähigkeit durch den löffelweisen konsum von coffein in reinform und guaranakapseln noch weiter, stoße jedoch körperlich an meine grenzen. Im zuge der examensvorbereitung wird lernmarathon auf lernmarathon folgen.

... einzelgängerisch, scheint inkompetent bzgl. sozialer Konventionen, kultiviert ihre Andersartigkeit ...

„Die ist strange“, flüstern meine kurskolleginnen in ohrenbetäubender lautstärke, sobald ich deren gruppe passiere. Man gibt vor mich zu schätzen, um einen kompetenten ansprechpartner zur beantwortung etwaiger fachfragen zu haben. Tatsächlich jedoch sind nur wenige kurskolleginnen ernsthaft an mir interessiert. Das ende meiner privatschulzeit gerät zum spießrutenlauf. Zwischenmenschliche spannungen ertrage ich nicht, dies äußert sich in körperlichen schmerzen. Pfeile jagen durch meine wirbelkörper. Vor einer examensprüfung betrinke ich mich, ich scheue die begegnung mit der gruppe und deren schmerzende blicke.

Zwei tage nach dem ersten prüfungsabschnitt ein unfall, der segmente meines lebens verändert. Mein gedächtnis. Meine sprachkompetenz. Meine selbstsicherheit. Die ebenen verschieben sich, ich kämpfe.

... unangepasst, extrem perfektionistisch, verliert sich partiell in Details, von bedingungsloser Ehrlichkeit, nicht teamfähig

Die erfahrungen während meiner famulatur schließen sich in gewisser weise nahtlos an meine privatschulzeit an, wenngleich das mobbing mittelbarer ist. Zwei tage nach meinem examen der psychische zusammenbruch. Ich kämpfe.

Verfall

NEBELschwadenwabernwogenverdunkelnmeinen
GEISTerhaftesgleitentorkelntaumelnaufdersuchenach
HALTendehändestreckensichdenmeinenentgegenesnähertsichdas
ZIELloseszerrenklammergriffeschmerzensschreie – plötzlich –
LICHtergrellspitzlauthinterschattenräumenvernommen
SCHEMENhaftestanzenverrührerischsanftesmurmeln

LIEBEvollestimmenlockenmich – ‚zuunszumirfür
IMMER‘ – lauterimmerdringlicher

ZÄRTLICHEschwingenumfangenmeinenkörperspenden
GNADEnvolledunkelheitumgibtmeinengeist

Isolation

... Eigen- & Fremdgefährdung liegt vor. Richterliche Unterbringung erfolgt, Überwachung angeordnet, medikamentöse Sedierung ...

Gefangen, nur wenige quadratmeter raum, darin ein schrank, ein bett mit fixierungsgurten & ich. In die tür ist eine glasscheibe eingelassen, bruchsicher. Gegenüber ist das stationszimmer, seit der anordnung meiner 1:1-überwachung permanent besetzt – ich wurde der rückzugsmöglichkeiten beraubt, der ansprache ebenfalls. Etwas in mir zerbricht. Mehrmals täglich ein drehen des schlüssels im schloss – in begleitung zur morgendlichen dusche (die schwester wartet vor der türe), essensausgabe, eine neue infusion, ein toilettengang. Hernach erneut isolation. An einem besonderen tag spricht ein fremder pfleger an meinem bett mit mir, ich sauge jede silbe auf, davon werde ich eine weile zehren müssen. Ich ziehe kraft aus der erinnerung an dieses gespräch, primär jedoch aus dem gedanken an das nächste konzert. Nach fünf wochen darf ich im flur gegenüber des stationszimmers platz nehmen & die speisen gemeinsam mit den anderen patienten einnehmen. Schock – nach wochen des schweigens & der einsamkeit.

Im anschluss an meinen klinikaufenthalt wird eine choristin sagen: „Was haben die bloß aus dir gemacht?" Das geräusch eines sich im schloss drehenden schlüssels wird vorübergehend negativ belegt sein & ein frösteln in mir erzeugen, sobald ich es höre.

Mechanismen

... Besonderheiten in Haptik & taktiler Wahrnehmung ...

Ich suche heiße gegenstände – durch sonnenlicht aufgeheizte pflastersteine, heißes wasser, heizkörper, wasserkocher, wärmflaschen. Gespannt beobachte ich, wie sich meine haut verfärbt, häufiger finden sich kleine brandblasen an meinem körper. Während meiner laborzeit lerne ich, bechergläser mit kochend heißem wasser anzufassen sei schmerzhaft.

Die berührung bestimmter oberflächen löst ein hellblaues tropfen in meinen wirbelkörpern aus, das mit absolutem wohlgefühl gleichzusetzen ist. Mein blick fixiert eine korkwand, ich spüre das verlangen sie zu berühren, diese wand bindet meine aufmerksamkeit, bis ich schließlich nachgebe & mit meinen fingerspitzen der linken hand sanft über die oberfläche des korks streiche. Auch andere oberflächen & gewebe fesseln mich, zumeist widerstehe ich jedoch dem impuls sie anzufassen.

Reisevorbereitungen. Zwei tage außer haus. Ein anzug, ein pyjama, zwei blusen, drei Pullover, vier oder fünf hosen ... Sich morgens anzukleiden, gestaltet sich oft diffizil. Je nach tagesform schmerzen manche stoffe, pfeile jagen durch meine wirbelkörper. Panik erfasst mich, ich lege das kleidungsstück ab.

Musik

... empfindet Nähe anderer Personen als schmerzhaft, ist unfähig zur Entspannung, motorisch hyperaktiv, vermag sich nicht auf eine Aufgabe zu konzentrieren, ist leicht ablenkbar, meidet Blickkontakt, scheut Berührungen ...

Ankommen, atmen, mich spüren. Ein absolutes glücksgefühl durchflutet meinen körper, fest verankert & in mir ruhend gebe ich mich der musik, dem gesang & der gemeinsamen probenarbeit hin. Ich lasse mich los, lasse mich fallen & lasse mich ein. „Darf ich dich anfassen?“, fragt unser dirigent im rahmen der stimmbildung. „Ja, sicher“, lautet meine Antwort – & ich muss lächeln, während ich ihm fest in die augen schaue. Ein zauberbann umgibt mich.

Rausch, ich suche ihn wieder & wieder. Sobald der erste ton erklingt, bin ich nicht länger herr meiner selbst. Die musik bemächtigt sich meiner, führt mich, trägt mich auf ihren schwingen, beherrscht mich, reißt mich mit sich, süßlichlauerndverlockendbedrohlichberauschend.

HAJO

Coming-out

Im Herbst 1995, da war ich Anfang dreißig, verdichtete sich bei mir der Gedanke, „irgendwie autistisch“ zu sein, zu einer Gewissheit. Es war – gerade auch im Nachhinein gesehen – ein Meilenstein in der Suche nach der Antwort auf die Frage, was mit mir und mit meinem Leben „anders“ ist. Diese Frage ist bis heute die Frage schlechthin, die mich seit meiner Kindheit umtreibt. Einen solchen Bezug, wie auf den Begriff *Autismus*, dass er für mich eine Antwort auf grundlegende Fragen meines Lebens darstellt und dass er sich obendrein als eine Hilfe erweist, mich meiner Umwelt zu erklären, das verbinde ich mit dem Begriff „Coming-out“. Ich hatte, als ich 32 Jahre alt war, ein autistisches Coming-out, d.h. ein Coming-out als Autist. Konkret bedeutet das, dass ich mich viele Jahre lang intensiv mit bestimmten Eigenheiten meines Lebens beschäftigt hatte, bevor sich mir diese Eigenheiten als Autismus erklärten, und dass ich mich danach einige Jahre lang intensiv mit dem Thema Autismus beschäftigen musste, ehe sich mir die ganze Bedeutung dieser Erkenntnis erschloss. Bevor ich dies weiter ausführe, beschreibe ich ein Coming-out, das ich in einem Kontext hatte, der diesem Begriff wahrscheinlich eher angemessen erscheint.

Viel früher, nämlich gegen Ende 1978, mit 15, hatte ich mein schwules Coming-out. Das war damals das Ergebnis einer Auseinandersetzung, die ich einige Jahre zuvor, als Elf- oder vielleicht auch schon Zwölfjähriger, begonnen hatte. Einen plakativen Ausgangspunkt dieser Auseinandersetzung stellte der Sexualkundeunterricht in der Schule dar. Hier wurde etwas als „Sexualität“ dargestellt, was mir absolut fremd, ja sogar völlig absurd vorkam. Noch viel befremdlicher kam mir vor, dass ich offenbar der einzige war, der mit „Sexualität“ etwas ganz anderes verbunden hatte, als in diesem Unterricht dargestellt wurde. Das hatte mich ziemlich bewegt, vor allem weil es sehr gut zu meinem Eindruck passte, dass ich mich auch in anderer Hinsicht deutlich von den anderen Menschen und insbesondere auch den anderen Kindern unterschied. Weil sich dies auch dadurch bemerkbar machte, dass ich gerne gehänselt wurde und auch ansonsten Schwierigkeiten hatte, mit anderen Kindern Kontakt aufzunehmen, bekam die Frage nach diesen Unterschieden zunehmend eine gewisse Dringlichkeit für mich. Diese Geschichte mit meiner Sexualität stand symbolhaft für eine andere, weit umfassendere Geschichte, die mein Leben prägte. Sie stand für eine Umwälzung, die ich als Elf- oder Zwölfjähriger in meinem Leben erfahren hatte, nämlich meine Verwandlung von einem selbstgenügsamen Kind, das seiner Umwelt kaum Beachtung schenkte, zu einem Jugendlichen, dem plötzlich seine Isolation bewusst wurde und der diese Isolation überwinden wollte.

Dieser Wunsch, mit Menschen in Kontakt treten zu wollen, verdichtete sich zunehmend in eine Art Liebesgeschichte. Als Vierzehnjähriger fühlte ich mich sehr deutlich zu einem Jungen aus meiner Klasse hingezogen; unter anderem, weil er einen Vornamen aus sieben Buchstaben hatte und fast immer blaue Kleidung trug. Ich fühlte mich zu ihm hingezogen, weil er ähnlich wie ich ein Außenseiter war, weil er zerbrechlich wirkte und irgendwie besonders war. Dieses Besondere wurde durch seinen Namen mit sieben Buchstaben noch unterstrichen, sowie auch durch seine Kleidung, die fast immer blau war. Er war für mich unerreichbar, vermutlich wie es jeder andere Junge auch gewesen wäre. Meine Zuneigung zu ihm wuchs mit den Gefühlen von Einsamkeit und Isolation, die ich zu dieser Zeit sehr deutlich spürte.

Schließlich, im November 1978, hielt ich ein Exemplar des *Sterns* in der Hand, auf dessen Titelblatt unter der Überschrift „Wir sind schwul“ 50 Männerporträts abgebildet waren. Da der *Stern* nicht mir gehörte, konnte ich den Artikel nur durchblättern, nicht lesen; dennoch hatte ich sofort den Gedanken, „Ja, das ist es; das ist die Erklärung für mein Anderssein“. Zugleich wurde mir damit auch klar, dass ich diesen Jungen aus meiner Klasse liebte. Mit einem Schlag hatte das, was mich seit Monaten am meisten beschäftigt hatte, einen Namen: schwul. Ich verbrachte an diesen Tagen viel Zeit mit Spaziergängen, während der ich mir diese neue Theorie ausgestaltete; diese Zeit war sozusagen mein Coming-out. Die Bedeutung dieser Tage wurde noch dadurch unterstrichen, dass während dessen mein Meerschweinchen, das einzige Haustier, das ich je hatte, gestorben war. In der Folge gerieten mein neu erlangtes Schwulsein und diese Liebe zu einer regelrechten Obsession; das ganze Dorf wusste darüber Bescheid. Ich wurde obendrein beinahe zum ersten *Bundesschwulenreferenten* einer parteinahen Jugendorganisation ernannt, mit der ich durch meine Aktivitäten für eine Schülerzeitung zu tun hatte. Aber zum Glück ist es am Ende nicht zu dieser absurden Geschichte gekommen.

Die eigentliche Geschichte ist eine andere. Es ist die Geschichte einer Liebe, die mehrere Jahre dauerte, unfähig, einen angemessenen Ausdruck zu finden, geschweige denn von irgendjemandem verstanden zu werden. Berge von Liebeslyrik, die ich in der Zeit geschrieben habe, die bis heute niemand außer mir selbst zu Gesicht bekommen hat; es war wahrscheinlich der Beginn meiner literarischen Interessen – zumindest ein wichtiger Anstoß dazu. Diese Liebesgeschichte ist der Prototyp der Liebesgeschichten, die sich in meinem Leben noch einige Male ergeben haben. Mit unterschiedlichen Protagonisten. Es war eine ununterbrochene Abfolge von Liebesgeschichten, bis es sich mit dem Thema *Autismus* getroffen und etwa 19 Jahre nach meinem schwulen Coming-out zur Erkenntnis geführt hat, dass mir nichts bleibt als meine Isolation zu akzeptieren. Kontakte zu anderen Schwulen fanden erst viel später statt. Mein Schwulsein war lange Zeit sehr theoretisch. Ich war 21 Jahre alt und bereits sechs Jahre lang schwul, bis ich mich das erste Mal in einer Situation befand, in der deutlich wurde, dass ich zu schwulem Sex – und zu Sex überhaupt – ganz und gar nicht kompatibel bin. Hier war ich wieder auf die Geschichte mit der Sexualaufklärung zurückgeworfen mit meinem Coming-out und den Theorien, die ich in diesen sechs Jahren darum herum entwickelt hatte. Und natürlich der sich zunehmend verdichtenden Erkenntnis, dass meine Sexualität anders funktionierte als bei allen anderen; völlig anders.

Die Erklärung, schwul zu sein, war natürlich keine Erklärung, es war einfach nur ein Begriff. Ich konnte *es* benennen und hatte obendrein ein Wort in meinem Vokabular, das ich als Erklärung verwenden konnte für vieles, was ich bis dahin nicht erklären konnte. Vielmehr sollte ich sagen, „anstatt einer Erklärung". Denn ich füllte diesen Begriff *schwul* mit meinen eigenen Inhalten, Inhalten, die so gut wie nichts mit dem zu tun hatten, was andere unter *schwul* verstanden. Ich füllte ihn mit meiner Sehnsucht, meine Isolation zu durchbrechen, oder mit der besonderen Rolle von Jungs, die ein spezielles Verhältnis zur Farbe *indigo* hatten. Das war die Farbe meiner Sehnsucht: *indigo*. Oder mit dem warmen und schützenden Gefühl, den mir mein Parka vermittelte. Aber nicht andeutungsweise mit Dingen, wie beispielsweise Sexualität. So etwas war mir damals so fremd, dass ich außer Stande war, mir darunter etwas vorzustellen. So unwahrscheinlich es klingt, aber als ich als Einundzwanzigjähriger erfuhr, was es tatsächlich mit der Sexualität auf sich hatte und welche Rolle sie in schwulen Beziehungen spielt, war es ein Schock für mich. Um ein gerne benutztes Bild zu bemühen: Bis dahin lebte ich in dem Glauben, in einem fremden Land oder auf einem fremden Kontinent zu leben; und danach war ich mir sicher, auf einem fremden Planeten gestrandet zu sein. Es war diese Mischung aus Tragik und Absurdität, gepaart mit einem nicht nachlassenden Gefühl der Isolation und Vereinsamung, was mich für die folgenden Jahre in eine tiefe psychische Krise geworfen hatte.

So stellte sich damit aber auch heraus, dass mein Coming-out und mein Schwulsein bei weitem nicht hinreichten, mein Anderssein zu erklären. Nachdem ich einige Jahre später wieder so etwas wie festen Grund unter meinen Füßen spürte, vor allen Dingen dank eines Menschen, der mir dabei half und mein Lebenspartner wurde, stand die Frage wieder im Raum, wie sich denn mein Anderssein erklären lassen konnte. Es gab dabei viele Aspekte meines Lebens, die nach einer Erklärung suchten: Angefangen damit, dass ich psychisch wenig belastbar war und meine Wahrnehmung schnell überfordert reagierte, weiter damit, dass ich offenbar allergisch auf fast alles Soziale reagierte, dass ich als Kind in einer völlig abgeschlossenen Welt lebte und eben meine Isolation, das Gefühl, wie unter einer Glasglocke zu leben. Es gab aber zwei Themen, an denen es sich für mich in besonderer Weise ausdrückte, zum einen meine sehr eigene Art zu lieben und zum anderen meine Unfähigkeit zu dem, was üblicher Weise unter Sexualität verstanden wurde.

Ich definierte Sexualität zu der Zeit für mich als „besonderen körperlichen Zustand“, der sich durch ein intensives Wechselspiel von Spannung und Entspannung auszeichnete. Im Wesentlichen waren solche Zustände erreichbar, indem ich mich in irgendeiner Form einpackte. Eine milde Art des Eingepacktseins konnte ich über Kleidung erreichen, indem ich etwa im Winter eine dicke Jacke anhatte oder mehrere Schichten Pullover übereinander trug. Ganz besonders kam dies – wie bereits erwähnt – mit Kapuze auf dem Kopf zum Tragen.

Eine andere, wesentlich intensivere Weise, eingepackt zu sein, waren Fesselungen. Das hatte ich bereits als Kind entdeckt und immer wieder praktiziert, indem ich mich selbst gefesselt oder, was öfter der Fall war, mich zwischen Möbeln eingeklemmt hatte. Es ist im Grunde genommen vergleichbar mit der Druckmaschine, die Temple Grandin erfunden hatte. Auf diese Weise gelang es mir, innere Spannungen abzubauen, indem sie sich zunächst auf extreme Weise verstärkten, um dann mit einem Mal komplett zu verschwinden. Ähnlich wie ein Luftballon, der aufgeblasen wird, bis er platzt. Das war das, was ich mit dem Begriff *Sexualität* verbinden konnte. Dass das nicht der typischen schwulen Sexualität entsprochen hatte, war mir schon längst klar geworden; aber was war es dann? Diese Frage führte zu einem *kleinen Coming-out*, als ich jemanden kennen gelernt hatte, der als Sexualität fast ausschließlich Fesselungen praktizierte. Damit konnte ich sehr viel anfangen, zumal er das Fesseln als eine Art Kunst verstand, die auch intellektuell durchaus anspruchsvoll war. Aber mir wurde recht schnell klar, dass es für meine Bedürfnislage dennoch keine passende Rubrik gab; *S/M* passte genau so wenig wie *schwul* und man konnte *Bondage* zwar als Hobby betreiben, aber zur sexuellen Identität eignete es sich nicht. Schon gar nicht für die großen Fragen, die mich damals bedrängten. So hatte ich über das *kleine Coming-out* als jemand, der es mag, gefesselt zu werden, einige wirklich spannende Spannungs- und Entspannungserlebnisse, bin aber dem Rätsel meines spezifischen Lebens nicht näher gekommen.

Die Suche ging also weiter. Zwischenzeitlich interessierte ich mich für Astrologie und stellte fest, dass ich ein *ausgeprägter Wassermann* bin: Im Sonnenzeichen, im Aszendenten und in einem meiner Hauptplaneten. Dazu kam noch, dass die Zeit meiner Geburt im Südwesten Deutschlands der härteste Winter des zwanzigsten Jahrhunderts war. Angeregt durch mein Erleben meiner ersten Liebe entwickelte ich eine Theorie meines Lebens, in der die Farbe indigo im Zentrum stand – aber auch das eignete sich nicht als Erklärung. Im Nachhinein betrachtet, hatte mein Lebenslauf aber schon zu jener Zeit die Frage nach der Besonderheit meines Lebens beantwortet: 1990 begann ich, Mathematik zu studieren, und finanzierte dieses Studium damit, dass ich mit behinderten Menschen arbeitete. Da war ich 27 Jahre alt. Diese Kombination aus Mathematik und Affinität zu behinderten Menschen hatte ich aber lange Zeit nicht als den entscheidenden Hinweis verstanden, und so sollte es noch fünf Jahre dauern, bis es zu meinem nächsten und bislang letzten Coming-out gekommen war. Fünf Jahre, in denen es viele Hinweise gab und auch Menschen aus meiner Umgebung, denen ich *irgendwie autistisch* vorgekommen war, bis sich das Ganze für mich schließlich zu einer Gewissheit verdichtete: Ich bin autistisch.

Ich konnte zunächst sehr wenig damit anfangen, *autistisch* zu sein; vor allen Dingen bedeutete es für mich, mein Leben in der Glasglocke zu akzeptieren, wozu ich zu dieser Zeit noch nicht bereit war. Es folgte ein weiterer gescheiterter Versuch, den Fluch der Isolation aus meinem Leben zu bannen, eine weitere Zeit massiver Depressionen und ein weiteres Mal einen Neuanfang in meinem Leben. Bis ich dann – abermals einige Jahre später – verstand, was es für mich heißt, autistisch zu sein; und bis ich es akzeptieren konnte, mit allem, was es bedeutete.

Auch das war ein Coming-out, als ich 1995 die Gewissheit erlangte, autistisch zu sein. Es geschah während eines Gesprächs, das ich mit einer Bekannten von mir hatte, dass sich in mir mit einem Mal meine Biographie von Kindheit an bis zur damaligen Zeit zu einem Ganzen fügte. Und zwar als autistische Biographie: Meine Isolation, die menschenleere Welt meiner Kindheit, meine besondere Art der Sexualität und der Liebe, meine Affinität zur Mathematik, die Eigentümlichkeiten meiner Wahrnehmung, die Empfindlichkeiten gegenüber Geräuschen und Gerüchen und vieles, vieles mehr. Alles, was ich als meine *Person*, als mein *Selbst* wahrgenommen hatte, fügte sich in dieses Bild eines autistischen Menschen. Das sind die Merkmale, die ich mit *Coming-out* verbinde: Ein Moment, in dem sich eine langjährige Suche nach den Besonderheiten des eigenen Lebens verdichtet, und ein Begriff oder ein Erklärungsmuster, das in der Lage ist, für diese Besonderheit zu stehen, die sich ansonsten nicht in Worte fassen lässt.

Der Begriff *Autismus*" war in der Lage, für sehr viel in meinem Leben zu stehen, für fast alles; dennoch war ich lange Zeit unsicher. Vielleicht spielten dann doch die negativen Erlebnisse meiner Jugendzeit eine bedeutendere Rolle in meiner Biographie, als ich es vermutete; oder auch die Tatsache, dass ich als todkrankes Kind geboren war und die ersten Wochen meines Lebens in einem Krankenhaus verbrachte. Auch mein Schwulsein hatte sich ja am Ende nicht als die hinreichende Erklärung entpuppt, für die ich es lange Zeit gehalten hatte. So suchte ich den Kontakt zu anderen Autisten, befragte Menschen, von denen ich glaubte, dass sie es einschätzen konnten und ließ mich am Ende diagnostizieren. Aber letztendlich ist auch *Autismus* nur ein Begriff und keine wirkliche Erklärung. Autistische Menschen sind einander auch nicht alle gleich und die Frage, was denn genau hinter dem *merkwürdigen Leben des Hajo Seng* steckt, ist damit keinesfalls abschließend beantwortet. Vermutlich ist es eine Art von Frage, die nie eine Antwort finden wird und mich bis zu meinem Lebensende begleiten wird. Die Frage nach den Besonderheiten des eigenen Lebens lässt wohl grundsätzlich keine einfachen Erklärungen zu.

Hannah-Luise T.

Die Seele der Sabine

Ich hatte ein Stoffkrokodil. Das hieß Sabine. Und es war lebendig! Als ich es bekam, war ich 40 Jahre alt. Was aus Sabine wurde, weiß ich nicht. Mein Mann hat sie mir weggenommen, als er mich verließ. Ich hoffe, es geht Sabine gut. Sie hat immer so glücklich ausgesehen, sie hat immer gelächelt und sich gefreut, und sie wirkte immer ein bisschen verlangsamt. Darin war sie mir sehr ähnlich. Das war wohl auch der Grund, warum ich so an ihr hing.

Für mich hat alles eine Seele, alles auf dieser Welt ist beseelt. Mein Auto, meine T-Shirts, ja selbst meine Kugelschreiber haben (ein bisschen) eine Seele. In allem ist der Odem des Lebens, alles fühlt, träumt und denkt. Empfindet Schmerz und Trauer. Alles muss bewahrt und sorgsam behandelt werden. Nichts darf achtlos benutzt oder vorsätzlich zerstört werden. Alles ist wertvoll.

Tieren und Pflanzen muss mit ganz viel Achtsamkeit, Vorsicht und Behutsamkeit begegnet werden. Auch sie haben einen Lebenswillen und ein Recht auf Leben. Und vielleicht wollten sie sich uns manchmal sogar mitteilen. Und wir können sie nur nicht verstehen. Weil wir ihre Sprache nicht sprechen.

Aber wir können sehen, wenn eine Spinne vor uns flieht, Vögel in lauter Panik aufsteigen, wenn wir auf sie zulaufen. Oder eine Herde Schafe davonläuft, wenn Menschen auf sie zukommen.

Es tut mir in der Seele weh, wenn ich all die toten Igel an der Straße liegen sehe. Sie haben doch nichts Böses getan und wollten sich am Ende des Sommers nur auf der noch warmen Straße wärmen. Manchmal glaube ich, dass viele Autofahrer noch nicht einmal versuchen, ihnen auszuweichen.

Es zerreist mir das Herz, wenn ich sehe, wenn Menschen wunderschön blühende Blumen einfach abreißen, kurz an ihnen riechen und sie dann achtlos auf den Weg werfen, wo der nächste sie zertritt. Warum können sie sich nicht einfach an ihrem Anblick erfreuen? Warum müssen sie sie unbedingt „besitzen“?

Und wenn ich sehe, wie jemand einen Käfer achtlos zertritt, kann ich den Schmerz des Käfers beinahe fühlen! Und dann wünsche ich mir, dass der Tod für den Käfer schnell kam und er nicht lange leiden musste. Ich hebe den toten Käfer dann sorgsam auf, lege ihn ins Gras und bin den ganzen Tag in Gedanken bei ihm. Und ich weiß, dass seine

Seele nun irgendwo auf einer Wolke sitzen wird und nie mehr leiden muss.

In ein Wasserfass gefallene Fliegen werden von mir aus dem Fass gefischt und ins Gras gesetzt, wo sie von der Sonne getrocknet werden, bis sie weiter fliegen können. Wenn ich Spinnen und Kellerasseln in der Wohnung finde, setzte ich sie nach draußen unter einen Baum, wo sie in Sicherheit sind und bleibe noch ein Weilchen bei ihnen, um zu sehen, ob sie sich in ihrer neuen Umgebung zurecht finden. Würde ich sie in der Wohnung lassen, würden sie vielleicht zertreten, oder ich könnte sie beim Staubsaugen versehentlich mit einsaugen. Sie sind ja so klein und können leicht übersehen werden.

Ich empfinde für alle Schöpfungen und Kreaturen, die schwächer und hilfloser sind als ich, eine sehr ausgeprägte affektive Empathie. Sie haben mein ganzes Mitgefühl. Ich kann es nicht anders ausdrücken. Aber besonders Tiere sind in ihrem Verhalten und Wesen viel wertvoller als der Mensch. Tiere würden niemals vorsätzlich täuschen, lügen, hintergehen oder verurteilen. Sie sind immer ehrlich und aufrichtig. Und sie vergeben und verzeihen alles. Das liegt in ihrer Natur. Sie können sich nicht verstellen. Unaufrichtigkeit und Falschheit sind Attribute des Menschen.

Hat er am Ende die Welt böse gemacht? Hat der Mensch den Schmerz gebracht? Und was ist der Sinn des Leidens und des Übels in der Welt? Wem bringt es Vorteile? Wem nützt das Elend?

Wäre ich allmächtig, könnte ich dann Linderung schaffen? Könnte ich lenken und bestimmen? Dann gäbe es nur Schönheit und Glück, Sanftheit und Frieden.

Aber ich bin nicht allmächtig, kann weder lenken noch bestimmen, habe keinen Einfluss auf das Weltgeschehen. Und so wird die Welt böse und gemein bleiben. Und ich kann es nicht ändern. So sehr es mich auch quält. Ich bin so klein und minderwertig, spiele keine Rolle im großen Weltenmeer.

Und auch wenn ich leise mitleide, hilft es nicht. So bleibe ich stumm und beneide die Einfältigen, die sich nicht scheren um das Weh dieser Welt, das sie Tag für Tag umgibt. Die Einfältigen, die nur sich selber sehen, und deren an der Zahl so viele sind.

Ich weiß nicht, woran das liegt, das ich so bin oder so denke, aber vielleicht hat das etwas mit der Denkstruktur einer autistischen Störung zu tun. Vielleicht sind speziell unter den Autisten auch nur viele Menschen, die empfindsamer und um ein vielfaches sensibler sind. Vielleicht registrieren ihre Gehirne auf die ganz feinen, leisen Reize viel empfindlicher. „Ich lebe in einer anderen Welt …“ meint vielleicht die

Welt der Feinheiten, die Welt des Filigranen. Das jedenfalls ist meine Welt.

Das macht es mir dann auch so schwierig, mich in dieser stark erfolgsorientierten und gewinnbringenden Gesellschaft zu behaupten. Ellenbogenkampf ist mir fremd. Diese schnelle, laute, grelle und hektische Welt ist nicht meine Welt. Ich sehe mehr die kleinen, unauffälligen Dinge, als die großen, monumentalen. Eher die Hilflosen und Schwachen, als die Mutigen und Starken. Und höre mehr die sanften Töne, wie das Rauschen eines Baches, als den Krach eines Gas gebenden Rennwagens.

Meine Kindheit? Normal, würde ich sagen.

Ich war eben einfach nur ein „komisches" Kind, das niemanden ansehen konnte und sich nicht anpassen wollte, nie die Hand gab und sich versteckte, wenn es „guten Tag" sagen sollte. Das anfing zu schreien, wenn man es berühren wollte und immer nur mit sich selber sprach. Ich war einfach nur ein komisches Kind, das plötzlich stundenlang in der Erde buddelte, weil es dort irgendetwas vermutete. Eine Grille, vielleicht?

Ein komisches Kind, das sich beharrlich weigerte, in den Kindergarten zu gehen. Ein komisches Kind, das vom Schulpsychologen als zurückgeblieben eingestuft wurde und, trotz heftiger Schläge mit dem Bambusstock, einfach nicht lernen wollte, dass mit der rechten Hand geschrieben werden musste. Und das immer so komisch den Löffel hielt, wenn es Suppe aß.

Ein komisches Kind, dass nachts im Bett immer schaukelte und dabei „la…la…..la…la…" sang, bis ihm am Hinterkopf die Haare brachen.

Ein komisches Kind, das abends nicht nach Hause kam, weil es wieder mal die Zeit vergessen hatte und irgendwo im Wald spielte. Ein komisches Kind, das einen ganzen Tag im Regen auf einer Kinderschaukel sitzend verbringen konnte, immer wieder die gleiche Melodie summend. Ein komisches Kind, das bei Ausflügen durch all die schönen Steine am Wegrand abgelenkt, immer wieder verloren ging, weil es die Eltern nicht erkannte und ganz erstaunt guckte, weil die fremde Frau, die es an die Hand nahm, sich so furchtbar freute.

Dieses seltsam verlangsamte Kind, das so gar nicht begreifen wollte, wie es eine Schleife an seinen Schuhen zu binden hatte. Es legte die Schnürsenkel immer nur in Form einer Schleife auf die Schuhe und war vermutlich sehr sicher, dass diese Schleife ihren Zweck erfüllen würde. Und warum zog es nur immer die Kleidung falsch herum an? Mit der Rückseite nach vorne.

Würde es jemals lernen, die Uhrzeit richtig ablesen zu können? Es starrte nur immer auf das Ziffernblatt, wie fasziniert von dem sich in perfektem Takt bewegenden Sekundenzeiger. Es schien fast so, als höre dieses Kind dem Sekundenzeiger zu. Es hielt das Ohr immer ganz dicht an die Uhr.

Ein komisches Kind, das erst anfing die Schulsachen zusammenzupacken, wenn die anderen Schulkinder schon lange im nächsten Klassenraum waren und ganz erstaunt war, dass es plötzlich ganz alleine im Klassenzimmer saß. Hatte die Glocke doch gerade erst geläutet. Und wohin war der Lehrer so plötzlich verschwunden? Das Kind hatte doch nur ganz kurz aus dem Fenster gesehen, um ein Weilchen die Sonne zu beobachten, die immer so plötzlich und unerwartet ihre Position wechselte.

Dieses Kind sprach auch so seltsam, niemand konnte es verstehen und überhaupt war es ganz anders als die anderen Kinder. Andere Kinder wollten nicht mit ihm spielen. Warum war es nur so langsam? Es sah nie den Ball, den man ihm zuwarf. Es lief auch nie weg, beim Kriegenspielen. Und seine Bewegungen waren auch irgendwie seltsam. Es wirkte so hölzern und ungelenk. Das Kind wurde von anderen Kindern immer nur ausgelacht. Aber es guckte nur verwirrt und lächelte, wenn es ausgelacht wurde. Vielleicht hörte es ja einfach nur schlecht, oder sprach gar eine andere Sprache …

Und dann ging es Steine sammeln und dabei sah es immer so zufrieden aus. Es konnte stundenlang Steine sammeln … Diese wunderschönen, alten Steine, die so fantastische Geschichten zu erzählen hatten. Man musste nur ganz leise sein und ihnen ganz genau zuhören.

Dieses Kind konnte die Spiele der anderen Kinder gar nicht verstehen, es konnte gar nicht verstehen, warum es ausgelacht wurde. Es konnte gar nicht verstehen, warum diese Kinder beim Spielen so anders waren, als in der Schule. Sie waren so wild und unberechenbar. So gefährlich. Sie liefen so schnell und schrieen so laut. Sie wirbelten wie bunte, laute Fetzen durch die Luft. Aber dieses Kind konnte das alles gar nicht begreifen ...

Denn dieses Kind war ein Autist.

Aber niemand erkannte das. Kein Arzt, keine Lehrer und schon gar nicht die zutiefst konservativen Eltern, deren Leben streng nach Plan und ohne Abweichung funktionieren musste. Hier war kein Platz für ein Anderssein, hier gab es nur Normalität. Und so wurde dieses Kind älter, allein gelassen mit all den vielen Fragen, es wurde älter und bekam immer größere Probleme mit seiner Außenseiterrolle. Das war ihm bewusst. Aber es wollte nicht mehr komisch sein, wollte so tun, als ob es dazugehöre. Und darum strengte es sich so furchtbar an, so zu sein, oder wenigstens so zu erscheinen wie die anderen Jungendlichen. Bewunderte dieses Mädchen doch insgeheim die anderen Mädchen und es wollte so gerne so sorglos sein wie sie. Es versuchte sich so zu bewegen, wie die anderen. Es gelang ihm nicht. Es versuchte, so zu reden, wie die anderen. Es gelang ihm nicht. Es wollte sich so anziehen, wie die anderen, wollte so ahnungslos und unschuldig lachen können, wie sie.

Es kaufte sich exakt die identischen Dinge, die die anderen sich kauften, in der festen Überzeugung, dadurch auch einen Teil deren Identität zu erwerben. Und war dann umso erstaunter, dass es nicht funktionierte. Es wurde nicht wie die anderen!

Aber es wollte doch unbedingt so sein, wie die Anderen.

Und dieses Mädchen gab nicht auf, es lernte, es imitierte und ahmte nach, kopierte, und passte sich an. Und irgendwie schaffte es dieses Mädchen, unter großen Anstrengungen, zu einer Clique zu gehören. Denn irgendwie gehörte jede von ihren „Freundinnen" zu einer Clique.

Diese Cliquen mussten groß sein. Und je größer die Cliquen, umso beeindruckender waren sie. Darum war es nicht so schlimm, wenn das Mädchen mit den eigentlich lustigen Sommersprossen nie lachte, wenn es den ganzen Abend in so komischer Haltung und völlig in sich gekehrt und bewegungslos in der Diskothek am Rande der Tanzfläche stand.

Niemand kümmerte sich darum, niemandem fiel es auf. Musste dieses Mädchen denn niemals auf die Toilette? Aber vielleicht hatte es ja einfach den ganzen Tag nichts getrunken, damit es nicht auf diese ekelerregend schmutzige Toilette gehen musste. Warum saßen die anderen Mädchen hier nur so gerne und unterhielten sich und lachten so schrecklich? Nein, auf diese Toilette wollte es nicht gehen. Es wollte den ganzen Abend an seinem Platz am Rande der Tanzfläche verharren und darauf achten, dass die anderen Mädchen es nicht vergaßen, wenn sie nach Hause fuhren.

Und niemand wollte sich mit dem komischen Mädchen unterhalten. Es stand einfach nur da und freute sich auf die Brote, die ihre Mutter ihr geschmiert und in die Küche gestellt hatte. Und wenn das Mädchen diese Brote aß, wusste es, dass es vorbei war. Es hatte es wieder einmal geschafft. Und das Mädchen beschloss, nie wieder mit den anderen mitzufahren. Es wollte liebe allein zuhause bleiben und mit dem Schachcomputer spielen, den ihr ihre Oma geschenkt hatte. Dieser wunderbare Schachcomputer, mit dem es so gerne spielte, der hochkonzentriert und funktional sein Spiel spielte. Sich durch nichts ablenken ließ und so überlegen sein Spiel beendete. Nur das war seine Aufgabe. Und darum bewunderte dieses Mädchen seinen Schachcomputer.

Kein Mensch verstand dieses Mädchen. Dieses Mädchen war einfach anders. War es verrückt?

Nein, dieses Mädchen war ein Autist.

Obwohl dieses Mädchen so gut lernte sich anzupassen, wurden die Schwierigkeiten, die sie mit anderen Menschen hatte, auch im Laufe der Jahre nicht besser. Ganz besonders am Arbeitsplatz, wo man ja viel mit anderen zu tun hat, gab es immer wieder schon nach sehr kurzer Zeit unlösbare Probleme.

Sie wurde gemieden, über sie wurde getuschelt. Niemand wollte etwas mit ihr zu tun haben oder auch nur mit ihr sprechen. Hatte jemand Geburtstag, wurde sie nie eingeladen. Wäre sie dann überhaupt hingegangen? Vermutlich nicht. Sie hätte sich wohl wieder irgendeine Ausrede einfallen lassen.

Es war besser, sich nicht mit dieser Kollegin einzulassen. Besser ihr aus dem Wege zu gehen. Man müsse sie meiden.

Das jedoch registrierte die junge Frau irgendwann, verstand es aber nicht. Sie hatte doch so sehr versucht, alles so zu tun, wie die anderen es taten. Hat über den neuen Oberarzt schlecht geredet, wie die anderen. Obwohl sie den doch eigentlich ganz nett fand. Sie ist mit den Kollegen in der Pause zum Rauchen gegangen, obwohl sie nicht rauchte und immer husten musste. Und eigentlich viel lieber die Visite ausgearbeitet hätte.

Sie hat gelacht, wenn die anderen lachten. Aber ohne den Grund des Lachens zu wissen. Sie tat erschreckt, wo sie nicht erschrocken war. Sie tat erstaunt, wo sie nicht erstaunt war. Sie heuchelte Bestürzung, wo sie keinen Anlass sah.

Diese Frau war anders.

Denn diese Frau war ein Autist.

Aber irgendwann konnte dieser Autist diese Mimikry nicht länger aufrechterhalten und wurde wieder zu der Frau mit dem unbewegten Gesicht, das wie eine steingewordene Maske wirkte. Die nicht lachte und deren Gestik so unbeholfen, plump und deplaziert wirkte. Die immer zu laut oder zu leise sprach, deren Blick immer irgendwie leer aussah, wie abwesend. Die Frau, die nicht zuhörte, wenn man mit ihr sprach oder nicht verstand, was man zu ihr sagte.

Die durch einen hindurch sah oder hochkonzentriert den Fleck an der Wand betrachtete. Dieser Fleck, der in sich ein immer wiederkehrendes Muster aufwies. Aber dieses Muster erkannte man nur, wenn man den Fleck lange genug ansah. Dieses Muster in diesem Fleck war wirklich wunderschön ... Warum fanden die anderen diesen Fleck nicht genauso faszinierend. Sie sahen ihn ja nicht einmal genauer an.

Diese Frau, die sich einfach nicht anpassen wollte, die nie das tat, was man von ihr verlangte. Diese Frau, die dem Chef sagte: „Nein, das mache ich nicht, das ist völlig unnötig. Warum soll ich das tun? Weiß ich doch, dass das Schwachsinn ist. Soll ich diesen Schwachsinn machen, nur weil SIE es wollen? Und weil Sie mein Chef sind?“

Diese Frau, mit der niemand zusammenarbeiten wollte, weil sie immer alles besser wusste, überall aneckte, die mit ihrer Art einfach unerträglich war. Dieser Frau, der es egal war, schon so viele Abmahnungen kassiert zu haben, weil sie einfach nicht ihre „Klappe halten konnte“. Warum lernte sie nicht? Sie ist schlecht fürs Betriebsklima und wird hoffentlich bald gefeuert.

Aber diese Frau konnte sich einfach nicht anpassen, sie konnte einfach nicht die Klappe halten, sie meinte alles besser zu wissen, sie konnte sich nicht über banale Dinge unterhalten, sie konnte sich ihrem Chef nicht unterordnen, sie konnte nicht „nett“ sein, sie konnte nicht mit den Kollegen gemeinsam essen, sie musste ihre Arbeit 150 %ig machen, sie hasste es, auf Betriebsausflüge zu gehen, sie konnte nicht das machen, was die anderen machen.

Diese Frau war ein Autist.

Aber wenn sie Teil dieser Gesellschaft werden wollte, musste sie lernen sich anzupassen. Und sie lernte. Sie lernte ihr Gegenüber im Gespräch anzusehen, kopierte Gesten und Handbewegungen und ahmte Gesichtsausdrücke nach. Ob die Anwendung dieser Gesten und Gesichtsausdrücke dann immer so angebracht waren, wusste sie nicht. Niemand hat es ihr gesagt. Aber sie hat die verwunderten Blicke zur Kenntnis genommen, wenn sie etwas erzählte. Und sie hat die Irritation der anderen gespürt, wenn sie witzig sein wollte. Und sich gewundert, warum alle lachten, weil jemand einen Witz erzählte. Was war daran so lustig, wenn die Frau S. ein Brett vor dem Kopf gehabt haben soll. Wie hat sie es da fest bekommen? Dann konnte sie ja gar nichts sehen! Sie verstand nicht, wie man über so etwas Furchtbares lachen konnte.

Und so beschloss die junge Frau, sich in Zukunft still zu verhalten, versuchte jeden persönlichen Kontakt zu vermeiden, beteiligte sich nicht mehr an Gesprächen, die sie nicht verstand, versuchte im Hintergrund zu bleiben. Sie hatte gelernt, dass sie nicht angesprochen werden würde, wenn sie beschäftigt war. Also war es besser, IMMER beschäftigt zu sein.

Doch trotz dieser sozialen Schwächen heiratete sie. Aber schon nach acht Jahren Ehe verließ ihr Mann sie.

Eigentlich hatte sie nie so richtig begriffen, warum er sich so plötzlich von ihr getrennt hat. Sie hatte doch alles für ihn getan, hat ihm sein Leben in Ordnung gehalten und doch so gut für ihn gesorgt. Was war nur passiert?

Ihr Mann kam von einer Dienstreise zurück. Es war an einem Sonntag, sie saß im Garten und betrachtete die Bienchen, die so fleißig Honig sammelten. Er packte nur seine Sachen und ging. Und kam nie wieder.

Ihr Mann war eigentlich doch ein sehr sozial engagierter Mensch, an einem Zentrum für Altern und Gesellschaft. Dessen Ziel es war, alten Menschen eine neue Lebensperspektive und bessere Lebensbedingungen zu schaffen, er wollte die Pflege dieser alten Menschen in Pflegeheimen verbessern. Bereits seit seiner Jungend hatte er sich sehr für die Schwächeren, speziell für Menschen mit Behinderungen, die aus der Gesellschaft ausgeschlossen waren, eingesetzt.

Warum bemerkte er nicht, dass auch seine eigene Ehefrau zu diesem Kreis der Gehandicapten gehörte? Warum verwehrte er ihr seine Hilfe? Warum sah er nicht, wie schwer sie sich tat, um sich in dieser Gesellschaft zurechtzufinden?

Nein, bei seiner Frau lag es anders. Sie wollte sich einfach nicht anpassen, wollte sich einfach nicht einfügen. Sie wollte noch nicht einmal die leichtesten Regeln einer sozialen Gruppe verstehen.

Sie hat ihn mit ihrer Fragerei ständig genervt. Immer musste sie wissen, wann er genau nach Hause kam. Immer musste sie wissen, wann er welches Wochenende nicht zu Hause war. Immer musste sie alles ganz genau im Voraus wissen. Wozu denn? Es war doch egal, wann er nach Hause kam. Es war doch egal, wann er nicht da war.

Seine Frau machte jeden Tag das Gleiche. Stand jeden Morgen zur gleichen Zeit auf, sogar an den Sonntagen um halb fünf, kochte jeden Tag zur gleichen Zeit Kaffe, aß beinahe jeden Tag das Gleiche, ging jeden Tag zur gleichen Zeit ins Bett. Sie ging abends auch nie weg. Und wehe, es war einmal etwas anders als sonst. Dann rastete sie aus, schrie und tobte. Und immer diese Zwänge, immer dieses permanente Händewaschen, immer diese Ordnungswut.

Es war nicht zum Aushalten mit der Unflexibilität dieser Frau. Das Schlimmste war, wenn sie etwas suchte, das er an einen anderen Ort gestellt hatte. Dann flippte sie völlig aus und verlor komplett die Beherrschung. Sie schrie ihn an, wie er es wagen könne, ihre Ordnung zu stören. Er wolle sie nur ärgern.

Sie war auch so unhöflich. Wie oft hatte er ihr gesagt, sie müsse ihr asoziales Wesen abbauen. Sie würde keinerlei soziale Regeln einhalten. Aber sie sah ihn dann immer nur an, als kenne sie gar keine sozialen

Regeln, als wisse sie gar nicht, was damit gemeint war. Diese dumme Frau. Sie machte ihn so wütend und war so unerträglich. Wie oft hat sie ihn mit ihrer unausstehlichen Art zur Raserei gebracht. Er konnte sich dann irgendwann nicht mehr beherrschen. Er musste sie jetzt anbrüllen, vielleicht würde sie dann ja verstehen, warum man nett sein und nicht immer altklug daherreden und andere belehren muss.

Und er hat getobt und gebrüllt, weil sie seine Hemden schon wieder mit Weichspüler gewaschen hatte. Warum wollte sie nur nicht kapieren, dass er das nicht wollte? Sie sagte, weil sie wisse, was gut für ihn sei, sie wolle, dass seine Hemden gut riechen. Er müsse doch ordentlich aussehen.

Nein, er wollte das nicht! Wie oft hatte er ihr das schon gesagt. Er müsse sie nun wohl doch strenger maßregeln. Würden Schläge helfen? Aber nun hatte sie sich eingeschlossen. Er musste erst die Tür eintreten. Warum guckt sie jetzt so erstaunt? Das bisschen Blut. Sie hat ihn eben so gereizt und nun muss sie auch die Verantwortung dafür übernehmen. Geschieht ihr ganz recht.

Diese Frau widerte ihn nur an mit ihrem Reinlichkeitsfimmel und war ihm so lästig. Aber sie hing wie ein Klotz an ihm. Er wurde sie einfach nicht los. Obwohl er genau wusste, dass sie es nicht aushielt, wenn er frisch geschnittene Zwiebeln in den Mülleimer warf, tat er es. Sobald sie es merkte, sammelte sie alles wieder raus und reinigte den Mülleimer. Sie hasste es, wenn es in der Wohnung nach Zwiebeln stank. Genauso wie sie es hasste, wenn er seine nach Räucherlachs riechenden Hände überall abwischte. An seiner Hose, an der Tischdecke, an dem Sofa. Dann lief sie wie ein Tiger in der ganzen Wohnung rum und beschnüffelte alles. Und roch irgendetwas dann nach Räucherlachs, brüllte sie auch los wie ein wild gewordener Tiger.

Als er sie kennen lernte, schien sie ganz normal zu sein, arbeitete schon über zehn Jahre in einem Krankenhaus. Und hatte schon viel gespart. Sie gab ja kein Geld aus! Er war ja gerade erst mit seinem Studium fertig und hatte nur eine halbe Stelle. Verdiente nicht viel.

Da war sie ja ganz praktisch. So konnte er aus seiner WG ausziehen und sich eine größere Wohnung leisten. Und später dann das Haus. Aber in den letzten Jahren wurde ihre Macke immer deutlicher, sie wurde immer unerträglicher. Bei jedem Umzugswechsel wurde sie hektischer und panischer. Bereits Monate vor einem Umzug kaufte sie sich Straßenkarten von den neuen Wohnorten und studierte sie eingehend. Sie prägte sich die Wege ein, die sie vielleicht irgendwann würde gehen müssen. Und sie ging nie ohne ihren Rucksack aus dem Haus. In diesem Rucksack hatte sie alles für den Notfall, wie sie immer sagte. Etwas zu trinken, zu essen, Taschentücher, ein oder zwei Bücher, Kopfschmerztabletten, Kugelschreiber, usw.

Und sie verlor jeden Job. Überall flog sie schon innerhalb der Probezeit raus. Überall eckte sie an. Bevor ihr Anspruch auf Sozialleistungen ganz erlosch, sollte sie doch in einem Call-Center Geld verdienen. Call-Center brauchen immer neue Mitarbeiter. Von ihm würde sie jedenfalls keinen Cent bekommen. Solle sie doch sehen, wo sie bliebe.

Aber natürlich flog sie auch nach kurzer Zeit aus diesem Call-Center heraus. Nun würde sie ihm auf der Tasche liegen. Jetzt reichte es ihm! Er wollte eine selbständigere Frau. So eine wie die junge Physiotherapeutin. Schön, dass die so schnell schwanger wurde. So brauchte er seiner verhassten Ehefrau keinen Unterhalt zu zahlen. Er hatte ja jetzt eine neue Familie, für die er sorgen musste.

Und er wusste, wie sehr seine Exfrau an diesem blöden Stoffkrokodil hing. Es hatte sogar einen Namen. Es hieß Sabine. Er nahm es ihr weg. Das war seine Rache, für die Hölle, die er all die vielen Jahre an ihrer Seite ertragen musste. Er wollte nie wieder etwas mit ihr zu tun haben. Für ihn hatte sie nie existiert.

Aber diese Frau konnte nicht anders. Diese Frau konnte nicht in einem Call-Center arbeiten. Sie konnte sich nicht mit anderen unterhalten. Diese Frau musste aus jedem Job irgendwann rausfliegen, weil sie sich nicht anpassen konnte.

Diese Frau hatte gar keine Chance, sich in einer neuen Umgebung ohne Straßenkarte zurechtzufinden, sie konnte sich überhaupt nicht orientieren. Diese Frau konnte es nicht ertragen, wenn es in der Wohnung nach Zwiebeln stank. Sie konnte es nicht ertragen, mit ungewaschenen Händen irgendetwas in der Wohnung anzufassen. Sie konnte es nicht ertragen, wenn Kleidung nicht frisch gewaschen sondern getragen roch.

Diese Frau wusste nicht, was soziale Regeln waren und auch nicht, wann sie anzuwenden waren. Ja, sie wusste noch nicht einmal, dass es so etwas wie soziale Regeln überhaupt gab.

Und diese Frau liebte das Stoffkrokodil Sabine über alles. Weil dieses Stoffkrokodil Sabine sie verstand. Wie sonst niemand diese Frau verstand.

Aber diese Frau verstand auch die Menschen nicht. Darum wandte sie sich nun endgültig von ihnen ab, bat niemanden mehr um Hilfe oder Rat, vertraute sich keinem mehr an. Begegnete allen Menschen mit Misstrauen, Verachtung oder Abscheu, mied sie. Diese Frau beschloss, sich nun für immer in ihre eigene, stille, schöne Welt zurückzuziehen. Und dort stand sie wie der Zerberus und verwehrte jedem den Zutritt.

So wurde diese Frau zu diesem misanthropischen Pessimisten, der sich unverstanden fühlte und allen mit Ablehnung, Überheblichkeit, Hochmut und Arroganz begegnete. Aber insgeheim litt sie. Sie litt so sehr, dass sie professionelle Hilfe suchte.

Und ja, diese Frau war ein Autist, ein Asperger-Autist. Und sie ist es schon immer gewesen. Ihr ganzes Leben lang.

Nun wusste sie, warum sie so anders tickte. Und trotzdem wollte sie einfach nicht verstehen, dass sie anders war.

So glaubte sie, es sei normal, stundenlang einem Moll-Dreiklang zu lauschen oder ein schönes Gedicht einen ganzen Tag lang vor sich hinzumurmeln, weil es so ergreifend war. Und dabei auf dem Stuhl sanft hin und her zu schaukeln. Taten das doch alle Menschen ...

Ist es doch für alle Menschen normal, dass Erzählungen oder Berichte im Kopf in Bilder umgesetzt wurden, die dann bis ins Kleinste detailgenau beschrieben werden können.

Ist es doch für alle Menschen normal, wieder und wieder das gleiche Wort, das in einem Lieblingsbuch gelesen worden war, immer wieder zu wiederholen, weil der Klang, der bei der Aussprache entstand, eine beinahe magische Faszination ausübt. Oder der Ton einer angeschlagenen Stimmgabel, die sie als Kind tagelang bei sich getragen hatte. Jeder Mensch würde doch sicherlich eine Stimmgabel bei sich tragen ...

Ist es doch für alle Menschen normal, sich vor der Begegnung mir anderen Menschen zu fürchten. Womöglich drängten sie ihnen dann ein Gespräch auf oder fragten nach etwas.

Ist es doch für alle Menschen normal, wenn sie zu Fuß unterwegs waren, und ihnen jemand auf der Straße entgegenkommt, die Straßenseite zu wechseln, um einen Konflikt zu vermeiden.

Ist es doch für alle Menschen normal, alles lesen zu müssen. Nummernschilder, die Namen der Produkte im Supermarkt, Reklameschilder und Werbebanner. Schriftzüge ziehen nun einmal magisch an.

Kugelschreiber und Papier mussten stets bei sich getragen werden. Für den Fall, das man etwas las, das einem ausnehmend gut gefiel. Oder ein Gedanke für einen kurzen Moment den Blick erhellte, weil er so wunderschön war. Wurde er dann nicht zugleich zu Papier gebracht, war er vielleicht für immer verloren.

Ist es doch für alle Menschen normal, wenn sie aus dem Hause gingen, mit größter Sorgfalt darauf zu achten, dass sie nichts berühren, oder berührt wurden, sie dürfen nichts anfassen oder angefasst werden. Es muss immer und von allem Abstand gehalten werden. Das ist ganz wichtig!

Das muss doch für alle Menschen normal sein. Warum wollen sie es nicht zugeben?

Oder ist das vielleicht doch nicht normal? Für diese autistische Frau aber ist das alles normal. Und die anderen sind nicht normal.

Aber wissen die anderen das auch? Wissen die anderen, wie furchteinflößend sie wirken, wenn ihre Gesichter sich beim Lachen in eine furchtbare Fratze verwandeln? Wissen die anderen überhaupt, wie grauenhaft unmelodisch ihr plötzliches Lachen klingt? Wissen die anderen, dass ihre geselligen Runden, mit ihrem lauten Geschrei und wilden Gesten, in der rauchgeschwängerten Luft, mit den kondensierten Fensterscheiben und der ohrenbetäubenden Musik nicht zum aushalten sind? Wissen die anderen, dass das Gehämmer ihrer hohen Absätze auf Asphalt Schmerzen in den Ohren verursacht und es als Bedrohung empfunden wird? Wissen die anderen, dass ihre roten Lippenstifte ganz schreckliche Verunstaltungen sind, die den Augen wehtun? Wissen die anderen, dass eine auf die Straße geworfene brennende Zigarettenkippe eine Panikattacke auslösen kann? Wissen die anderen, was für einen ohrenbetäubenden Lärm ihre klingelnden Handys machen?

Aber manchmal kommen auch Zweifel. Wenn dieser Autist sieht, mit welcher Leichtigkeit andere Menschen zum Beispiel über eine Straße gehen. Warum ist es für die anderen nicht auch so ein Abenteuer, diese befahrene Straße zu überqueren? Mit all den bunten, viel zu schnellen und unberechenbaren Autos ...

Der Anfang ist immer das Schlimmste. Nie weiß man, wann der richtige Zeitpunkt für den ersten Schritt ist. Aber hat man dann erst einmal die Straße erfolgreich überquert, überkommt einen eine fast euphorische Stimmung. Man ist erleichtert und auch ein bisschen stolz auf sich, sich dieser Gefahr gestellt, und die Aufgabe mit Bravour gemeistert zu haben. Man ist ohne Zwischenfälle auf der anderen Straßenseite angekommen, niemand ist verletzt, kein Auto hat gehupt. Man kann sehr zufrieden mit sich sein.

Genauso stolz kann man auch sein, wenn man ohne Zwischenfälle vom Einkauf nach Hause kommt. Ohne sich verlaufen zu haben, ohne fragen zu müssen, in welchem Regal welches Produkt auf der Einkaufsliste steht. Man habe den Eingang gefunden und ist auch wieder hinausgekommen. Was keineswegs der Regelfall ist!

Eine absolute Katastrophe muss es doch auch für die anderen sein, zu einer bestimmten Zeit, an einem bestimmten unbekanntem Ort sein zu müssen. Schon Tage vorher muss man planen, Ausreden erfinden, Möglichkeiten suchen, diesen Termin vorerst verschieben zu können. Findet man etwa kein Route, bei der maximal nur einmal abgebogen werden muss, wird das ganze Unterfangen ist Wanken geraten. Da hilft auch kein Navigationssystem. Denn das sagt einem ja nicht, wenn die Ampel rot ist, oder der Fahrradfahrer vor einem abbiegen möchte.

Ergeht es den anderen nicht auch so? Es gibt doch so viele Leute, die gar keinen Führerschein haben und sich überall hin fahren lassen. Und die sind doch auch „normal"…

Wie wohl die anderen die langsame, rhythmische Bewegung des Sekundenzeigers einer Uhr empfinden. Oder wie lange sie die Schwankungen einer angeschlagenen Klaviertaste wahrnehmen. Oder wie sie das Rauschen einer Heizung beschreiben würde. Wie viele Töne können sie in dem Rauschen unterscheiden?

Wie viele Farben sehen die anderen im Sonnenlicht?

Und dann stehe ich da und betrachte in stiller Erfurcht diese wunderschön dahin ziehenden Wolken an diesem Himmel, der in so vielen unbeschreibbar schönen Farben leuchtet, mit dieser flammend roten Sonnenscheibe und mir wird das Herz so schwer. Ob meine Schwester wohl auf einer diesen Wolken sitzt und mir zuwinkt?

Blau. Farbe der Ferne

Was tut man mit einem Kind, das aus der Ferne kommt?
Ist es ein Menschenkind oder ein Wechselbalg?
Keiner wusste es.
Und eigentlich war es ein ganz normales Kind.
Alles dran. Alles funktionierte.
Aber war es auch wirklich da?

Es irrte immer wieder ab.
Das gibt sich noch.
Sagte die Kinderärztin.
Damals. Vor sehr langer Zeit.
Und darauf hat man sich verlassen.

Verlassen. Ja.
Verlassen war das Kind.
Und es machte sich auf den Weg. Ganz allein.
Denn niemand konnte es begleiten.
Niemand wollte es.
Das Kind selber wollte auch niemand.

Es entdeckte die Welt.
Sie wurde ihm gezeigt. Von den Eltern.
Doch es konnte sie so nicht sehen.
Und nicht fühlen.
Es musste sie schon selber entdecken.
Aber machen das nicht alle Kinder so?
Wohl wahr.

Doch nicht alle gehen zurück. Immer wieder.
Hinein in die Farben. In das Blau. In die Ferne.
Und doch: Das war sein Glück.

Denn die Welt war nicht nur wunderbar und rund und weich und schön.
Die Welt war bedrohlich und grell und viel zu schnell. Zu laut.
Zu undurchschaubar. Und von viel zu vielen Wesen bewohnt.
Da war nicht nur der Käfer, der Fisch, der Salamander, die Spinne,
der Vogel, die Katze, die Kuh …

Da waren die Wesen auf zwei Beinen.
Die schrien und lärmten und zerrten an ihm herum.
Warfen mit Steinen.
Und sie rissen der Spinne die Beine aus, töteten den Salamander.
Sperrten den Vogel in einen Käfig.
All das – und noch viel mehr – taten sie auch mit dem Kind.
Und es machte wenig Unterschied, ob sie nun kleine oder große Wesen waren.
Denn sie waren immer in der Überzahl.

Das Kind hatte ja Eltern. Sie passten schon auf.
Dass ihm nichts geschah.
Verhindern konnten sie aber nichts.
Niemals.
Sie waren da, um es zu erziehen.
Zu dressieren.
In bester Absicht.
Sie brachten ihm Sprache bei. Und zählen.
Das ging sehr früh, das Kind lernte gut.
Lernte sich anzupassen. Auch wenn es nicht verstand.
Lernte, die Worte zu gebrauchen.
Wie es üblich war.
Was sie aber bedeuteten, lernte es oft nicht.
Die Worte waren farbig.
Sie klangen rot. Oder grün. Gelb.
Türkisgrau und rosaschwarz.
Aber am schönsten klangen die blauen.
Die musste es immer wiederholen.
Ganz für sich allein.

Aus einem kleinen Kasten drangen magische Worte an sein Ohr.
Sie schimmerten kupfern oder golddurchwirkt. Wir ganz kostbare Stoffe.
Die waren dem Kind besonders wertvoll.
Streng gehütete Schätze. Immer wieder aufgesagt.
Mit Bedeutung versehen.
Die sonst kein anderer verstand.
Fremde Sprachen.
Weiter nichts.

Als das Kind auf die Welt kam, gingen die Fünfziger gerade zu Ende.
Im Land-das-nicht-mehr-ist.

Hineingeboren in eine Welt, die zwar nicht vom Wirtschaftswunder bestimmt war, doch Arbeit bot für alle, ein bescheidenes geordnetes Leben, gleiche Bildung, gleiche Chancen und einen jährlichen FDGB-Urlaub …

Als das Kind Kind war, lernte es sich zurechtzufinden in der Enge einer Kleinstadt. Bekam Regeln und Normen beigebracht und es lernte sehr bald, was es heißt, anders zu sein. Den Normen nicht zu entsprechen. In einer Welt, die Gleichheit per Gesetz diktierte.

Und da hörte es auf, Kind zu sein …

Doch erst einmal wuchs es heran. Machte die ersten Schritte. Erste Erfahrungen. Bekam die ersten Worte beigebracht.

Frühe Erinnerungen haben sich wie Bilder eingebrannt. Sind abrufbar bis heute.

Da ist das Gitterbett in dem schmalen kahlen Durchgangszimmer. An der Wandseite saßen die Plüschtiere auf der Stange. Echte Steifftiere. Alt oder „vom Westen“.

Die Penatencremedose (auch aus Feindesland), rund und kalt, dahinter auf der Wickelkommode. Vom Bettchen aus im Stehen erreichbar. Mit dem Inhalt hat es die Rücken der „kranken“ Tiere dick eingecremt. Nach einem Arztbesuch …

Da ist die Gemeinschaftsküche der untervermieteten Wohnung. Die offenen Wunden in den Beinen der Urgroßmutter. Die Frau ohne Kopf. Die so gebückt ging, dass das Kind ihn nicht sah.

Menschen sind selten in den Erinnerungsbildern. Nur dann, wenn etwas an ihnen ganz besonders war. Besonders beglückend oder besonders schrecklich. Kopflos.

Gesichtslos sowieso. Denn Gesichter nahm das Kind nicht wahr. Höchstens Stimmen. Stimmen und Töne. – Die Welt war erfüllt davon.

Auch ohne TV und dudelndes Radio.

Die Welt ist Klang.

Das Ticken des Weckers. Der Taschenuhr, ganz leise. Das Tropfen des Wasserhahns.

Prasselndes Feuer. Das Verziehen von Holzscheiten, bevor sie verbrennen.

Holzwürmer im Gebälk.

Das Summen eines Stromzählers. In der Vorhalle der Kleinbahn irgendein technisches Geräusch. Rhythmisches „klack, klack“. Immer wieder. Da konnte es stundenlang verweilen und lauschen. – Immer wieder wollte es dorthin. Wo es „klack, klack“ macht. Die Eltern begriffen nicht, was es war. Und wo. Zerrten es weiter.

Beim Spaziergang dann der „singende Brunnen". Draußen am Waldrand, im Tal. Das sich wiederholende Glucksen aus dem Rohr.

Andächtig lauschte das Kind. Immer wieder. Die Welt war so voller Klang!

Und voller Farben.

Laute und Leise. Schöne und furchteinflößende auch.

Sie alle zu entdecken nahm oft seine ganze Aufmerksamkeit.

Durch manche konnte es hindurchgehen. In anderen verschwinden. Sich verlieren. Verstecken. Geborgenheit finden auch. Besonders im Blau.

Es liebte das Blau ganz besonders. Aber Blau war oftmals so weit weg.

Blau. Farbe der Ferne. Und der Sehnsucht nach Geborgenheit.

Das Kind lernte sprechen. Zeitig und scheinbar mühelos.

Auch die Worte waren farbig. Manche hat es stundenlang wiederholt. Um mit ihrem Klang die Farbe festzuhalten. Als fassbaren Zustand sozusagen.

Die Bedeutung der Worte bekam es erklärt. Geduldig. Von den Eltern.

Aber nicht immer hat es sie auch verstanden.

Dumm war das Kind nicht. Nur irgendwie seltsam.

Lächelte selten. Scheute vor Berührungen. Suchte keinen Blickkontakt.

Doch seine Augen schienen in Ordnung.

Wenn es Ewigkeiten lang einer Spinne, einem Käfer zusehen konnte.

Die Mutter ging viel mit ihm allein. Hinaus in die Wiesen. In den Wald.

Dort saß es ganz still und beobachtete. Es fand immer irgendwas.

Oder schaute hinauf in den Himmel. In die Wolken. Ins Blau.

Manchmal gingen sie zum Spielplatz. Doch auch dort blieb es allein. Suchte sich eine ruhige Ecke. Drehte den andern Kindern den Rücken zu. Gab seine Schippe und die Sandförmchen nicht her. Wurde ihm ein Ball zugeworfen, reagierte es nicht. Es war ein seltsames Kind.

Als es drei Jahre alt wurde, gaben sie es in einen Kindergarten.

Dort versteckte es sich tagelang unter dem Tisch. Hielt sich die Ohren zu. Die vielen Kinder waren zu laut! Und wie sie so dicht herankamen. Mit ihren Augen.

Es zog seine Kleider noch dichter um sich und hielt sich selber mit den Armen fest.

Bald begannen die Kinder mit Bauklötzen zu werfen. Die Tanten griffen nach ihm und zerrten es aus seinem Versteck. Da begann es zu schreien und ringsherum war nur noch Rot, das wehtat ... Ein paar Tage ging das so.

Dann bekam es Fieber und begann zu husten. Die Mutter holte es ab.

„Hier fliegen zu viele Bazillen herum, hier kann ich es nicht lassen!“, sagte die Mutter zu den Tanten. Damit hatte sich das Thema Kindergarten erledigt. Es musste nie wieder dort hin.

Es durfte zuhause bleiben. Dort war es glücklich und still. Ein Tag war wie der andere. Das gefiel ihm sehr.

Wenn am Morgen das Licht kam, schimmerte es durch die Vorhänge. Blau. Dann erwachten die anderen Farben. Und mit ihnen der Tag.

Abends umfing es wieder das Blau. Es wurde intensiver. Wurde zur Nacht. So konnte das Kind gut schlafen. Wenn etwas anders war als gewohnt, ging es nicht. Oder an anderen Orten.

Es brauchte viel Ruhe. Schnell wurde etwas zuviel. Dann wurde es krank.

Dass etwas mit ihm nicht stimmte, wurde verdrängt.

„Das gibt sich alles noch“, meinte die Ärztin.

Auf Autismus kam damals niemand.

Das Kind wurde also zu Hause erzogen. Die Eltern achteten sehr auf guten Ton. – Den es nicht immer traf, obwohl es das wirklich wollte. –

Es musste anderen Menschen die Hand geben (schrecklich!), hatte Erwachsene auf der Straße zu grüßen. Nicht alle natürlich, nur die Bekannten. Aber wie sollte man die erkennen?

Das wusste es nicht.

Der Mann im Rollstuhl war einfach, die Frau mit dem Hündchen auch. Wenn das Hündchen dabei war ... Doch es war äußerst verwirrend, wenn die Dame mit dem roten Kleid plötzlich im weißen Mantel daherkam. Kurz und gut: Es klappte fast nie und hagelte Beschwerden. Was für ein unhöfliches Kind! Tausendmal hatte es das schon gesagt bekommen ...

Dass es Gesichter nicht erkannte, glaubte ihm niemand.

Dabei ist das bis heute so.

Auch andere Dinge konnte es nicht. Bestimmte Speisen essen, besonders Fleisch ...

Bestimmte Kleidungsstücke tragen. Die Muster auf dem Boden konnte es nicht zertreten.

Sah die denn niemand außer ihr?

„Hab dich nicht so!“ und „Stell dich bloß nicht so an!“ hieß es dann immer. Und oft setzte es Prügel. So wurde es dressiert.

Das tat oft weh, die Schelte noch mehr als die Schläge. Das Wissen, ein schreckliches, unausstehliches Kind zu sein. Das doch eigentlich nur lieb sein wollte.

Liebsein – wie ging das überhaupt?

Es verstand so vieles nicht. Nicht bei den Eltern, nicht bei den anderen Kindern.

Also ging es zurück in seine eigene Welt. Hinein in die Farben. Ins Blau.

Nur dort fühlte es sich sicher. Ein Kind aus der Ferne blieb es allezeit.

Die Eltern gingen mit ihm ins Theater, ins Konzert, in den Zirkus. Die Kapelle dort war eigentlich viel zu laut. Aber faszinierend war das Ganze schon. Dort gab es Menschen, die konnten fliegen. Hoch oben unter dem Zeltdach. Und das Zelt war blau!

Das war es! Das wollte es auch einmal werden. So ungeschickt wie es war, begann es zu üben. Ein ängstliches Kind war es gerade nicht. Stieg gerne auf Bäume und Dächer hinauf … Schaute von Kirchtürmen hinab auf die winzigen Menschen. Hätte die Mutter es nicht so oft festgehalten.

Im langen hohen Korridor des alten Hauses war eine Schaukel angebracht. Ein paar einfache Holzringe. Schaukeln war sowieso sein liebstes Plaisier. Und auf den Zehenspitzen gehen wie die Tänzerinnen im Ballett.

Da begann es zu üben. Hing mit nur einen Knie in dem Ring, flog durch den ganzen langen Korridor. Genoss das Gefühl zu fliegen. Artistin – das wollte es werden!

Und das Glitzerzeug hatte es ihm auch angetan.

Dann kam es in die Schule. Es freute sich eigentlich darauf. Es konnte schon etwas lesen und schreiben. Zahlen wusste es auch. Wissbegierig war es immer gewesen.

Nun kam es dorthin. Stillsitzen und sich an die Regeln halten war gar kein Problem. Wenn es sie klar gesagt bekam.

Aber die vielen Kinder! Und das jeden Tag. Das war oft zuviel und häufig bekam es Fieber. Durfte daheim bleiben dann.

Trotz dieser Auszeiten lernte es schnell. Den Schulstoff. Im Anfang.

Was es nicht lernte, war die anderen Kinder zu durchschauen. Es begriff ihre Sprache, ihre Spiele nicht. Irgendwas lief da immer, was es nicht verstand.

Die anderen bemerkten seine Fremdartigkeit schnell und Kinder können sehr grausam sein. Damit begann die Zeit des Weglaufenmüssens und Sichversteckens, ein langjähriger Höllentrip.

Und das Kind hörte auf, Kind zu sein.

Schulzeit ist bis heute die düsterste Erinnerung überhaupt. Viele Bilder hat sie verdrängt, doch kommen manche immer wieder zurück. Angebrannte Haare. Ins Wasser geworfen. Die Meute, die sich auf sie stürzt.

Das Mädchen ganz allein. Immer weglaufen und verstecken. Schule schwänzen aus Angst. Und diese furchtbaren Pausen. Stinkende Aborte, mangelhaftes Versteck ... Türen ohne Riegel, mühsam zugehalten, doch wieder rausgezerrt. Die anderen immer in der Mehrzahl.

Die Meute, die sich auf sie stürzt. Sie zu Boden reißt. Wie viele Male?

Kein Entrinnen, kein Einsehen, auch nicht bei den Lehrern. Du gehörst auf den Schulhof, mach dich hier raus! Und wenn sie abseits stand, in der Hofpause und gerade mal unbeachtet, wurde sie hineingestoßen in die Meute. Einfügen ins Kollektiv nannten die Lehrer das ... und manche waren da wirklich brutal. – So ging das nicht, dass eine sich immer absondert!

Aufgeschlagene Knie, zerfetzte Kleidung ... für alles immer Ausreden erfinden. Damit zu Haus niemand merkt, was eigentlich los war. Bin wieder hingefallen. – Mensch, wo hast du nur deine Augen!

Wenn Mutter mitbekam, was da gewesen war, lief sie natürlich zum Direktor. Das Ganze kam vor den Fahnenappell. Dann amüsierte sich die gesamte Schule und bei der nächsten Hetzjagd war nicht nur die eigene Klasse dabei.

Auch nachmittags ging es oft weiter. Sie denkt zurück an den allerersten Weihnachtsmarkt in ihrer Stadt. Von ferne sah sie die Lichter, hörte Musik, roch würzigen Duft. Da wurde sie unvorsichtig. Das einmal aus der Nähe sehen – der Weihnachtszauber hatte sie erfasst.

Doch kaum betrat sie den Platz, stürzte die Meute hinter einer Bude hervor und die Hetzjagd begann. Sie flüchtete durch Straßen, hinein in ein Haus, das sie kannte. Hinten auf dem Hof gab es Aborte. Mit Riegeln an der Tür. Schnell hinein und stundenlang warten. Bis sie garantiert weg sind. – Wieder stinkender Abort ...

Nie wieder wagte sie, einen Weihnachtsmarkt zu betreten. Lange Jahre nicht.

Es sind noch viele Dinge, die sie bis heute verdrängt.

Auch zu Hause wurde es zunehmend unerträglicher. Die Eltern verstanden sich nicht. Streit wurde an ihr ausgelassen. Schläge gab es sowieso fast jeden Tag. Die Mutter immer depressiver. Entweder lag sie mit dem Gesicht zur Wand, oder sie drosch auf sie ein.

Auch dort nur weglaufen und verstecken.

Kein Ort. Nirgends. Ist kein Zuhause.

Doch. Im Wald. Da war dieser hohle Baum, den ihr als kleines Mädchen der Vater gezeigt hat.

Das war ihre Zuflucht. Das war ihr Versteck. Dort war sie geborgen, wurde wieder heil.

Der Baum steht bis heute.

Etwas anderes noch war ihr Freude und Halt.

Seit damals, seit ihrem ersten Ballett ... – wollte sie Tänzerin werden. Das war genau wie mit dem Zirkus: Bewegung und Körperbeherrschung faszinierten sie. Denn auf sich selbst, auf ihren Körper, konnte sie sich verlassen.

Auf andere Menschen nicht.

Nach langem vergeblichen Drängen hatte sie es endlich durchgesetzt: sie durfte Ballettstunden besuchen. Diese waren in einer größeren Stadt, wo sie mit dem Bus hinfahren musste. Aber das machte ihr gar nichts aus. Denn sie war kein ängstliches Mädchen. Und fremde Menschen in einem Bus störten sie nicht. Sie musste ja nicht mit ihnen reden. Sie sah einfach aus dem Fenster oder las in einem Buch.

So macht sie es bis heute. Nur vor Jugendlichen in größeren Gruppen hat sie Angst. – Auch jetzt noch. Als längst erwachsene Frau.

Also fuhr sie nun zweimal die Woche zum Training. Das gefiel ihr sehr. Musik mochte sie sowieso. Nur durfte zu Hause keine gehört werden.

Das strenge Exercise, der fast militärische Drill, die stereotypen Bewegungen – sie liebte dieses stets gleiche Ritual. Ganz aufgehen in der Musik, in der Bewegung, nur noch Körper sein – ohne zu denken – das war einfach wundervoll!

Oft tat es auch weh. Aber sie genoss es trotzdem.

Die immer gleichen französischen Kommandos, genau zu wissen, was verlangt wird ... – so müsste die Welt immer sein, dachte sie sich. Rituale, Wiederholungen, Stereotypien und klare Ansagen. Das gab so ein Gefühl von Sicherheit.

Um ehrlich zu sein: sie musste hart arbeiten und war eine lausige Tänzerin. Motorisch gesehen fiel es ihr alles andere als leicht. Manche Schritte lernte sie nie. Tanzte aus der Reihe auch ... Doch sie übte und übte. Und hat ganz viel für ihr späteres Leben gelernt.

Sich zu bewegen. Sich aufrecht zu halten. Nicht gehen zu lassen.

The show must go on – egal, wie du dich fühlst. Zusammenbrechen kannst du nachher.

Wenn der letzte Vorhang fällt.

Und kein Mensch hat ihr später etwas angesehen. Nicht in der Arbeit. Nicht im täglichen Leben. Zusammenbruch immer erst hinter verschlossener Tür.

Auch diese zehn Jahre waren schließlich überstanden. Mit ihren Klassenfahrten, der Jugendweihe und all dem, was tagtäglich durchgestanden werden musste. Irgendwie.

Heute gibt es Schulbegleiter. Doch einen solchen hätte sie niemals gewollt. Nur eine Lockerung der sinnlosen Zwänge. Ein wenig mehr Rückzugsmöglichkeit. Und nicht immer diese verdammte Gleichmacherei. Die alles Andersartige auf schmerzhafte Weise ausgrenzt. Kinder von Anfang an zur Intoleranz erzieht.

Damit musste sie leben. Und wenn sie später selber kein Kind bekam, dann wollte sie ihm damit dieses Schicksal ersparen. Irgendwie ging sie immer davon aus, ihr Kind würde genauso Außenseiter sein.

Der Tag ihrer Schulentlassung war eine riesengroße Erleichterung. Sie nahm das Abschlusszeugnis entgegen. Zur Feier ging sie aber nicht. – Sie wurde auch später zu keinem Klassentreffen je eingeladen.

Sie war heilfroh, dass ihre Zensuren nicht fürs Abitur ausreichten. Noch zwei Jahre Tortur waren einfach undenkbar. Ihre Eltern waren darüber gar nicht erfreut …

Sie selbst hatte immer von einer Arbeit in der Bibliothek geträumt. Denn Bücher liebte sie über alles. Sie waren ihre besten und einzigen Freunde geworden.

Natürlich hatte sie sich um eine Lehrstelle als Bibliotheksfacharbeiter bemüht. So nannte man es damals. Und nie wieder im ganzen Leben hat sie je wieder so geschleimt und gekratzt. Alle Register gezogen. Um auf die Bibliotheksleiterin einen guten Eindruck zu machen. Um diese Lehrstelle zu bekommen. Und sie hätte es auch geschafft.

Doch ihre Eltern zwangen sie stattdessen in eine Schneiderlehre. Prügelten sie förmlich hinein. Sie sollte lernen, ihre Hände zu gebrauchen.

Funktioniert hat das nicht. Sie mühte sich ab, heulte Rotz und Wasser und hat ihren Facharbeiter gerade so geschafft. Mit noch einer Nachprüfung. Dass jemand durchfiel, gab es nicht in dem Land.

Doch ist sie bis heute kaum in der Lage, einen Knopf anzunähen. Ihre Feinmotorik reicht dazu einfach nicht aus. Und Handarbeiten waren ihr immer ein Gräuel …

Zur Berufsschule musste sie nach auswärts, in ein Internat. Eigentlich hasste sie Veränderungen und Reisen. Sie fand sich an fremden Orten so schwer zurecht. Brauchte so lange, sich einzugewöhnen.

Aber etwas Gutes hatte es auch. Sie kam endlich fort von zuhause. Wo es immer unerträglicher wurde. Die alltäglichen kleinen Demütigungen, Schläge, das Chaos eines Messie-Haushalts (das Wort gab es auch noch nicht, damals).

Sie verstand das alles nicht. Warum musste das so sein? Auch die anderen waren damit nicht glücklich ... und was machte sie eigentlich ständig verkehrt?

Nun war sie wenigstens zeitweise fort. Leicht war es nicht. Es war ihr unmöglich, in einem Acht-Bett-Zimmer zu schlafen. Wenn noch jemand im Raum war, ging bei ihr nichts.

Da musste sie durch, war am Tage kaum ansprechbar, schlief auf der Schulbank ein. Wurde oft krank. Mobbing auch hier ...

Sie suchte sich Nischen. So gut es eben ging. Ein verlassener Klassenraum war ihr Freizeitdomizil. Da suchte sie niemand ... Dort saß sie mit ihren Büchern.

In der Turnhalle gab es ein Trampolin. So ein altes, richtig gutes. Wo man wie von selber flog. Dort war sie fast jeden Abend. Machte ihre Saltos. Fühlte sich leicht und frei.

Oft war sie auch draußen unterwegs. Verlief sich zu Anfang. Fand aber doch wieder zurück. Die Landschaft war anders als gewohnt. Flachland und viele Birken. Das gefiel ihr und sie gewann diese Gegend lieb. Hat schöne Erinnerungen an die Zeit. Das Dunkle hat sie verdrängt. Dass sie vergewaltigt wurde, mit 16, weiß bis heute niemand ...

Nach der Lehre ging sie sofort raus aus dem Beruf. Suchte sich andere Arbeit. Die zu bekommen war gar nicht schwer. Allerdings verrichtete sie immer nur ungelernte Hilfsarbeit. Ging putzen, arbeitete als Zustellerin bei der Post. Suchte sich solche Stellen aus, wo sie möglichst allein war, ihre Aufgaben hatte und nicht immer mit Kollegen zusammen.

Das hielt das Mobbing in Grenzen. Und ihre Arbeit tat sie gern. Egal, was es war. Sie machte es gut. Gab sich viel Mühe.

Etwas anderes wäre ihr gar nicht eingefallen.

Die Wohnungskommission eines staatlichen Betriebes half ihr dafür, eine Wohnung zu bekommen. Schon lange hatte sie gesucht. Seit sie 16 war und ihr erstes Lehrlingsgeld bekam, wollte sie fort. Aber so einfach war das eben nicht. Und ohne staatliche Wohnraumlenkung ging gar nichts. Das Wohnungsamt beim Rat des Kreises sah in ihrem Fall keinen Handlungsbedarf.

Also half ihr nun der Betrieb. Zwei kleine Zimmer, 36 m^2 Altbau. Am Ende eines langen Korridors. Acht fremde Personen, die sich eine

Toilette teilten. Eine WG war das nicht. Nur zufällig zusammengewürfelte Leute. Wahlmöglichkeit hatte niemand.

Trotzdem: ihr erstes eigenes Heim! Endlich ein Zuhause. Für sie allein.

Eine Tür, hinter sich zu schließen. Die Menschen draußen gingen sie nichts an.

Das waren Fremde.

So, wie auch sie überall nur Fremde war.

Nun gab es den Ort, wo sie ihre eigenen Ordnungen schaffen konnte. Ein Leben führen, das ihr entsprach. Damit begann ihr eigentliches Leben. Da war sie knapp 20.

Was machte es schon, dass es durchs Dach regnete? Die Fenster kaputt waren ... Weder Gas, noch Warmwasser, anfangs nicht einmal Strom. – Öffnete sie eben das Fenster, die Zeit von der Kirchturmuhr abzulesen!

Der Blick über die Dächer der Altstadt war sowieso wunderschön. Immer neu. In jedem Licht. Besonders, wenn im Wintersmog die Sonne unterging. Diese weichen, wechselnden Farben ...

Und immer wieder: das Blau. Der Himmel. Die Bergkette am Horizont.

Die Fensterscheiben kittete sie selber neu ein. Auch manch andres hat sie repariert.

Sie sammelte Holz im Wald (mit dem Fahrrad), feuerte morgens den Herd. Nur um eine Tasse Tee zu haben ... Sie stand nach Kohlenkarten Schlange. Kochte ihre Wäsche in einem Kessel auf dem Herd. Mit solchen praktischen Dingen kam sie immer zurecht. Ganz allein.

Es wäre ihr nie im Traum eingefallen, jemand um Hilfe zu bitten.

Sie hatte dort weder Dusche, noch Kühlschrank, noch Waschmaschine. Aber was machte das schon? – Sie hatte IHR Leben. Und das war gut.

Sie war zufrieden.

Die tägliche Arbeit tat sie gern. Eine wirkliche Befriedigung war es jedoch nicht. Sie fühlte sich geistig unterfordert – eigentlich ihr ganzes Leben lang.

Das Lesen von Büchern allein reicht nicht aus. Wenn jeglicher Austausch mit anderen fehlt.

Sie suchte nach mehr.

Wollte etwas sichtbar machen. Für andere erfahrbar auch. Von ihrer reichen eigenen Welt.

Von ihrem ersten Arbeitslohn kaufte sie beim Trödler eine alte Kamera (die hat sie heute noch und keine Digitale). Sie begann zu fotografieren, entwickelte selbst. Schon lange hatte sie davon geträumt, die Eltern hatten jedoch kein Verständnis für diesen Wunsch.

Zusehen, wie das Bild im Entwicklerbad herauskam – was für ein Erlebnis!

Auch lehrte die Kamera sie noch bewussteres Hinschauen. Noch genauer, als sie es ohnehin schon tat. Noch mehr Muster, noch mehr kleine Dinge.

Die Fotos kamen an. Öffneten andern die Augen. Jedenfalls sagten sie das oft.

Komisch, in der Natur laufen die Leute vorbei an so vielem – auf dem Foto finden sie es plötzlich toll.

Irgendwann reichten ihr Fotos alleine nicht mehr. Das nüchterne Abbild der Wirklichkeit. Das die Kamera zeichnete. Sie wollte mehr. Ihre inneren Bilder zeigen. – Aber wie ?

Malen konnte sie überhaupt nicht. Jedenfalls hatte der Lehrer in der Schule ihr das so gesagt.

Und sie glaubte es auch noch. Viele Jahre lang. Bis sie dann schließlich doch damit anfing.

Doch all die Farben, die sie umgaben … die klangen aus Tönen, aus einem Wort – wie konnte sie die bannen und festhalten gegen die Zeit? Sichtbar, erlebbar machen für andere?

Die Kamera war keine so große Hilfe dabei.

Die Idee kam durch Zufall.

Als sie alte zerschlissene Kleider wegwerfen musste. Die sie geliebt hatte. Doch nun waren sie hin. Die schönen Stoffe, so farbig und dabei so unterschiedlich strukturiert. –Die kann man noch verwerten, ging es ihr durch den Kopf.

Und so griff sie zur Schere. Unter der Nähmaschine entstand schließlich ein Bild. Von leuchtender Farbigkeit. Es lebte im Lichteinfall.

Eine Möglichkeit, die Maler nicht hatten …

Die Strukturen, den unterschiedlichen Glanz.

Die Nähmaschine zu beherrschen, hatte sie in der Lehrzeit gelernt. Was störte es jetzt, wenn die Nähte nicht ganz gerade waren? – Dafür war es eben Kunst. Das musste so sein. Und es machte Spaß.

So wurde sie zufällig Textilgestalterin. Aus sich selbst heraus und ohne jegliche Anleitung.

Es kam alles aus ihrem inneren Reichtum.

Sie beteiligte sich an Ausstellungen. Da fiel sie auf. Mit ihren großen Bildern.

Sie engagierte sich ehrenamtlich im künstlerischen Volksschaffen. So hieß das damals.

Fand einige Freundschaften mit ähnlichen Interessen.

Was aber nicht immer gelang. Die Freundschaften waren irgendwie … kompliziert.

Sie strengten an. So irgendwie … unbenennbar. Auch wenn sie gut waren.

Oft gab es Missverständnisse. Es war da so oft etwas, das sie nicht verstand. Sie wusste nicht, was es war. Mit einigen wenigen Menschen funktionierte es, mit vielen andren nicht.

Nicht auf privater Ebene und nicht im gesellschaftlichen Leben.

Sie galt als unhöflich. Wurde als provokant erlebt. Sagte offen und ehrlich ihre Meinung. Das kam nicht immer gut an. Doch wie sollte es sonst gehen? Dachte sie bei sich.

So geriet sie ins Visier. Der Beobachter im Hintergrund.

Was sie anfangs aber noch nicht merkte … und sowieso nie wirklich verstand.

Mit 23 wurde sie krank. Der erste große Zusammenbruch. Nein, sie wurde nicht auffällig, bekam keine Schreikrämpfe. Nichts sonst.

Sie wachte nur eines Morgens auf und konnte nicht mehr sprechen. Brach auf dem Fußboden zusammen, kurz nachdem sie aufgestanden war. Nichts ging mehr. Sie hörte auf zu atmen. Jedenfalls kam es ihr so vor. – Ein leichtes Fieber hatte sie erfasst. Nur etwas erhöht. Nicht wirklich beängstigend. Die Erschöpfung allerdings schon.

Sie ging zu einem Arzt, dem besten, den die Stadt hatte (dort unterzukommen war gar nicht so leicht). Er nahm ihr Blut ab. Schickte sie zum Zuckertest.

Dann stellte er fest, dass sie eine Simulantin sei. Zu faul zum Arbeiten.

Einen Krankenschein gab er ihr nicht.

Sie schleppte sich nach Hause. Hielt sich an Gartenzäunen fest.

Kündigte ihre Arbeit. Nahm den Urlaub zur Überbrückung der Frist.

Drei Monate ging das so. Einfach keine Kraft. Was das sein sollte, wusste sie nicht.

Sie blieb einfach zu Haus. Noch mal einen Arzt aufzusuchen, erschien ihr nicht sinnvoll.

Das hat sie seitdem viele Jahre vermieden.

Nun war sie also asozial. Der Begriff kam damals schnell. Das erste Mal wurde er von der Kulturbehörde benutzt. Wo sie sich unbezahlt und mit vollem Einsatz engagiert hatte …

Nach den drei Monaten des Rückzugs ging es langsam aufwärts. Sie fing wieder eine Stelle an. Da war sie früher schon gewesen. Der Chef schätzte ihre Zuverlässigkeit. Ihren Einsatz. Leute wurden sowieso überall gesucht.

Sie sagte ihm, was los war und so fing sie langsam und stundenweise wieder an. Bekam einen befristeten Arbeitsvertrag. Etwas, das es damals eigentlich nicht gab. Dass sie einfach mal zu Haus bleiben konnte. Unbezahlt. Wenn es einfach nicht ging. Das kam ihr sehr entgegen. Und bald war sie auch wieder voll da. Machte Doppelschichten, wenn es gut ging. Das glich sich dann wieder aus.

Doch wuchs in ihr der Wunsch, sich selbstständig zu machen. Um ganz frei zu sein.

Um nie wieder Krankenscheine zu brauchen. Um die sie nicht betteln konnte.

Das war leichter gedacht als getan. War mit vielen Wegen, Verhandlungen, Eingaben verbunden. So nannte man Widersprüche damals.

Der Rat des Bezirkes. Die vielen Auflagen ... Jedoch: Sie setzte sich schließlich durch.

Arbeitete als Raumgestalterin. War Mitglied der Handwerkskammer. Musste noch eine Art Meisterschule besuchen.

Das war auch wieder nicht leicht. Wieder wegfahren. Unter Menschen. Wieder Sechs-Bett-Zimmer. Wieder Mobbing und all das.

Sie schaffte es gerade so. Denn sie musste es schaffen.

Sie lebte dann glücklich und von ihrer Hände Arbeit. – Ein schönes Gefühl!

Stand um 4 Uhr morgens auf und ging ans Tagwerk. Wenn der Tag noch so schön frisch war. Teilte die Zeit selbst ein. Den Schlendrian nicht einreißen zu lassen war kein Problem. Das hatte sie gut im Griff. Und wenn sie krank war, arbeitete sie die Zeit wieder nach. Ohne Rechenschaft geben zu müssen. – Es machte ihr Spaß. Trotz der vielen Auflagen und dem niedrigen amtlich diktierten Stundenlohn.

Sie war gerne fleißig.

Die Jahre zwischen 20 und 30 waren, im Ganzen betrachtet, doch ihre schönste und glücklichste Zeit.

Dass da noch etwas war, irgendwie im Hintergrund, merkte sie lange Zeit kaum.

Sie weiß auch nicht, wer derjenige war und wann es begonnen hatte. Mit dem Kollegen, der sie hofierte und der zu ihr nach Haus kam (der eigentlich schwul war), oder mit dem Mann, den sie liebte und den sie mit 24 verlor (die eigenen Leute trieben ihn quasi in den Tod, als er ins Grübeln kam und nicht mehr mitmachen wollte)? Oder mit dem Lebensgefährten ihrer einzigen Kinderfreundin? Deren Vater war auch bei dem Verein, das wussten eigentlich alle Nachbarn damals. Der Lebensgefährte nun kam auch manchmal, unverhofft, und, wie sich später herausstellte, war er auch auf einen anderen ihrer näheren Bekannten angesetzt.

Sie verstand das alles sowieso nicht, wie so vieles andere auch. War zu gutgläubig, konnte Menschen nie einschätzen. Sagte immer, was sie dachte. Ohne Argwohn, ohne Vorbehalt. Denn sie dachte ja nicht verkehrt.

War durch und durch von der guten Sache überzeugt, sah nur Verbesserungsbedarf in mancherlei Hinsicht.

Dass eigenes Denken nicht immer erwünscht war, merkte sie nicht.

Suspekt war sie wohl aufgrund ihrer Lebensweise, ihres Andersseins sowieso.

Nein, sie war keine Bürgerrechtlerin, schloss sich keiner subversiven Gruppierung an.

Weil sie sich überhaupt nur schwer irgendwo anschloss. Sowieso.

Sie blieb lieber allein.

Und Leute wie Freya Klier waren in ihren Augen unverständliche, nörgelnde Querulanten.

Auch einen Ausreiseantrag hätte sie niemals gestellt. Veränderungen mochte sie nicht.

Und sie wollte ja leben in diesem Land. Nur manche kleinen Dinge verändern. –

War das denn so schlimm?

Anscheinend schon. Und die Zeichen waren irgendwann nicht mehr zu ignorieren. Geöffnete Post, unsauber wieder verklebt. Briefe, die gar nicht ankamen. Seltsame Besucher manchmal. Wegen einer Lappalie wurde sie vorgeladen. Verhört. Verängstigt.

Dann ließ man sie gehen. Es ging wirklich um nichts. Oder um ihre Existenz?

Sie fühlte sich diffus bedroht. Und mächtig allein. Wem konnte sie trauen, wem sollte sie das sagen? Wer war für sie da, wenn es mal darauf ankam?

Niemand.

Sie hatte ja nie gelernt, um Hilfe zu bitten.

Sie schob das alles weg. Lebte ihre Leben weiter.

Was sollte sie auch tun?

Alles in allem war es ein gutes und erfülltes Jahrzehnt. In dem sie zufrieden lebte, arbeitete, ihre Nischen fand bzw. sich erkämpfte.

Ihre Schlafstörungen waren nicht schön. Die regelmäßig wiederkehrende Erschöpfung.

Irgendwo las sie den Begriff *psychosomatisch* und dachte: Das wird es sein. Und gelegentlich kamen auch noch andere wechselnde Beschwerden hinzu. Damit musste sie leben.

Einem Arzt erzählte sie davon nichts. Irgendwie konnte sie sich nicht verständlich machen. Wollte nicht noch einmal als Simulantin gelten.

Psychotherapien waren damals nicht üblich. Sie wusste gar nicht, dass es sie gab. In dem Land. Falls jemand eine machte, redete er nicht davon.

Namen wie Freud, Fromm oder Jung kannte sie überhaupt nicht. Vielleicht sprach man in intellektuellen Kreisen davon. Aber nicht dort, wo sie war.

Bücher gab es keine.

Doch irgendwann machte ein Begriff die Runde, der schien ihr ein wahres Zauberwort. Autogenes Training. Damit sollte man lernen, sich unter Kontrolle zu haben, zu entspannen, Krankheiten zu überwinden, ein ganz neuer Mensch zu werden. – Das musste es sein! Dachte sie sich. Nur das könne ihr gegen die Schlafstörungen helfen. Tabletten vertrug sie ja nicht.

Aber wie kam man da heran? Es gab keine Kurse, wo man einfach so hingehen konnte.

Solche Dinge gab es nur auf Rezept.

Also suchte sie nun doch einen Arzt auf, bekam eine Überweisung zur Psychiatrie.

Fuhr dort hin. Trug ihr Anliegen vor. Autogenes Training erlernen, weiter wollte sie nichts.

Die Ärztin reagierte mit Zurückhaltung. Legte ihr stattdessen Fragebögen vor. Unmengen von Fragen, deren Wortlaut sie verwirrte. Dessen Bedeutung sie oft gar nicht verstand. Sie kreuzte an, wie sie dachte. Unter Aufsicht. Dann war sie entlassen. Ohne irgendein Gespräch.

Beim nächsten Termin wurde ihr stationäre Einweisung nahe gelegt.

Sie sagte, sie wolle ja bloß das autogene Training. Das zählte aber nicht.

Also stand sie auf und ging.

Ein paar Mal noch flatterten ihr Aufforderungen ins Haus. Zu einer weiterführenden Untersuchung. Im eignen Interesse.

Die warf sie in den Papierkorb. Sie ging einfach nicht hin. – Vielleicht ihr Glück?

Dann brach das System zusammen.

Wie sie später erfuhr, gab es Absichten, sie in der Psychiatrie verschwinden zu lassen.

Durch die Wende blieb ihr das erspart.

Die Ärztin war Offizier des MfS.

Um alles, was mit Psychiatrie zu tun hatte, macht sie seitdem einen Bogen.

Die Wende war eine Wende für ihr gesamtes Leben.

Inzwischen hatte sie sich doch dem Friedenskreis/Neuen Forum angeschlossen und war voller Illusion. Alles würde sich zum Guten wenden.

Doch da hatten sie sich alle gründlich getäuscht.

Immerhin: Zwei Tage nach der Währungsunion hatte sie eine neue Wohnung. Eine mit Küche, Gasherd, Warmwasser und eigenem Bad. Einer Wohnungstür. Dahinter alles für sich allein ...

Auf dem Gemeinschaftskorridor herrschte mittlerweile Mord und Totschlag.

Die Aktion kostete die Hälfte ihrer Ersparnis. Nicht die Kaution, sondern das Geschenk an die Eigentümer. Denn viele suchten jetzt. Und Wohnungen waren knapp.

Aber das war es ihr wert. Endlich!

Noch war die Miete billig. Und sie ahnte noch nicht, was auf sie zukam.

Nach zwei Monaten war sie pleite. Stand vor dem Aus. Kranken-/Rentenversicherung kosteten plötzlich viel mehr. IHK-Beitrag und das alles. Geld kam nicht mehr rein. Schon seit etlichen Monaten vorher nicht mehr. – Es gab ja nun alles. Viel billiger in Fernost produziert.

Sie suchte sich Jobs. Billigster Entlohnung. Anfangs ging es ja noch. Wenigstens das.

Als die Mieten stiegen, reichte es nicht mehr.

Große Betriebe gaben auf. Die anderen hatten Einstellungsstopp.

Wessis kamen daher, schwangen große Reden. Sie griff nach jedem Strohhalm. Doch diese vermeintlichen Jobs brachten nix. Sie wurden doch allesamt nur vera*** und abgezockt.

Das musste man erstmal kapieren!

Gern hätte sie die neue Freiheit genutzt, noch ein Studium zu beginnen. Aber da fehlte ihr sofort das Geld. Um überhaupt nur einmal hinzufahren.

Also eine Ausbildung finden. Einen richtigen Beruf. Denn so sollte es nicht weitergehen.

Auch da hatte sie schlechte Karten.

Das neue Arbeitsamt saß in der Kreisleitung der SED. An den Schreibtischen teilweise dieselben Leute. Bloß die Gesinnung hatte sich geändert.

Sie als Selbstständige wurde dort gar nicht gezählt. Sie fiel durch alle Maschen.

Also schrieb sie nach Nürnberg. An die Bundesanstalt. Ließ sich über Ausnahmeregeln informieren. Vieles davon war leider mit heißer Nadel gestrickt.

Aber sie fand eine medizinische Schule. Dachte sie doch. Ging dort hin, um etwas zu lernen.

Vorher war sie gerade schlimm krank gewesen. Eine schwere Infektion. Die eigentlich ins Krankenhaus gehört hätte. Aber versichert war sie nicht mehr. So hatte sie fast drei Monate zu Hause gelegen. Hatte wieder nicht viel Kraft. War noch nicht einmal richtig genesen. Ungünstige Vorraussetzung ? – Vielleicht. Auch.

Jedenfalls wurden sie auch dort verklapst und hereingelegt. Beschäftigungstherapie statt wirklicher Bildung. Alle Beteiligten hatten Frust.

Sie war die Außenseiterin. Das schwarze Schaf der Klasse. Das hieß wieder Mobbing.

Und Tag für Tag mit 25 Leuten in einem Raum. Zwölf bis 14 Stunden am Tag unterwegs.

Kein Rückzug, keine Regeneration.

Sie schluckte Tabletten, um zu funktionieren. Schaffte es trotzdem nicht. Nach eineinhalb Jahren war sie tablettenabhängig und am Ende. Brach die ganze Geschichte ab.

Sie konnte einfach nicht mehr.

Kein Arzt half ihr. Keiner schrieb ein Attest. Und so ging sie einfach fort.

Das hatte natürlich rechtliche Konsequenzen. Und sie stand wieder im Regen. Kurz darauf ging der Bildungsträger in Konkurs. –

Sie versuchte sich wieder freiberuflich. Alle Wege, die möglich waren. Dachte, wenn sie recht fleißig wäre, würde sie es schaffen. Aber wer brauchte sie noch?

Aufträge wurden erteilt, aber dann nicht bezahlt. Honorare waren viel zu knapp, um davon zu leben. Connections hatte sie nicht. Sie war immer am falschen Ort. Konnte die kleine Stadt nicht verlassen. Mangels Auto. Mangels Geld.

Und Smalltalk, sich irgendwo einzuschleimen bei den wichtigen Leuten, schaffte sie auch nicht. Wurde immer wieder abgespeist. Selbst vom Kultusminister.

Sie probierte alles, was irgendwie ging. Versuchte Projekte, die wurden nicht gefördert. Oder nicht lange genug. Ewige Bürokratie ... Sie schaffte es nicht, in der kleinen Stadt Verbündete und Mitstreiter zu finden. Stand immer ganz allein. Versuchte, was möglich war.

Trat gelegentlich als Stripperin auf – was sollte sie machen? Das war noch ein Job, der einigermaßen ging. Sie bewegte sich gerne. Sie kam auch gut an, denn es war nicht das Übliche. Das alle längst kannten. Sie tanzte ganz anders. Ganz in sich versunken. Nahm ihre Zuschauer dabei nicht mehr wahr ...

Mangels Auto ging auch das nicht regelmäßig. Nicht in der kleinen Stadt.

Es kam noch schlimmer. Sie flirtete und stöhnte am Telefon. 0190 ... Und mehr. Wurde krank. Denn diese Sachen lagen ihr überhaupt nicht.

Aber immer noch besser, als bei Ämtern zu betteln. Dachte sie sich.

Sie hatte oft Hunger. Suchte sich Nahrung in Containern. Hatte Angst um die Wohnung.

Die wenigste Zeit gelang ihr ein fester Job oder eine geförderte Stelle. Immer unterm Minimum. Aber wenigstens angstfrei. Einige Zeiten. Wo sie wieder ihr Bestes gab.

Immer noch Künstlerin. Malte große leuchtende Bilder. Oft in magischem Blau. Verkaufte sie für einen Spottpreis. Billiger als einen Druck. Das bekam sie wenigstens. Verlangte sie mehr, ging nichts. In dieser kleinen Stadt. Aus der sie nicht herauskam.

In der sie zurückblieb.

Während alle, die sie kannte, dort weggegangen waren.

Weil der Mief sie erdrückte. Weil die Chancen gleich null waren.

Doch Weggehen war auch mit Geld verbunden. – Es ging einfach für sie nicht mehr.

Zur Ausgrenzung durch ihr Anderssein kam die soziale Ausgrenzung. Und die war total. Nichts war mehr möglich. Kein Kino, Theater, Konzert ... nichts mehr unternehmen mit anderen, denn überall wurden Eintrittsgelder verlangt.

Die wenigen wertvollen Kontakte auch noch verlieren. Wenn kein Fahrgeld, ja nicht mal eine Briefmarke da ist.

Wer sich nicht in Erinnerung bringt, wird vergessen. Das ist der Lauf der Welt.

Jedes Selbstbewusstsein wurde damit zerstört.

Besitz war jetzt alles.

Und die Menschen um sie herum lernten schnell um.

Und gaben es ihr dann gründlich. Den Rest, wie man so schön sagt.

Sie war nichts mehr, denn sie trug keine Marken ...

Sie war nichts mehr, denn sie fuhr keinen BMW …

Sie war nichts mehr, denn sie war nicht die Frau von Jemandem – einem Wichtigen.

Sie war nichts mehr, denn sie hatte keine Arbeit …

Über Arbeit definierten sich die meisten Menschen noch immer.

In diesem untergegangenen Land.

Sie brachte all ihre Kreativität auf. Zum Überleben. Irgendwie hat sie es auch geschafft.

Hat gemalt und viele Ausstellungen gemacht. Schönes geschaffen.

Mit Fleiß und unter Aufbietung aller Energie.

Doch brachte das nichts in dieser Umgebung. Die Stadt war zu klein, sie musste hinaus. – Aber wie? Fremde Hilfe? – Sie versuchte es schließlich doch.

Am Ende waren über hundert Bilder zerstört oder verloren. Ihre allerschönsten und besten darunter – das tat schon weh.

Ein Schuldenberg und eine Kette von Tiefschlägen brach ihr das Künstler-Genick.

Da hörte sie auf zu malen. Künstlerin zu sein. Sie konnte einfach nicht mehr.

Irgendwann landete sie in der Berberszene. Bei den Obdachlosen. Bei den Landstreichern.

Bei den Pennern. So sagten die Leute.

Es störte sie nicht, selbst eine Pennerin zu sein. Das Urteil der Leute war ihr längst schon egal. Sie hatte andere Menschen ohnehin nie verstanden.

Doch jetzt erlebte sie ein Wunder: Zum ersten Male im Leben fühlte sie sich zugehörig. Erlebte so etwas wie Wärme und Miteinander. In einer Welt, die keine Wärme mehr hat. Keinen Schutz. Keine Kontinuität.

Doch da war sie plötzlich irgendwie zuhause. Fühlte sich geborgen, akzeptiert.

Die Kommunikation war auf einmal so einfach. Was man meinte, wurde direkt und ohne Umschweife gesagt. – „Verpiss dich!“ – ist keine Höflichkeit. Aber eine klare Ansage. Und solche hatte sie immer vermisst. In der sauberen Welt mit all ihren Lügen.

Und dem ganzen Hintenherum. Den Zwischentönen, die sie nie verstand.

Hier gab es das nicht mehr. Alles war auf das Wesentliche reduziert. Nicht nur die Sprache. Der Umgang. Einfach das gesamte Leben. Wo es ums blanke Überleben geht, fällt jeder Schnickschnack, jedes Beiwerk einfach weg. Und Überleben funktioniert wirklich mit allereinfachsten Mitteln. Das lernte sie nun.

Und die alten verfallenen Häuser wurden zur Zuflucht. Zum ganz normalen Leben.

Hörten auf, nur immer morbide-romantische Fotomotive zu sein. Sie waren nun Alltag.

Und „Verpiss dich!" hat sie dort nicht gehört.

Die Wahrheit: Auf der Straße herrschen blanke Gewalt und archaische Regeln. Solidarität und Miteinander gibt es dort nicht. Grüppchen, die zusammen gehen, zerfallen schnell beim ersten handfesten Streit. Der endet auch schon mal tödlich.

Alkohol und Drogen. Die Übergänge zwischen den Szenen sind fließend.

Menschlichkeit ist eine Illusion.

Jedes Ding hat zwei Seiten. Nichts ist (nur) so, wie es scheint.

Auf Dauer dort zu überleben, hätte sie nicht geschafft. Das steht fest.

Doch es geschehen manchmal noch Wunder.

Das kleine Haus. Eine Hütte für sich allein. Darum ein Garten.

Ein kleines Paradies. Fiel ihr einfach so in den Schoß.

Ein Ort, wo sie sein durfte. Für immer und ohne Angst.

Ein Dach überm Kopf. Die alten Ziegel müssen halten, solange sie lebt.

Manches andere verlangt repariert zu werden. So gut es eben geht. Immer wieder fällt etwas an. Aber praktische Dinge waren ja nie ein Problem. Die sind zu lösen. Und manch Verwertbares findet sich auf dem Sperrmüll.

So konnte sie ihr Leben neu einrichten. Ordnen. Beginnen.

Lernte, einen Garten zu lieben. Den hatte sie früher nicht.

Und vieles andere kam noch hinzu.

Dann auch Hartz-IV. Für viele ein Schrecken, doch auch eine Erleichterung.

Irgendwie gesichert. Auf unterstem Niveau. – Immerhin!

Sie bemühte sich um einen beruflichen Einstig. Doch alles Bemühen wurde vom Amt sabotiert. Da führte kein Weg heran. Und man dachte sich nicht hinein. Unterstütze sie nicht. Arbeitete eher gegen sie. Eine einzige (!) Stelle wurde ihr angeboten. Die sie nicht konnte.

Aus triftigem Grund.

Dann Zwang zu Anträgen. SBA und Rente. – Aussortiert.

Auf dem Arbeitsmarkt nicht verwertbar. Den Anforderungen nicht genügend. Schluss. Aus.

Das wollte sie so nicht. Sie hatte von einem Wirkungskreis geträumt, wo sie richtig gut sein konnte. Und hatte so vieles dafür versucht.

Bürokratie arbeitet gegen Anderssein. Das passt einfach nicht ins Schubfach.

Und die Leistungsgesellschaft hat offenbar keine Verwendung für sie.

Eine Rente in Höhe des halben Existenzminimums gesteht man ihr zu.

Heißt: wieder Anträge. Sich mit Behörden rumplagen. Der Kampf, das Haus zu behalten, ist offenbar lange noch nicht vorbei. Das wird bis ans Lebensende so weiter gehen. Kämpfen um jedes bisschen. Bisher jeden Monat aufs neu. Böse Überraschungen. Schlamassel. Wieder kein Geld. – Grundsicherung nennt sich das dann.

Vielleicht sind die Leute in Ämtern ja einfach nur neidisch?

So lebt sie denn ganz alleine und völlig isoliert.

Die eigene Hütte als Rückzugsort. – So lässt sich gut leben!

Sie genießt ihren Garten. Pflanzt Blumen, die sie in Müllcontainern findet.

Aussortiert und weggeworfen. Gerade, wie sie selbst.

Die letzten zwei Jahrzehnte sind nicht spurlos vorübergegangen.

Sie fühlt sich altern. Das Abnehmen der Kraft.

Die Erschöpfung hat sie sowieso fast dreißig Jahre begleitet.

Mal mehr, mal weniger krass.

Letztes Jahr wagte sie endlich einen Arztbesuch. Dafür aber beim richtigen Doc.

Sie bekam ihre Diagnose. Die alles im Leben erklärt.

Endlich ein Zusammenhang. Ein roter Faden in allem.

Sie kann aufhören, sich Vorwürfe zu machen.

Wegen ihrer hypersensiblen Wahrnehmung.

Und all dem, was nicht funktionierte. Was nicht erklärbar war.

Nun weiß sie, was da immer schief läuft.

Warum sie Menschen nicht versteht. Immer das Ungesagte …

Nun hat alles einen Namen und einen Sinn.

Mehr aber auch nicht.

Das Leben geht weiter wie bisher.

Sie hat es ja immer geschafft.

Ihre Autistenkarte wagt sie nirgends zu zeigen. – Wer sollte ihr glauben?

Wer hat dann genug Toleranz?

Sie so anzuerkennen, wie sie nun mal ist.

Manchmal wünscht sie sich Menschen.
Für ein gutes Gespräch. Auch wenn das sehr anstrengt und nicht jeden Tag geht.
Ohne geistigen Austausch geht man zugrunde.
Das ist das Schlimmste an der Armut. Das langsame Verblöden.
Mit Büchern kämpft sie dagegen an.
Bücher. Ihre allerbesten Freunde.
Und die Farben natürlich auch.
Umgeben sie. Sind ihre Heimat.
Vielleicht wird sie irgendwann doch wieder zu malen beginnen?
Künstlerin sein?
Sie weiß es noch nicht.
Sie schaut nur in die Ferne.
Hinein in das unendliche Blau.

CARSTEN

Zwischen den Welten

Um zu sein?

Auf dem schwankenden Seil,
zwischen dem Hier und dem Dort,
bin ich der Clown mit der roten Träne,
um zu sein.
In meinen Worten gebe ich mich zu erkennen.
Doch satt der Worte,
müde der Angst
und voll der Bücher,
suche ich in meiner autistischen Selbstbewusstheit
die Tat
und bin angekommen,
um zu sein!

Schon längere Zeit will ich Dir mehr mitteilen über mich. Mir fällt es jedoch immer noch ziemlich schwer, spontan über meine Gefühle und Gedanken zu reden. In einem Gespräch geht mir alles viel zu schnell und ich kann meine Gedanken dabei nicht sortieren. Mir ist deshalb die schriftliche Kommunikation angenehmer. Hier kann ich mir Zeit lassen, bemerke Fehler sofort und muss vor allem nicht auf Mimik, Gestik und Wortinhalt gleichzeitig achten.

Um Dir zu ermöglichen, mehr über mich zu erfahren, habe ich mir eine Gebrauchsanweisung für Dich überlegt. Das Ziel besteht darin, dass Missverständnisse weitestgehend vermieden werden können und Streit gar nicht erst entsteht und Du dadurch mit meinem Anderssein besser zurechtkommst.

Du weißt ja schon von mir, wie gerne ich Gebrauchsanweisungen habe und vor allem auch nutze. Sie sind oft so schön klar aufgebaut und so herrlich durchstrukturiert. Das gibt mir in meinem Lebenschaos Ruhe, Sicherheit und Ordnung. So, du wunderbar Guter, als erstes würde ich Dir beschreiben wollen, was Du über mich wissen solltest.

1. Ganz normal anders

Seit 17.520 Tagen bin ich auf dieser Welt und denke noch immer, dass ich mich während meiner Geburtsphase verirrt habe und jetzt auf einem Nichtheimatplaneten leben muss, allerdings mittlerweile hier bleiben möchte.

Die Schwangerschaft meiner Mutter und meine Geburt verliefen nach elterlichen Aussagen mit sehr vielen Komplikationen. Zunächst kam ich zu früh auf diese, nicht meine Welt, ich bin ein Acht-Monats-kind. Nachdem die Geburt durch Medikamente eingeleitet war, ließ ich mir sehr viel Zeit. Ich wollte nicht in diese Welt. Die Ärzte kämpften um mich und mussten feststellen, dass ich nach einer fünfzehnstündigen Geburt Ernährungsstörungen hatte und für zwölf Wochen im Krankenhaus bleiben musste. Muttermilch vertrug ich nicht und auch sonst nahm mein Körper keine übliche Nahrung an. Das einzige Nahrungsmittel für mich war eine „Kindernahrung" in Pulverform aus Westdeutschland. Bis zum 13. August fuhren meine Eltern regelmäßig aus der Prignitz nach Westberlin. Dann hatten sie große Probleme, weitere Nahrung für mich zu besorgen. Zum Glück fand sich eine Tante, die regelmäßig dieses Pulver und später auch Bananen schickte. Somit blieb ich am Leben. Nach gut einem halben Jahr konnte ich dann einige andere Sachen essen und auch in meinem Körper behalten, obwohl für viele Menschen mein absonderlicher Geschmack nicht nachvollziehbar war. So aß ich besonders gerne Kohlrabi mit darüber gestreutem Traubenzucker oder als absolutes Lieblingsessen Pellkartoffeln mit Butter.

Schon damals war ich ein Mensch, der zwischen den Welten hin und her pendelte. In den ersten drei Jahren meines Lebens blieb meine Mutter zu Hause, obwohl das in der damaligen DDR gar nicht üblich war. Mir waren die ganzen Gruppensachen äußerst zuwider. Lieber spielte ich allein im Wald und redete mit meinen Baumfreunden. Selbst eine eigene Sprache hatte ich mir ausgedacht. Am liebsten saß ich ohne jegliches Zeitgefühl an einer nur mir bekannten dunklen Stelle im Wald und konnte dort mit den Blättern wispern oder ich saß unter einem Apfelbaum versteckt im Garten. Oft versteckte ich mich in der Hundehütte unseres Schäferhundes. In unserem Haus wohnten auch noch zwei Mädchen, die in meinem Alter waren. Sie nervten mich sehr, wenn ich mit ihnen spielen sollte. Mir war es viel lieber, allein im Garten zu sein. Um die beiden Mädchen loszuwerden, ärgerte ich sie massiv. So dauerte es nicht lange, bis sie lieber ohne mich spielten.

Meine Oma las mir oft Märchen aus alten Büchern mit Sütterlin-Schrift vor. Da es immer dieselben waren, kannte ich sie irgendwann auswendig. So erarbeitete ich mir das Lesen und hatte endlich meine Welt gefunden. Alle Bücher, die ich fand mit dieser Schrift, begann ich selbstständig zu lesen. Sehr schwer wurde es für mich, als ich dann die lateinische Schrift erlernen sollte, wo ich doch schon lesen konnte. Wieder machte ich die Erfahrung, anders zu sein als die anderen. So ging es mir auch beim Basteln. Nie wurde es so wie bei den Anderen.

Meine Hände waren viel zu ungelenk, ich hatte keine Kontrolle darüber. Eine Schere zu halten, war für mich der Horror. Ähnlich sah es aus, wenn ich mit Stiften malen sollte. Abgesehen davon, dass ich sowieso gerne andere Farben verwendete, die nicht so üblich waren. So waren Bäume z.B. oft blau und hatten rötliche Stämme. Das brachte mir von der Kindergärtnerin oft einen blauen Strich ein, weil ich nicht so malte wie sie es vorgegeben hatte. Wenn Du noch mehr über Kinder- und Jugendtage erfahren möchtest, frage mich einfach danach. Heute bin ich jemand, der sehr viel Geduld vom Anderen braucht. Mir fällt es oft schwer, lange zuhören zu müssen, vor allem, wenn es Themen sind, die mich überhaupt nicht interessieren. Klatsch z.B. gefällt mir gar nicht. Der Sinn, wozu so etwas benötigt wird, erschließt sich mir nicht. Wenn wir miteinander reden, schaue ich lieber an Dir vorbei und kann mich dadurch auf den Inhalt Deiner Aussagen und auf Deine Stimme konzentrieren. In Deine Augen zu schauen ist schön, wenn wir gemeinsam schweigen. Dann kann ich wahrnehmen, dass Du herrliche blaue Augen hast, die sogar leuchten. Manchmal macht es mir riesigen Spaß, wenn ich Dir von meinem Wissen erzählen oder Dir meine Gedankengänge erläutern darf. Es ist wunderbar, wenn Du dann da bist und mir zuhörst. Genauso gerne höre ich Dir zu, wenn Du von Deiner Arbeit berichtest, allerdings Smalltalkthemen erregen Abscheu in mir.

Im Anschluss eines Arbeitstages bin ich immer ziemlich erschöpft. Dann brauche ich mindestens zwei Stunden Ruhe für mich ganz alleine in einem sehr ruhigen Raum. Innerhalb dieser Erholungszeit kann ich weder Dich, noch die Katzen ertragen. Ich vermute, dass ich deshalb so fertig bin, weil jegliche sozialen Interaktionen während der Arbeitszeit meine ganze Energie verbrauchen. Ständig muss ich darauf achten, was zu mir oder zu anderen gesagt wurde, überlege dann, was damit gemeint sein könnte und wenn ich es ungefähr weiß, ist das Gespräch schön längst an einem ganz anderen Punkt. Besonders schlimm wird es, wenn Ironie oder Sarkasmus dazu kommen. Dann erschließen sich mir gar nicht die Inhalte der Aussagen. Da ich von vielen Frauen während der Arbeit umgeben bin, wird außerdem oft getratscht und über den Anderen hergezogen. Das auszuhalten ist in den Pausensituationen besonders schwer für mich. Lieber verziehe ich mich dann in mein Büro und möchte von keinem gestört werden. Es ist mir egal, ob dann meine Kollegen wieder murren, dass ich ein Eigenbrötler bin. Innerhalb der eigentlichen Arbeit mit den Jugendlichen fühle ich mich nicht überfordert, im Gegenteil, da erhalte ich viel positive Rückmeldung und erlebe Flowgefühle, obwohl ich auch dort ohne Unterbrechung hochkonzentriert sein muss, um den Gedankengängen der einzelnen Jugendlichen folgen zu können. Es hängt sicherlich damit zusammen, dass in solchen Situationen meine Rolle ganz klar definiert ist und ich weiß, was zu tun ist.

So lange für mich alles klar strukturiert und nach Plan verläuft, ist alles in Ordnung, aber wehe, es passieren unvorhergesehene, nicht klar nachvollziehbare, nicht eingeplante Dinge. Dann gerate ich leicht in Stress und bei Chaos in immer größer werdende Panik. Dienstberatungen, Teamsitzungen, Pausensituationen sind für mich zusätzlich wahre Albträume. Sobald mehrere Menschen zusammen kommen, weiß ich nicht mehr, welchen Gesprächsaussagen ich folgen soll. Zu viele Reize stürzen auf mich ein. Durch bewusstes Atmen versuche ich mich dann immer zu beruhigen. Aber es hilft leider nicht immer. Werde ich zusätzlich noch angesprochen während meiner Gedanken, werde ich nervös, atme falsch, fange an zu stottern und wirke wie ein kleiner Junge. Darüber lachen die Anderen, was mich dann noch mehr verunsichert. Das sind dann immer Momente, in denen ich es hasse, arbeiten gehen zu dürfen. Ich habe ständig Angst, dass ich den Anforderungen nicht gerecht werden kann und achte dadurch besonders streng auf mich. Das setzt wiederum einen hohen Anspruch an meine eigene Arbeit frei, den andere Menschen manchmal als Bedrohung empfinden. Allen Anderen scheint alles so leicht zu fallen – miteinander zu schwätzen, über irgendwelche Sachen zu lachen oder zu reden, ohne etwas zu sagen etc. Ich bin immer wieder erstaunt, dass es Nichtautisten gelingt, sich anzuschauen und dabei scheinbar zu wissen, was das Gegenüber gerade denkt oder machen möchte. Ich sage in solchen Momenten oft das Falsche (z.B. wenn mich eine Kollegin anschaut und ich zu ihr sage, dass sie müde aussieht und wohl auch nicht gut geschlafen hat, dreht sie sich weg von mir und ist empört. Oder wenn ich eine Kollegin frage, warum sie so einen zusammengekniffenen Mund hat, meint sie, dass ich ihr nicht unterstellen soll, dass sie schlechte Laune hätte. Sie wird lauter mit ihrer Stimme und sagt, dass alles in Ordnung mit ihr wäre. Das sind Augenblicke, wo ich mich als Autist völlig fehl am Platze fühle.). Es wird mir immer mehr zum Verhängnis, dass ich mehr auf die Körpersprache achte und Gefühlsstimmungen dadurch intensiver bzw. überhaupt erfasse. Wenn ich das dann auch noch anspreche, gibt es oft Ärger. Wenn ich mich auf die Augen oder auf die Sprache konzentriere, kann ich fast nichts erkennen bzw. gerade bei Nichtautisten oft den daher geplapperten Worten nichts entnehmen. Worte und Sprache sind meiner Meinung nach nur Krücken im Umgang miteinander.

Ich bin außerdem jemand, der selten eine Umarmung braucht bzw. sie genießen kann. Am besten ist es, wenn sie ziemlich kurz erfolgt und relativ fest ist. Bei vorsichtigem Streicheln spüre ich es an jeder Nervenzelle extra und das ist mir dann zu viel an Reizen. Küsse mag ich nur mit geschlossenem Mund. Aber zu spüren, dass Du da bist, ist ein schönes Gefühl.

Körperlicher Sex gibt mir wenig. Aber ich genieße es, Dich zu riechen, Dich anzuschauen, Dich zu streicheln, Dich zu berühren. Ich bin Dir sehr dankbar, dass Du zurzeit keinerlei Forderungen in Richtung körperlichen Sex an mich stellst. Aus Büchern weiß ich, dass Nichtautisten dem Sex einen hohen Rang zuordnen. Ich kann mich zwar dazu zwingen, es funktioniert auch, aber ich empfinde es als unangenehm und im Sommer sogar als lästig. Komisch finde ich jedoch, dass es aber auch mal Phasen in meinem Leben gab, wo ich den Sex äußerst intensiv mit Dir ausgelebt habe. Diese Bedürfnisse würde ich wie Wellen bei mir beschreiben, die mal intensiv hochschlagen und auch wieder verebben.

2. Wie ich mir wünsche, von Dir behandelt zu werden, um mein Potenzial optimal ausschöpfen bzw. Dir zur Verfügung stellen zu können

Am umgänglichsten bin ich, wenn Du mich so akzeptierst mit meinen vielen Macken, wie ich bin. Da Du mich so lassen kannst, wie ich bin, fast ohne eine Erwartungshaltung zu haben, ist es ein wunderbares Gefühl für mich, was ich mit Dir erlebe. Danke für Dein Verständnis und für Deine unendliche Geduld mit mir. Es hilft mir, wenn Du mir beschreibst, wie Nichtautisten funktionieren im alltäglichen Leben. Ich finde es gut, wenn Du mir Witze erklärst, die ich oft nicht verstehe.

Hilfreich ist für mich auch, dass Du mich auf bestimmte eigene Verhaltensmuster aufmerksam machst und mir dazu Hinweise gibst. Dann kann ich versuchen, mich ein wenig an die Nichtautistenwelt zu gewöhnen. Manchmal stehe ich mir selbst im Wege, da ich nur meinem eigenen Tun und meinen Erkenntnissen vertraue und mich äußerst selbstkritisch unter die Lupe nehme. Ich glaube Dir nur Sachen, die Du auch selber an Dir erfolgreich anwendest.

Eskalierenden Streit mag ich nicht, gern möchte ich in einem sachlichen Miteinanderreden in einer ruhigen Sprache etwas klären. Einen Hang habe ich zur Harmonie, obwohl ich weiß, dass Auseinandersetzungen mit unterschiedlichen Meinungen und Auffassungen wichtig sind. Solange diese Auseinandersetzungen sachlich sind, bereiten sie mir auch keine Probleme. Aber wenn etwas anders gesagt wird, als es gemeint ist, dann macht mich das hilflos. Wenn es zu persönlichen Beleidigungen kommt, dann breche ich ab. Wenn ich erst anfangen muss, mir zu überlegen, was gemeint sein könnte mit einer gemachten Aussage, ohne es wirklich gesagt zu haben und ich erst anfangen muss zu interpretieren, macht mich das wütend. Das, was ich sage, meine ich auch so!!!

Mir fällt es schwer, um Hilfe zu bitten. Solange ich denken kann, versuche ich alles allein zu regeln. Dir verdanke ich, dass ich gelernt habe, um Hilfe zu bitten und sie dann auch bei Dir bekomme. Ich habe vorher nicht gewusst, dass es in Ordnung ist, wenn man andere Menschen um Rat fragt. Mein Lieblingsspruch als kleines Kind war: „Kann schon leine!“

Besonders wichtig ist für mich, dass Du keinen Druck auf mich ausübst und mich nicht zu irgendwelchen Dingen zwingst. Mir helfen klare, überschaubare Regeln und Handlungsabfolgen, die mit einer ruhigen Stimme gesagt werden. Wohl tut mir, nachdem ich mich zwei Stunden erholt habe, die Katzen zu streicheln, das Abendbrot zu machen, ein Fachbuch zu lesen oder mit Dir zu reden über verschiedene Projekte. Fernsehen empfinde ich häufig als sehr belastend, besonders wenn auch noch dauernd gezappt wird. So wenig wie möglich Reizen am Abend ausgesetzt zu sein, ist ein großes Bedürfnis von mir. Leider brauche ich innerhalb der Arbeitswoche meinen mindestens achtstündigen Schlaf. Du hast mir schon oft traurig gesagt, dass Du nur den Carsten am Abend innerhalb der Arbeitswoche vor Dir hast, den die Anderen so nicht erleben. Aber am Wochenende und an freien Tagen erlebst Du dann einen Bruchteil dessen, was die Jugendlichen an mir innerhalb der Förderung so mögen. Die folgenden Aussagen sind von Menschen aus der Arbeit, die mich ein wenig näher kennen.

> „Er ist ein entspannter Heilpädagoge, selbst bei vieler Arbeit. Er hat Humor, aber auch eine klare Meinung. Er kann so herrlich begeistern und lachen. Er weiß, was er macht und erklärt richtig gut. Er ist nicht launisch, kann aber auch mal wütend sein. Er ist nicht nachtragend. Er nervt mit seinem häufigen Gesinge in einer komischen Sprache und mit seiner guten Laune am frühen Morgen. Er hat nicht die Ellbogenmentalität, um sich gegen seine Kolleginnen durchzusetzen. Er ist leicht durchschaubar. Er ist so herrlich naiv und gutgläubig. Er kann nicht lügen, dass sieht man ihm sofort an. Er denkt zu wenig an sich selbst. Er ist gutmütig und bescheiden. Er stellt oft sein Licht unter den Scheffel. Er kann einen mit seinen vielen Ideen ganz schön platt machen. Er fordert ziemlich viel von einem. Partys machen geht mit ihm gar nicht, er würde nur in der Küche sitzen und abwaschen. Er kann gut trösten und zuhören. Es tut gut, wenn er nur einfach da ist und gar nichts sagt. Er lässt einem genügend Zeit beim Denken und Ausprobieren. Er kann einen nerven mit seinen vielen Fragen, die sehr in die Tiefe gehen. Man kann bei ihm nicht einfach nur so rumlabern. Man

sieht ihm immer genau an, wie es ihm geht, ob ihn etwas stört oder ob er sich freut. Da kann er nichts verbergen. Er lässt sich sehr leicht provozieren und springt auf jede Kritik an. Er ist immer überpünktlich. Erst nimmt er Probleme von anderen ernst und hört sie sich an, danach muss man ganz viel arbeiten bei ihm. Manchmal bekommt er die einfachsten Dinge nicht in den Griff und stellt sich richtig dumm an, manchmal staune ich, wie komplex er denkt und was er alles an Gedankengängen zu einem Ganzen zusammen bringt. Wenn ihn etwas begeistert, dann setzt er sich ganz intensiv damit auseinander und recherchiert übergründlich. Die Gefahr besteht dann, dass er sich verzettelt.“

Hilf mir bitte, dass ich es schaffe, meine Energie auf den ganzen Tag bis zum Abend zu verteilen. Bisher reicht meine Energie nur bis zum Nachhausekommen. Für mich ist es dann ein notwendiges Bedürfnis, mich fallenlassen zu können und es auch zu dürfen.

3. Welche meiner wichtigsten Lebenserfahrungen solltest Du kennen, um zu verstehen, wie ich funktioniere?

Schon immer fühlte ich mich so fremd auf dieser Erde, anderen Menschen gelang alles so scheinbar mühelos. Ich musste mir alles erarbeiten, was andere intuitiv konnten. Jede gelungene soziale Interaktion ist und war nur möglich, weil ich es stundenlang allein im Wald und vor dem Spiegel übte. Jede Mimik, jede Gestik ist mühselig erarbeitet. Seit meinem vierten Lebensjahr habe ich sehr viele Bücher gelesen, allerdings in alter deutscher Schrift. Es war sehr schwer für mich, dann in der Schule die andere Schrift zu erlernen. Gelesen habe ich, um die Menschen zu verstehen. Während ich stundenlang im Wald oder später am Wasser der Havel saß und dem Wispern der Blätter lauschte und die wundervollen Muster auf dem See, wenn Wasser sich bewegt, in mich aufnahm, übte ich so zu sein, wie die Anderen es mir vormachten. Im Kopf sprach ich mir verschiedenste Szenen aus den unterschiedlichen Büchern vor und versuchte all diese Szenen miteinander zu verbinden. Es gelang mir nicht wirklich, so zu werden wie die Anderen. Soziale Kontakte vermied ich, soweit es mir möglich war. Ich hatte ja meinen Wald, mein Wasser und meine eigene Sprache, die sowieso keiner verstand. Es ging mir so gut, wenn ich allein sein konnte in meiner Welt und mit mir.

Menschenansammlungen sind der Albtraum für mich. Gerade bei Gesprächen mit mehreren Menschen kommt es häufig vor, dass ich nur noch einen Geräuschebrei wahrnehme und vieles erraten muss, was damit gemeint sein könnte. Sicherlich kommen meine Hörgeräte noch erschwerend zum eigentlichen Verstehen hinzu. Obwohl ich manchmal denke, dass ich den Hörsturz vor fast 20 Jahren bekam, weil ich dem

Gerede der Nichtautisten nicht mehr zuhören konnte bzw. wollte. Ob die Schwierigkeiten, die meine Mutter während der Schwangerschaft hatte, die Medikamente nach meiner Geburt im Krankenhaus für zwölf Wochen ursächlich für meinen Autismus und für meine Schwerhörigkeit zuständig waren, lässt sich nicht im Nachgang schlüssig nach- bzw. beweisen.

Bei Klatsch und Tratsch stehe ich außen vor und verstehe kein Wort des eigentlichen Inhaltes. Die Frage, wie es mir geht, nervt ebenfalls sehr. Neuerdings antworte ich darauf immer, dass ich gerade mit dem Sterben beschäftigt bin, aber keiner hört es und reagiert darauf. Ständig zu antworten; „Gut!“, liegt mir auch nicht so. Obwohl es die sicherste Methode ist, das Gespräch verstummen zu lassen. Es will doch nicht wirklich einer wissen, wie es einem geht. Dann müsste man ja helfen, und das wollen die Anderen oft nicht. Außerdem weiß ich gar nicht, was mit dieser Frage wirklich gemeint ist. Meinen die Frager meine physische, meine emotionale oder meine mentale Verfassung?

Sehr oft geht es mir auch so, dass ich etwas genau weiß, aber nicht weiß, wie ich es sprachlich ausdrücken soll. Entweder rede ich dann wie ein Wasserfall, um die Menschen mit einem Redeschwall zum Schweigen zu bringen oder ich druckse herum und habe eine ganz gebrochene, krächzende Stimme.

Des Weiteren war und bin ich unsportlich und motorisch sehr ungeschickt. Oft fällt mir etwas runter, meine Knie und Zehen waren, als ich ein Kind war, ständig aufgeschlagen.

Ich stoße mich oft und habe dann ganz viele blaue Flecke. Meine Eltern haben mich immer wieder gezwungen, in der Welt der NTs zu funktionieren, dafür hasse ich sie, aber ich liebe sie auch unendlich und bin ihnen, nicht in Worte zu fassen, dankbar dafür, dass es ihnen gelungen ist, unter größter Anstrengung, ohne dass sie von irgendeiner Seite aus Hilfe bekommen hätten, das aus mir zu machen, was aus mir jetzt heute hier geworden ist. Sie haben unbewusst genau das Richtige getan, um mir einen Weg in die Welt der Nichtautisten zu ebnen. Im Nachhinein wäre es allerdings gut gewesen, wenn die Diagnose bei mir schon früher gestellt worden wäre. Dann hätte man mehr für das Stressmanagement aller Beteiligten machen können.

In der Schule habe ich immer die Pausen gehasst. Ich wusste nicht, was ich mit der freien Zeit anfangen sollte. Am liebsten verzog ich mich auf die Toilette oder versteckte mich im Schulgarten. Kaum einer konnte mich leiden, aber das war mir egal. Hauptsache war, dass ich in Ruhe gelassen wurde. Auch das Spielen in der Freizeit mit anderen Menschen fand ich sehr oft nur anstrengend. Meine Freunde waren die

Bäume und die Wasserwellen. Von denen fühlte ich mich verstanden. Sonst brauchte ich eigentlich niemanden. Ich komme gut allein klar. Neuerdings kann ich es aber auch genießen, wenn ich Dich an meiner Seite in der gleichen Wohnung weiß. Ständig aufeinander zu hocken, würdest Du ja zum Glück auch nicht können.

Wenn mir heute jemand etwas erzählt, sehe ich es nach wie vor in Bildern oder Farben vor mir. Auch zu meinen Gedanken entwickle ich farbige Bilder oder Muster. Meine Emotionen würde ich als sehr intensiv und ursprünglich bezeichnen. Ich kann hopsen mitten auf der Fußgängerzone, wenn ich mich freue, genauso wie ich weinen kann, wenn mich etwas traurig macht. Oft sind das aber andere Reaktionen, als bei den Nichtautisten sonst üblich.

4. Welche Risiken drohen, wenn Du mich falsch behandelst?

Wenn ich etwas sage, gehe bitte nicht davon aus, dass ich Dir wehtun oder Dich verletzen will. Oft sind es nur meine Wahrnehmungen, worüber ich mich mit Dir austauschen will. Es gelingt uns mittlerweile ganz gut, ein ruhiges Gespräch zu führen. Oft bekommen wir heraus, ob es wirklich ein „Problem“ gibt oder ob es ein quer sitzender „Pup“ ist, ohne das Ping-Pong-Spiel (du hast, du bist immer, du hast ja auch) zu machen.

Bitte versuche mir zu glauben, dass es nicht darum geht, Dich verbal fertig zu machen oder Dich anzugreifen. Ich bin nur oft anderer Meinung als Du und das sage ich Dir. Was ich sage, meine ich auch so. Ich bin da überhaupt nicht sensibel im Umgang mit Dir, sondern sage genau, was mich stört, wenn Du mich danach fragst. Auch kannst Du mit mir Tacheles reden. Mit Klarheit kann ich etwas anfangen, mit möglichen Interpretationen nichts.

Wenn Du mich bedrängst und ich „Stopp“ sage und Du nicht darauf reagierst, dann werde ich schnell aggressiv. Leider fällt es mir sehr schwer, meine Kräfte zu dosieren. So wehre ich mich mit vollem Kraftaufwand. Um das zu vermeiden, höre bitte auf mein „Stopp“!!!

Bitte umarme mich nicht zu lange, dann habe ich den Eindruck, dass mir die Luft zum Atmen genommen wird. Bitte erspare mir den Gang in große Kaufhallen oder Kaufhäuser. Dort bekomme ich richtige Angstanfälle und einen Overload.

Zum Schluss wollte ich mich bedanken bei Dir. Mir ist klar geworden, dass ich es Dir oft nicht leicht mache und dass ich anstrengend bin. Danke, dass Du es tagtäglich mit mir aushalten möchtest und weiterhin an mich glaubst. Lass uns weiterhin so miteinander umgehen wie bisher, so kann es gelingen, dass wir uns gegenseitig aus unseren Welten erzählen. Du zeigst mir, dass es auch Nichtautisten gibt, die bereit sind, sich auf neue Erfahrungen einzulassen und dass ein Zusammenleben zwischen Autisten und Nichtautisten möglich ist, wenn beide etwas dafür tun. Das Zusammenleben mit Dir ist für mich das erste Mal, dass ich es mir vorstellen kann, weiterhin gemeinsam Zeit und Leben mit einem anderen Menschen zu verbringen, auch wenn Du mich manchmal fragst, ob es Notwehr wäre, wenn man einen Autisten erschlägt. Das ist so Dein ganz eigener Humor, den ich sehr mag und der vieles leichter ertragen lässt.

Mittlerweile hat mein Anderssein nach langen Irrwegen einen Namen. 2008 habe ich mit 47 Jahren meine Diagnose *Asperger* zusammen mit *ADS* erhalten, seit März 2009 bin ich Inhaber eines Schwerbehindertenausweises mit einem Entsprechungsgrad von 80. Als ich die Diagnose erhielt, war ich das erste Mal seit langer Zeit für einen kurzen Moment ein wenig euphorisch. Mittlerweile ist dieser Euphorie die Ernüchterung gefolgt. Ich kann mich kaum im realen Leben auf meine Diagnosen berufen. Sie interessieren fast keinen von den Nichtautisten. Entweder habe ich mich anzupassen, oder in der Welt der Nichtautisten nichts zu suchen. Ich stecke oft in dem Dilemma, dass ich auf eine Art zu „dumm" bin, es mitunter alleine zu packen, aber andererseits auch zu „gut", um Hilfe einfordern zu können. Zusätzlich traue ich mich ja auch selten, überhaupt um Hilfe zu bitten, sondern kämpfe lieber alleine auf „verlorenem Posten". Susanne Schäfer sagt in einem ihrer Bücher:

> „Es ist schwierig zu entscheiden, was wichtiger ist: halbwegs gut in der Gesellschaft zu funktionieren oder in sich selbst glücklich und zufrieden zu sein? Sind beide Teile gleichzeitig möglich? Ich sehe ein, dass man sich den Werten der anderen anpassen muss, aber ich überlege, ob der Preis dafür nicht zu hoch ist" (Schäfer, 2006, S. 255).

Ich suche noch immer nach der Antwort, manchmal ist beides möglich, manchmal stoße ich an meine Grenzen, manchmal kann ich nicht mehr und manchmal möchte ich die Welt umarmen.

Dennoch habe ich mit der Diagnose die Gewissheit für mich erhalten, dass ich nicht verrückt, sondern ganz normal anders bin, aber immer zwischen den Welten hin und her pendeln werde. Ich mache mich auf den Weg zu lernen, dass ich stolz bin, *Aspie* genannt zu werden.

Literatur

Schäfer, Susanne (2006): Sterne, Äpfel und rundes Glas. Mein Leben mit Autismus. 2. Aufl. der Neuausgabe. Stuttgart: Verlag Freies Geistesleben.

AUTISMUS

STUDIEN, MATERIALIEN UND QUELLEN

1. Brigitte Able / Ruth-Tatjana Köngeter: Die Ohren öffnen für eine andere Welt. *Autismus und die Möglichkeiten eines Hörtrainings*
ISBN 3-89693-183-0 • 222 Seiten • 9 Abb.

2. Gesine Goßlau: Förderung der Kommunikationsfähigkeit am Beispiel eines Kindes mit autistischer Behinderung
ISBN 3-89693-188-1 • 106 Seiten

3. Berit Hansen: Menschen mit Autismus als Subjekte verstehen. *"Gestützte Gespräche" mit Birger Sellin*
ISBN 3-89693-192-X • 186 Seiten • 4 Abb.

4. Dietmar Zöller: Gestützte Kommunikation (FC): Pro und Contra. *Diskussion aus der Sicht eines Betroffenen*
ISBN 3-89693-198-9 • 208 Seiten • 4 Abb.

5. Brita Schirmer: Autismus in Berlin. *Ein Handbuch und Ratgeber mit Beiträgen zahlreicher Fachleute*
ISBN 3-89693-201-2 • 254 Seiten • 18 Abb.

6. Nikolai Diligenski: Worte durchbrechen das Schweigen. *Ein russischer Autist berichtet über sich und seine Welt* [Übersetzung aus dem Russischen von Tatjana Langstein-Soljus und Rainer Langstein]
ISBN 3-89693-224-1 • 96 Seiten • 14 Abb.

7. Monika Lang / Arno Koch (Hrsg.): Gestützte Kommunikation – gestütztes Handeln. *Fachtagung vom 16. März 2002 an der Justus-Liebig-Universität Gießen*
ISBN 3-89693-225-X • 108 Seiten • 14 Abb.

8. Dietmar Zöller: Autismus und Lernen. *Erfahrungen mit unterschiedlichen Förder- und Lernstrategien*
ISBN 3-89693-239-X • 149 Seiten • 74 Abb.

9. Dominique Blickenstorfer: MEINE WELT – DEINE WELT. *Meine Lebensgeschichte mit Asperger-Syndrom und Hochbegabung*
ISBN 3-89693-243-8 • 110 Seiten

10. Sylvi Santalahti: Leben mit high-functioning-autism. *Eine finnische Mutter berichtet*
ISBN 3-89693-248-9 • 112 Seiten • 7 Fotos

11. Melanie Matzies: Applied Behavior Analysis. *(Früh-)Förderung bei Autismus unter besonderer Berücksichtigung der Verhaltenstherapie nach O. Ivar Lovaas*

12. vds Brandenburg (Hrsg.): Autismus und herausforderndes Verhalten. *Fachtagung der AG Autismus im vds Brandenburg*
ISBN 3-89693-420-1 • 112 Seiten • 5 Fotos

13. Claire Molnár: Applied Behavior Analysis und die Frage nach Selbstbestimmung
ISBN 3-89693-439-2 • 125 S. • 8 Abb.

14. Christine Preißmann: ... und dass jeden Tag Weihnachten wär'. *Wünsche und Gedanken einer jungen Frau mit Asperger-Syndrom*
ISBN 3-89693-446-5 • 119 Seiten

15. Dietmar Zöller (Hrsg.): Autismus und Alter. *Was autistische Menschen, ihre Angehörigen, Menschen, die mit ihnen arbeiten und Verbände zu diesem Thema zu sagen haben*
ISBN 3-89693-472-4 • 194 Seiten

16. Ute Osterwalder: ASSIA. *Ein ganz* sǝlɐɯɹou *Mädchen*
ISBN 3-89693-475-9 • 119 Seiten • 51 Abb.

17. Nicole Schuster: Ein guter Tag ist ein Tag mit Wirsing. *Das Asperger-Syndrom aus der Sicht einer Betroffenen*
ISBN 978-3-89693-483-3 • 335 Seiten

18. Dietmar Zöller: Ich wollte, dass wir uns verstehen. *Briefe, Tagebücher, Berichte über Reisen (1993-2008)*
ISBN 978-3-89693-544-1 • 412 Seiten • 11 Abb.

19. Kristina Gellert: Persönliches Budget und Autismus. *Ansprüche, Erfahrungen, Hoffnungen und Ängste*
ISBN 978-3-89693-549-6 • 148 Seiten • 3 Abb.

20. Aspies e.V. (Hrsg.): Risse im Universum
ISBN 978-3-89693-274-7 • 226 Seiten

21. Klaus-Jürgen Neumärker: „... der Wirklichkeit abgewandt". *Eine Wissenschafts- und Kulturgeschichte des Autismus*
ISBN 978-3-89693-280-8 • 300 Seiten • 41 Abb.

22. Monika Wend-Erdel: Die Finanzierungssituation evidenzbasierter Fördermaßnahmen für autistische Kinder
ISBN 978-3-89693-295-2 • 145 Seiten • 12 Abb.

23. Dietmar Zöller: Nichts geht automatisch. *Autistische Verhaltensweisen verstehen lernen*
ISBN 978-3-89693-556-4 • 146 Seiten • 1 Abb.

24. Beata Urbaniak / Brita Schirmer: Die Frühförderung von Kindern mit Autismus-Spektrum-Störung
ISBN 978-3-89693-579-3 • 293 Seiten • 81 Abb.

25. AK_Hevonen: Offenes Herz & Schachteldenken. *The Autistic Art of Life*
ISBN 978-3-89693-581-6 • 342 Seiten

26. Brita Schirmer (Hrsg.): Buchstäblich und wort-wörtlich, oder: Die Welt der hochgeklappten Gehsteige. *Konkretismus in Psychologie, Psychopathologie und Psycholinguistik mit besonderer Berücksichtigung von Autismus-Spektrums-Störungen*
ISBN 978-3-89693-592-2 • 220 Seiten • 10 Abb.

27. Tory Kemper: Mo & Tory. *Geheimnis Autismus – Des Rätsels Lösung?*
ISBN 978-3-89693-613-4 • 128 Seiten

28. Sarah Flade: Kunst von Menschen im Autismus-Spektrum
ISBN 978-3-89693-617-2 • 187 Seiten • 30 Abb.

29. Monika Lang (Hrsg.): MAASarbeit. *Barrierefreiheit auf dem Weg in die Arbeitswelt für Menschen aus dem Autismusspektrum*
ISBN 978-3-89693-634-9 • 133 Seiten • 9 Abb.

30. Brita Peterson: BRITA – die STEINZEITfrau. *Eine Autistin irrt durch eine fremde Welt*
ISBN 978-3-89693-649-3 • 251 Seiten • 11 Abb.

32. Anke Lüth: Zauberhafte Lehrlinge. *Meine Schüler im Autismus-Spektrum und ein ganz normales Schuljahr*
ISBN 978-3-89693-686-8 • 114 Seiten

33. Sebner-Brüx, Jahn Georg: Darum prüfe, wer sich ewig bindet ...
Emotionen, Ehe und Elternschaft im Leben eines Asperger-Autisten
ISBN 978-3-89693-752-0 • 167 Seiten

34 Rieck, Susanne: Autismen als Chance *zum Lernen von Selbstverantwortung in Kommunikation und Beziehung*
ISBN 978-3-89693-765-0 • 2., überarb. Aufl. • 124 Seiten • 4 Abb.

FSC
www.fsc.org
MIX
Papier | Fördert
gute Waldnutzung
FSC® C083411

Kolibri 360 GmbH
Ferdinand-Jühlke-Straße 7
99095 Erfurt, Deutschland
produktsicherheit@kolibri360.de

Druck:
CPI Druckdienstleistungen GmbH
im Auftrag der
Kolibri 360 GmbH
Ferdinand-Jühlke-Str. 7
99095 Erfurt